中华名医传世经典名著大系

祝味菊传世名著

祝味菊◎著

潘华信　点校

天津出版传媒集团

天津科学技术出版社

图书在版编目（CIP）数据

祝味菊传世名著 / 祝味菊著；潘华信点校. -- 天
津：天津科学技术出版社，2020.1

ISBN 978-7-5576-7216-4

Ⅰ.①祝⋯ Ⅱ.①祝⋯ ②潘⋯ Ⅲ.①中医临床-经
验-中国-现代 Ⅳ.①R249.7

中国版本图书馆CIP数据核字（2019）第254612号

祝味菊传世名著

ZHUWEIJU CHUANSHIMINGZHU

责任编辑：梁　旭　陈震维

责任印制：兰　毅

出　　版：天津出版传媒集团
　　　　　天津科学技术出版社

地　　址：天津市西康路 35 号

邮　　编：300051

电　　话：（022）23332393（发行科）23332369（编辑部）

网　　址：www.tjkjcbs.com.cn

发　　行：新华书店经销

印　　刷：天津兴湘印务有限公司

开本 710×1000　1/16　印张 19.5　字数 320 000

2020年1月第1版第1次印刷

定价：148.00 元

序

余年十七，开始学医，迄于今日，行将三十年矣。回忆此三十年中之经过，诚有令人啼笑皆非之感想焉。盖最初涉猎医籍时，见五运六气之语，几充满于字里行间，苟欲以逻辑学上之归纳法归纳之，殊不知其前题之所在，更于何处而能觉得断案耶？索尽脑汁，徒虑无绪，愿仍锲而不舍，如是者久之。乃悉国医于治疗之方效，实有可观，始稍稍自慰，似有蔗味倒尝苦尽甘回之慨，如是者又久之。此心终觉未安，思想复为之变，因欲知西方医学之究竟，乃从而研习之，得识其庐山真面。每一念及从前之徘徊歧路，浪费光阴，又未尝不为之悲喜交集、长叹不已也。窃以为，居今日而欲改造国医之环境，提高国医之地位，必须取人之长、补吾所短。将固有精英发扬而光大之，贯通融会，方可跻于世界医学之林。若从斤斤于门户水火之见，何其陋哉！余固不才，抱此宗旨，亦既有年，风雨晦明，鸡鸣不已。尘海茫茫中，声应气求者，傥亦不乏其人欤？尝与及门诸子，演讲讨论，或出诸口，或笔之书，汇而集之，都为十种：曰《病理发挥》，曰《诊断提纲》，曰《伤寒新义》，曰《伤寒方解》，曰《金匮新义》，曰《金匮方解》，曰《内经精华新释》，曰《药物经验谈》，曰《外科证治一得》，曰《医案录粹》。拟于诊余之暇，将上述旧稿逐渐整理、次第出书。非敢居为奇货，不过聊将已往之事，藉作指路之碑，使后之来者，不致误入歧途，蹈余覆辙，斯即区区编辑之苦衷耳。故凡书中所述，只就朴实说理，非欲以文字见长。若谓藏之名山，冀垂不朽，则未免拟不于伦，敬谢不敏焉。杀青有日，书此以弁其端。

民国二十年元旦山阴祝味菊撰

目　录

病理发挥

凡　例

　　—— 本书旨趣，侧重官能（即气化）病理，至于器质方面，则付诸阙。若盖以整个的病理学绳之，未免体裁不合。此本书命名，不曰病理学，而曰发挥者，职是故尔。

　　—— 致旧医籍中，谈病理者，向无专书，末由蓝本，不得不心裁别出，自辟町畦。故文字所胎，不免含有多少之创作性。弗完弗备，无可讳言，幸读者有以正之。

　　—— 本书重心，在营、卫、气、血、阴、阳、虚、实。而其说理，皆纯就国医之科学化的立场发言。惟寒热二端，则散见于上述营、卫、气、血、阴、阳、虚、实之中。如营弱而恶寒，卫强而发热，及其他种种，可以类推而得，故不另予分节。

　　—— 外内因二章，观缕言之，固不仅六气七情而已。不过国医乃认此为最关重大，且有说明之必要焉，余则可以参考西说，无烦赘述。

　　—— 如症状、愈后、经过、转归等，在西籍病理学中，均有精密之叙述。著者以为凡此诸端，或为国医所欠缺，或与诊断有关联。除欠缺者不为强作解入外，他于诊断提纲中详之，故本书概不阑入。

　　—— 本书之作，在使有志整理国医学说者，藉作参考之资，零零碎碎，非敢谓为完璧。若以之为研究病理学之敲门砖，则可；若视之为病理学之万有全书，则未可也。

概　论

　　吾人为谋适应环境之故，具有天赋生存竞争之能力。凡对于己身有害之侵侮，皆设有防御与抵抗机能。此种组织，精密周到，殆非近世科学所能阐发无遗。惟自然防御装置与抵抗机转，咸有一定之限度。苟外来之侵袭超过其定限时，即须人力为之补助，方能回复其原状。此医学之所由兴也。医学之目的，在求人类之健康。推而广之，亦在使一切生物皆能得其同等之健康。其最终目的，无非为保持一切健康之工具尔。然既病而欲保全健康，必须施以药石之治疗。未病而欲使其不病，必须尽力卫生之道乃可。盖防病与疗病，必先明疾病为何物；欲明疾病为何物，必先明了人体于无病时生活之本态如何。

　　夫万象化生，几似莫可端倪。然归纳其究竟，实不外乎物质与势力之变化尔。旧有太极之说，骤视之，固感染玄学色彩，为近世科学所不道。顾其微言大义，殊有足取。如云太极动则生阳、静则生阴者，盖阴阳二字之意义，无非是哲学上所动的及能动的两种术语之代名词。犹之物质与势力，初无二致焉。人体之构造，难复杂至于不可名状，要不外乎由物质所构成之躯体尔。其生活现象，虽穷极秘奥，质言之，亦不外乎阳生于阴，即势力之发现于物质性躯体尔。西医学说，以人体成分之原基，归纳于细胞。人体即由细胞分裂增殖而组成。此与古时太极学说之演绎法相当。其言曰：太极生两仪，两仪生四象，四象生八卦。与西说细胞变形之分裂例——一分二、二分四、四分八之说，极相吻合。惜其无实验根据，为之印证其说耳。人体既为细胞之合块，生活现象既为细胞势力之总和机转，则吾人之躯体及生活，亦可归纳于物质与势力之原理矣。盖溯其来源，毕竟不外乎阴阳动静云尔。

夫物质与势力，本有密切关系而不能相离，此科学上之原则也。可知吾人之躯体与生活，亦不能相离。故欲研究人类生活之本性，须先明生活根源之人体的构造。所以攻医学者，必先研究解剖学，以为察知生活本性之基础，其次则生理学尚焉。生理学为研究人类共同之生活机能，即所谓健康生活。然物有变，事有异，四季递迁，不能无昼夜长短、寒暑温凉之变化。何况吾人复杂之躯体，决非恒久不变之物，加以受内外种种之原因支配，不得不从而亦变，此自然之理也。吾人称此生活之异常，曰疾病；其身体上物质与势力之变化，曰病变。疾病与病变之不能相离，一若生活之与躯体，势力之与物质。故研究疾病，当溯其来源，探求躯体之阴阳变化，以明生活所以变异之理，而后疾病之本相可得而知矣。

疾病者何？吾人生活何故而变为疾病？欲解释此二问题，必先明健康生活为何物，且疾病之概念奚如。亦不可不知。盖"健康"、"正常"云者，乃对于躯体器官之构造如常，其生活机转循规则而运行，其人有快活健全感觉之状态而言。所谓疾病邪变者，在中国医学上之解释，非阴阳不和，即血气失调。吾人已知阴阳之定义，则阴阳不和者，即对于躯体器官有物质与势力之变化，其生活机转发生障碍，其人呈不快感觉之状而言也。

吾人自离母体以至于终老，无时不受外界事物之支配。若气候、水土、起居、饮食等，稍有不合，皆能影响健康生活。此等外界事物之分量及性质，其变动固漫无限制。然吾人所以仍能维持健康生活至一定度量者，实赖所谓调节机能之天然妙用。何谓调节机能？即躯体正气之机转，应外界变化以维持其健康生活者也。然调节机能之力量有一定限度，倘外界之变化过剧或自身正气薄弱时，调节机能不足应付，生活状态因而异常，是即疾病。然则疾病云者，乃吾人正气机转，对于外界之异常作用，不能调节所发生之现象，即调节作用缺乏之表示，亦即所谓"正不胜邪"也。

依西方学说，人体之原基为细胞，而躯体即为细胞之合块，细胞以分裂而增殖，乃生命体之单位。由细胞间质互相结合而成组织，组织相集而成脏器，脏器相集而成身体，故细胞实为躯体之元素。若遇外界原因即刺激来袭之时，细胞则以生物自然之性起而抗之，即旧说所谓正与邪争，于是细胞之形质势力发生变化。其机能或减退，或亢盛，即旧说之虚与实也，此即异常之生活现象。故疾病之本性，实乃细胞变化而对于原因之反应机转也。由是可知健康与疾病，在性质上无所异。所异者，不外乎细胞机能之表现。在健康时，为正规；在疾病时，或减退，或亢进而已。故病理之变化，虽微妙错综，实不出乎阴阳虚实四者范围之外尔。

病　理

我国医学，就病理学而论，向无专籍。虽有《内经》一书，其中之涉及病理者颇多，然意旨微妙，语多空泛。且条理极其紊乱，初学得之非特茫无头绪，亦且难于领会。至于西医之病理书，则其叙述井井有条，理论亦较为确当，殊非国医籍所能比拟。然而彼所论者，详于器质病理，而忽于官能病理，此诚病理学上之一大缺点。本篇乃仅于官能病理，为之分别说明。故虽于国医学说有所阐发，而实亦补偏救弊之一道焉。若夫器质病理，则译本之病理学书，言之纂详，不妨借镜，殊无发挥之必要也。夫人体为细胞所构成，各个细胞，均有独立之生活机能，即营养、繁殖、活动等玄妙之作用，此等作用，名曰官能。诸细胞支配于全身统一力之下，乃为一大活物。凡有益于生活者，则取之；有害者，则弃之；若有侵害之者，随起反应作用，以抵抗之，如发热、咳嗽、呕吐、泄泻等症状是也。此等症状，名曰官能病。研究一切官能障碍之学说，名曰官能病理。此种病理，其所论皆为抽象，而非具体尔。

第一章　营卫障碍（生放温官能疾患）

人类系有定温之动物，故常人体温高下所差甚微，如过高过低，皆能影响脏器官能，发生变化。吾人体温，遇外界原因支配，而能保持一定之度量不致紊乱者，全赖营卫调节机能为之节制。疾病初期，大都由营卫失调，生活机能障碍所致，故于官能病理篇，首揭营卫障碍焉。今分三类，约略言之。

第一节　营障碍（生温官能疾患）

吾人体温源源散失，而仍能继续补充不致低落者，全赖体内筋肉腺器等之酸化燃烧作用，由中枢神经主宰而调节之。此调节机能，即名营气。一旦障碍，则生温或亢进，或减退，而呈异常状态，生温失调，亦有强弱之别。

（一）营弱　即生温低减，由司温中枢之衰弱，或皮肤放散太过，及身体组织之化学机转减退，体温低降。脏器官能，亦因而迟钝。例如伤寒少阴证之"脉微细，但欲寐"等症状是也。

（二）营强　即生温亢进，由身体组织之化学机转增盛，或司生温之神经中枢受刺激，致生温超越常度，放温不克相应，体温升腾之结果，而呈伤寒阳明经证，为"发热而渴、自汗、不恶寒、反恶热"等症状是也。

营气之强弱，影响于脏器异常重大。盖生温少，则体温低降，诸脏器官能减退全身营养，俱有障碍之虑；生温多，则体温升腾，身体诸官能亢进持续日久，体内蛋白质分解过度，营养液消耗不资，各脏器官能亦因此发生障碍，而起著明之病变。

第二节　卫障碍（放温官能疾患）

人之体温放散能保持一定度量，其责任全在卫气之调和与否。卫气者，即肺脏与皮肤所营之一种放温机能也。卫气调和，则体温不致发生变化。若受外界原因之要约，卫气或停顿，或亢进，则体温失调，而成发热恶寒之生活异常状态。卫气失和，又分为两类：

（一）卫弱　即放温机能低减，由于皮肤血管收缩，汗腺闭止，体温不得放散，结果则呈恶寒战傈，继以发热、无汗等症状。例如仲景太阳伤寒，人体为寒冷侵袭，皮肤官能即发现异常之状态也。

（二）卫强　即放温机能亢进，由于皮肤血管扩张，汗腺分泌增加，则发热、恶风、自汗出等症状因而发现。例如仲景太阳中风，因皮肤受流动空气之刺激，其官能即起一种反应之兴奋状态也。

第一，卫弱之结果：其体温升腾，达于极点，遂致体力消失，抗毒素缺少，续发他种症状。第二，卫强之结果：则津液消亡，内脏枯燥，水分无以供放温之调节，体温亦得升腾达于极点也。

第三节　营卫同时障碍（生放温官能共同疾患）

夫营与卫本有互相密切之关系，如生温异常，而放温尚不失其常度，或放温异常，生温尚无变化者，其病机之转变进行较为徐缓；如生温放温同时异常，则病机传变必速而且剧也。例如仲景书中，太阳病之大青龙汤证，即放温低减，生温亢进；阳明病之白虎汤证，即生温与放温同时亢进；太阳病之桂枝加附子汤证，即放温亢进，生温低减；少阴病之通脉四逆汤证，即生温与放温同时低减也。

官能之亢进与低减，尚须辨别其虚实。虚实于治疗上大有关系，不明虚实即失却国药之精要矣。如上文太阳病，大青龙证之放温低减，为实；少阴病，通脉四逆证之放温低减，为虚。余可类推。

第二章　气障碍（神经官能疾患）

夫人为万物之灵者，即因神经发达，迥异其他一切动物。世界愈文明，知识愈进步，而患神经官能病者亦愈多，此神经官能病理之所以不可不研究者也。古人不精解剖，不知神经为何物，对于一切神经官能疾患，往往以病之症状推测病理，甚或以证候分属内脏，如《内经》："诸风掉眩皆属于肝"、"诸热瞀瘛皆属于火"、"诸暴强直皆属于风"之类。此等笼统观念，亟应为之改正。而旧医籍所载一切心气、肝气病，与近世所谓神经病，两相印证，实际上泰半符合，惟名称各有不同尔。盖所谓心气者，即指有意识之神经作用而言；肝气者，系指无意识之神经作用而言，故旧说之"气"字，乃概括神经之诸般作用也。良以脏腑之内，皆有神经装置，以表现其各个之机能，设神经而受障碍，则呈病理机转，但有虚实之不同，试分别言之。

第一节　气虚（神经官能减退）

气为神经之作用，吾人既有相当之了解，则可证明人身无处不有气之存在。若一旦受内外因之侵袭，则易陷于衰弱境地，即《内经》所谓："邪之所凑，其气必虚"是也。但气虚则易动，故就中又有麻痹与兴奋之分。

（一）麻痹　麻痹之属虚性者，盖因神经衰弱，各脏器之官能减退，新陈代谢障碍，荣养失调，生温低降，精神乃见萎靡，思想为之迟钝，例如痿废、白痴、健忘、消化不良，乃伤寒少阴之"但欲寐"等，皆此类也。

（二）兴奋　兴奋之属虚性者，盖因气虚之人易于感动，稍受刺激，便觉情绪烦乱，神志不宁，而呈种种神经过敏之状态，例如遗精、自汗、怔忡、失眠及遇事愤怒等，即世俗所谓肝阳太旺，皆此类也。

第二节　气实（神经官能亢进）

气足之人，其神经官能协调，反应力强，不易发生障碍。设一旦而遇猛烈之病因侵袭，乃呈反生理之亢进机转矣。故气之病理，非仅于消极方面显其作用，而亦有积极的表现焉。《经》云："重实者，大热病多气热脉满也"。盖即状其亢进之病理尔。惟气实则易闭，故就中又有兴奋与麻痹之分。

（一）兴奋　兴奋之属实性者，盖缘外因刺激，体温亢进，神经受大热熏蒸，顿起过度兴奋之现象，例如伤寒论阳明病之"谵语发狂"，及《内经》所谓欲"登高而歌、弃衣而走"等是也。

（二）麻痹　麻痹之属实性者，盖缘骤遇刺激，血行障碍，或神经中毒，及脑震荡等所致，例如旋运卒倒、不省人事、小儿惊痫，及《内经》所谓"气血并走于上，则为大厥"等是也。

第三章 血障碍（循环官能疾患）

血液循环之发明，吾国当为首屈一指，虽医学上有突飞进步之欧美，犹落吾人头后。此盖世界医林所共认，而弥足珍贵者焉。《内经》所谓："周营不休，五十而复大会，阴阳相贯，如环无端。"即指此也。夫血液之于人身，关系至为密切，盖食物之由摄取消化后，必经血液吸收，输送于所需要之各脏器，而完成其荣养工作，此仅就生理方面言之。若夫病理方面，循环障碍则抗毒素之减少，内分泌之失调，皆必伴随而来，每易惹起全身症状，然血之病理的分类，有虚实二者，略述于后。

第一节 血虚（贫血）

血虚乃血液较常量减少或稀薄与枯涩之谓。在病理上因血虚之结果，而来荣养障碍，全身细胞皆呈萎缩，且有影响及于各脏器之官能者。《经》云："血之与气，异名同类"，盖谓势力由物质而产生，物质既有病变，则势力亦必因之而起障碍矣，亦即《内经》所谓"阴阳互根"之理也。然其历程，又有直接与间接之分。

（一）直接 血虚之属直接者，乃因血管破裂，血液漏出管外而然，例如咯血、吐血、衄血、便血、女子崩漏及器械损伤等皆是。

（二）间接 血虚之属间接者，或因疾病机转而致血中水分消耗，例如霍乱、中暍、温热、伤寒之类，或因荣养不良，及造血脏器疾患，而致血液来源缺乏，例如胃病、痨瘵及《金匮》女痨病之类皆是。

第二节　血实（充血）

人身血液皆有定量，富于此者即贫于彼。故血实之病理，只有局部症状，而无全身症状。因其一部分血液加多，致毛细管之渗透过甚，组织浸润，细胞胀大，温度增高，而呈种种病变。《经》云："寒气稽留，炅气从上，则脉充大而血气乱。"盖即形容血实之现象也。然其性质，又有动脉性与静脉性之分。

（一）动脉性　血实之属动脉性者，由于病因刺

激血行障碍，动脉血压亢进，局部血液输入增加而起，例如冻伤、火伤、痈肿、丹毒、中暍，及热证斑疹等等皆属之。

（二）静脉性　血实之属静脉性者，由于疾病机转致血液还流障碍，血行瘀滞而起，例如肺胀、水肿、巅厥、阴疽及《内经》之诸痹等皆属之。

病　原

　　病原之研究，在西医只认有形的细菌原虫及其他等为疾病之原因，而否认无形的六气七情。夫所谓细菌原虫，则镜检之下，历历可征。固不能不认于医学之发明史上，确有相当价值，而其否认六气七情为病原之一种者，斯亦未免过于偏执，而有不彻底之遗憾焉。何以言之？盖细菌原虫等，固足为病原体，但苟无六气七情为之诱因，则抵御充实，抗毒力强，虽有细菌原虫，亦难遂其发育。然则国医之重视诱因，洵可谓上工治未病也。本篇对于病原，乃专在六气七情方面着笔，而细菌原虫等，学者可于细菌学及其他有关系之书中求之，此则存而不论焉。盖西医对于细菌原虫等，研究有素，穷源究委，铁案如山，固非国医所能媲美，而亦无所用其发挥也。

第一章　六气之外因

　　夫国医之所谓六气者，即西医所谓气候之寒暖、燥润、动静，与夫气压之高低等是也。人在自然界气交之中，诸般动作即不能不受其多少之影响，设一旦变迁太骤，而人身内部之种种官能不能与之调节适应，则生理的机转将变而为病理的状态矣。在西医籍，亦认此为外因之诱起，但不重视之尔。而国医却认六气为外因重大之诱因，斯则观察点所不同，故治疗上乃因之互异焉，此亦中西医学上之一重公案也。

第一节　风

风为流动的空气之产物，富于刺激性。旧说谓"风善行而数变"者，亦以此故。因其富于刺激性，致人体触受，皮肤官能乃呈亢进机转，此即仲景《伤寒论》太阳中风发热、自汗出之病理也。其中风之"中"字，与"矢之中的"之"中"字相类，形容风之刺激，可谓淋漓尽致矣。且凡寒热燥湿，皆由空气之变动而来，故旧说谓"风为百病之长"者，其理由盖基于此。

第二节　寒

寒为热之反，亦即低温之代名词也。寒性凝涩，故人之受其侵袭者，皮肤血管即起收缩，而来贫血之感（恶寒），及生理之反射力起，乃呈充血现象（发热）。惟因蒸发机能尚未调节，致体温郁而不达，此即仲景伤寒论太阳伤寒恶寒无汗，或已发热，或未发热之病理也。

第三节　暑

暑即热也，亦即高温之易词也。夫人之生存，须在适当之温度中，若温度过高，则人生之调节机能失其效用，不能与之相应，而起病理变化。设使温度愈加，而汗腺之分泌亦因之愈盛，继长增高，终至于津气消亡、虚脱而死者，此即仲景《金匮》太阳中热汗出恶寒、身热而渴，主以白虎加人参汤之病理也。故暑病仅有中热（即中喝）之一种，如暑时而病伤风或伤寒者，仍当从伤风或伤寒例治之。

第四节　湿

湿即水蒸气也，空气中水分饱和，则人身蒸发机能因起障碍，在病理上必见放温困难，汗腺之分泌物潴留于皮肤中，不得燥化而排泄之，乃酿成种种湿病。如仲景《金匮》太阳病关节疼烦之湿痹；一身尽疼、发热、日晡所剧者之风湿；及身色如熏黄之发黄证等，皆其适例也。

第五节　燥

燥为湿之反，故昔人云："有湿则润，无湿则燥"。

在病理上言之，气候渐寒，空气中之水分含量过少，而人身表皮之水分蒸发，乃异常增多。其结果，致津液枯涸，各器官之黏膜干燥，极易诱发咳嗽、咽痛、痿痹等证，《内经》云："秋伤于燥，上逆而咳，发为痿厥"即其例也。

第六节　火

火乃热之甚也，征诸病理，属于外因者，仅火伤之一种。盖因高热之故，而起血液变化之循环障碍，乃于体内形成毒素，致心脏麻痹而死，即旧说火毒攻心是也。而前人所谓六气皆从火化者，乃就病理之机转而言，非得与于外因之列也，是不可以不辨。

第二章　七情之内因

夫国医之所谓七情，西医则概括于动作之中，顾其所述，又略焉不详，而国医于此，则条分缕析，且认为内因重大之诱因也。盖疾病之起，固由于外因之诱发，然人身内部组织苟无欠缺，则抵抗力强，虽有外因其奈之何哉？罕譬而喻，设当传染病发生时，在同一区域内之人，何以甲感染而乙则否者，此缘甲有内因之存在故，然则国医之重视内因也，其故可深长思矣。

第一节　喜

人当喜时，其精神兴奋，活泼泼地，神经条达，官能缓和。如能适应，固有益于身心，若超过相当之程限，则神经弛缓，血液还流因之迟滞，而心脏乃受其影响焉。《经》云："喜则气和志达，营卫通利"。此盖言喜之属于生理者，又曰："喜伤心"，此乃言喜之属于病理者。

第二节　怒

怒为无意识神经之冲动，而表现之一种精神状态也。其时人身之动脉，血压增加，静脉还流停顿，致末梢血液瘀滞，而呈怒张之象。其结果，或微血管破裂，或肝脏分泌增加，而构成种种之病理机转。《经》云："怒则气逆，甚则呕血及飧泄"，又曰："怒伤肝"，皆即此而言也。

第三节　忧

忧之病理，乃神经郁滞，不能条达，而伴发颓丧、懊恼、沉闷、短气种种之消极的现象，致新陈代谢机能发生障碍，而于呼吸器为尤甚。其影响及于吾人之生活者，殊为重大，未可漠然视之也。《经》云："愁忧者，气闭塞而不行"，又曰："忧伤肺"，盖皆有所见而云然。

第四节　思

思想本为创造力之结晶，文明演进，此为重要元素。苟非越出相当之范围，殊觉有利而无害，若超过其一定限度，则神经疲劳，消化官能，因之延滞，而食欲减退，则全身营养，亦均起障碍。故思于病理，乃相对的，而非绝对的，《经》云："思则心有所存，神有所归，正气留而不行"，又曰："思伤脾"，此盖指绝对的病理而言也。

第五节　恐

恐之所因，由于感受刺激，有意识神经之抑制太过，故无意识神经之作用，被其遏止，而显出一种畏怯之状态也。其见于病理者，乃感血液沉降，反射迟钝，例如恐怖之人，往往有寒傈或失溲者。盖即由此机转而来。故云："恐则气下"、"恐则精却"，又曰："恐伤肾"，皆就形能上而推勘得之。

第六节　悲

悲因伤感之刺激，由有意识之中枢神经，反应兴奋而起之表现也。其在病理，必见呼吸浅表，心之搏动亢进，经时过久，则吸氧、排炭、与夫血运上之诸种机能，皆陷入退行性之疲劳状态矣。《经》云："悲则气消"、"悲则心系急，肺布叶举，而上焦不通，营卫不散"，对照以观，合若符节。

第七节　惊

惊虽为内因七情之一，而其表现，乃由于被动，与恐之属于自动者不同。至其病理，盖由神经感受暴来猛烈之刺激，致应付环境之官能麻痹，失其作用，而呈木乃伊性之状态也。如不能回复其原状时，每易招致癫痫精神病等。《经》云："惊则气无所倚，神无所归，虑无所定"，可谓描写入神。

跋

　　不佞自欧遂归国后，厕身言论界五载有余。所有精神强半消磨于笔飞墨舞之中，于是旧患肺结核病因之复发，乃去职休养而从吾师游，吾师之于医学，寝馈于斯道者几三十年，汇新旧之学理、冶中西于一炉，蜚声海上，遐迩知名，固无俟不佞申说之也。

　　乃者吾师整理其旧著——《祝氏医学丛书十种》将以统飨后学而贡医坛。不佞忝襄其事，乐与观成，惟以管蠡之见，安能妄测高深，诵高山仰止之诗，更不敢赞一辞矣。

　　　　　　　　　　　　　　　　　受业罗济安谨跋于甬上退思齐

诊断提纲

凡　例

　　—— 诊断学之内容，充分言之，固不仅脉证两端。然本书以提纲名，凡所言者，皆其纲领耳。若求完备，当让诸专书。

　　—— 本书于脉之举例，数仅三十，其余似嫌枝蔓，概不采人。严格言之，临床应用上，即此所举之三十种脉，已觉其多，殊无兼收并蓄之必要也。

　　—— 脉学至繁，旧有专籍，本书仅于诸脉之下，分列四项，加以科学的说明。挂一漏万，知所不免，惟活法在人，是在临床家之隅反耳。

　　—— 如何脉象而见如何之主要疾病，此盖言其常，自其变者而观之，亦每有见此脉而不见此病者，此古人所以有舍脉从证、舍证从脉之论也，读者宜明辨之。

　　—— 舌之与证，关系至密，而于胃肠病，尤为显著焉。本书论舌，多有为前人所未道及者，盖皆从临床经验上得来，与好为矜奇立异之谈者，迥不相侔。

　　—— 疾病之来，千变万化，苟欲一一网罗其症状，而为之详细说明，固非本书之职责，然于个中所叙述者，实皆本诸心得，无一空论，斯则敢为读者诸君正告焉。

导　言

　　西医于诊断，则偏重听诊、打诊、测诊，而于持脉之触诊，乃不甚注意。例之国医，适成反比。盖国医视切脉为诊断上重要之一端，以其观察点，则在人身之气血方面（气血之真谛详拙著《病理发挥》）。既病之后，气之变化如何，可于脉之势态上得之；血之变化奚若，可于脉之形态上求之。因种种病，而现种种脉，临床经验，信而有征。与西医触诊之仅计其脉搏次数者，未可相提并论。而病理上气血之变化，表现于外部者，厥惟诸般之症状。故《内经》云："能合色（指症状言）脉，可以万全"，斯诚为诊断学上之铁板注脚也。且任何疾病，未有不影响于气血者，就气血之观察而下诊断，理论上殊为圆满。故本书以脉证为二大提纲，如能心领神会，运用愉快，则于诊断学思过半矣，外此姑从略焉。

脉　理

脉理者，乃由脉搏变化而考察其病理机转之谓也。然脉有形势之分：浮沉者，言其形，于此而可以觇其血之贫富焉；迟数者，言其势，于此可以窥其气之强弱焉。而浮沉迟数，又往往不能单纯独见，更兼有其他各象，故必于脉之形势病理，有深刻之了解，而后乃可下主要疾病之诊断，更能推知其兼象之何属焉。根据以上所述，分列四项如下。此节取材，系本石顽老人之《诊宗三昧》。

浮脉

　　形态　下指即显，按之稍减而不空，举之泛泛而流利，不似虚脉之按之
　　　　　不振，芤脉之寻之中空，濡脉之绵软而无力也。（按：下指即显，
　　　　　殊不甚确实，如肥人富于脂肪，何能下指即显？故须推其肉空，
　　　　　始能有得。）

　　病理　浮为经络肌表之应，盖言正气机转有向外抵抗之势，脉管软滑而
　　　　　血液充实，但本脉有时间性，初病见之者顺，久病见之者逆。

　　主要疾病　伤寒太阳病。

　　兼象　浮而缓，为中风；浮而紧，为伤寒；浮而数，为温病，余类推。

沉脉

　　形态　轻取不应，重按乃得，举之减小，更按益力，不似实脉之举指迫迫，
　　　　　伏脉之匿于筋下也。

病理　沉为脏腑筋骨之应，盖言血压低降，末梢动脉血液减少，正气衰微不能外抗之象。

主要疾病　寒邪直中少阴，石水、正水、寒疝等。

兼象　沉而紧，为里寒；沉而迟，为阳虚；沉而数，为郁热，余类推。

迟脉

势态　呼吸定息不及四至（一分钟不及六十至）而举按皆迟，不似涩脉之叁伍不调，缓脉之去来徐缓也。（按：定息云者，似一呼一吸之间，略为停顿之意。）

病理　迟为阳气不显，营气自和之象。阳气不显，盖谓官能低减；营气自和，乃云生温机能无亢进能力，以补充其散失之体温。而营气自和之"自"字，殊觉耐人寻味，盖言营气仅能维持其自身之现状，不能显及卫气之消耗故也。

主要疾病　阳虚、寒积等。

兼象　迟而滑，为气病；迟而涩，为血病，余类推。

数脉

势态　呼吸定息六至以上（一分钟八十至以上）而应指急数，不似滑脉之往来流利，动脉之厥厥动摇，疾脉之过于急疾也。

病理　数为阳胜，热邪流搏于经络之象。经谓神经，络指脉管，盖因官能亢进，生温升腾，致使神经兴奋，脉搏增加故也。

主要疾病　诸热病等。

兼象数而虚，为中气不足（虚火）；数而涩，为血虚（即阴虚生内热），余类推。

滑脉

形态　举之浮紧，按之滑石。不似实脉之逼逼应指，紧脉之往来劲疾，动脉之见于一部，疾脉之过于急疾也。（按：按之滑石，石谓实也，又动之见于一部，征诸临床经验，殊为不合。其理由，容于动脉中详之。）

病理　滑为血实气壅之象，盖谓气血兼盛，而脉波乃见充实流利也。

主要疾病　中风（中风之属于脑充血者）、蓄血等。

兼象　滑而数，为宿食；滑而实，为病在外；滑而大，为元气内伤，余类推。

涩脉

形态　指下涩滞不前，《内经》谓之"叁伍不调"，不似迟脉之指下迟缓，缓脉之脉象迂徐，濡脉之来去绵软也。

病理　涩为津血亏少，不能濡润经络之象，乃因血液枯减，神经失养，动脉血流濡滞之故。

主要疾病　血痹、虚劳等。

兼象　涩而数，为虚热；涩而浮弱，为无子，余类推。

虚脉

势态　指下虚大而软，如循鸡羽之状，中取重按，皆弱而少力，久按仍不乏根，不似芤脉之豁然中空按久渐出，散脉之散漫无根，重按久按绝不可得也。

病理　虚为营血不调之候。按此说，征诸病理为非是。营血不调，应改为营气衰弱，乃合。盖气谓神经之官能，脉搏之动，由于心脏弛张，而神经实为之主，神经衰弱，则心脏弛张之力当然减少，脉安得不见虚象，可知此非血虚，乃气虚尔。故本脉浮中沉三部，均可见。

主要疾病　气虚。

兼象　虚而涩，为气血两亏；虚而数，为气虚之极（此处之"数"字，不宜作热论，盖为神经虚性兴奋之自然结果，如将灭之火，必见回光之象），余类推。

实脉

势形态　重浊滑盛，相应如参舂，而按之石坚，不似紧脉之进急不和，滑脉之往来流利，洪脉之来盛去衰也。（按：本脉，形势两态兼而有之，更应注意者，参舂系状脉搏鼓指之态，盖言其石坚故也。）

病理　实为中外壅满之象，乃因动脉血液充盈，血压亢进故也，《经》云："邪盛则实"，非正气本充之谓。（按：非正气本充云者，非谓正气衰弱，乃指邪正相争而言，盖必邪正之势力相当，始能脉见实像，以其自然疗能健在故而，但本脉有时间性，如下后，或大汗后、见之者，均危。）

主要疾病　伤寒阳明腑实等。

兼象　实而浮，为表实；实而细，为有积滞（此处之细字不可认作虚像，以其中有积滞，致血液不能流畅，于此更可证明邪盛则实之言，为有味也），余类推。

弦脉

形态　端直以长，举之应指，按之不移，不似紧脉之状如转索，革脉之劲如弓弦也。但应注意者，按之不移之"按"字，宜作"推"字解，以弦脉非按之可得，必推其肉空而后乃能取之也。

病理　弦为阳中伏阴之象，乃言脉管紧张而富于弹力性也。此处之阴阳，系谓寒热，因弦脉皆为寒热相搏之候。

主要疾病　水饮、冷积、伤寒少阳病（太阳伤寒必见紧脉，紧为弦疾之合，以其自身抵抗力足与病势相争，盖弦乃脉管紧张，疾乃血行过甚，病至少阳，则正气虽欲抵抗病机，而因其血行减退，故脉仅弦而不疾）等。

兼象　弦而迟，为寒积；弦而滑，为瘀血（于此有须郑重注意之点，必弦而滑乃可攻，若在妇人，仅滑而不弦，则为孕脉，攻之必贻大害）；弦而涩，为虚劳、内伤，余类推。

缓脉

形势态　从容和缓，不疾不徐，似迟而实未为迟，不似濡脉之指下绵软，虚脉之瞥瞥虚大，微脉之微细而濡，弱脉之细软无力也。（按：本脉形势两态兼而有之，且有时间性，如下后、汗后及厥阴病而见本脉者，皆属正气机转之好现象，以其有胃气故也。但须说明者，缓与紧相对待，不必专从至数论。）

病理　缓为脾家之本脉，盖言阴阳调协，脉搏冲和也，故此脉象，乃属生理的，单纯无病理可言。

主要疾病　无有。以其在病理上，不能单纯独立故。

兼象　缓而弱，为脾虚；缓而浮，为伤风；缓而细，为中湿，余类推。

洪脉

形势态　既大且数，指下累累如连珠，如循琅环，而按之稍缓，不似实脉之举按逼逼，滑脉之软滑流利，大脉之大而且长也。（按：本脉形势两态兼而有之，且属兼象，观"既大且数"四字可知，故凡言洪脉，必有大数之含义存焉。）

病理　洪为火气燔灼之候，乃因生温升腾，血流加速，血压增高，末梢之动脉充血故也。

主要疾病　温病、伤寒阳明经病等。

兼象　无其他兼象，唯有时间性，如失血、久病、洞下及大汗后见之者，均属危候。《内经》所云："脉证相反"，即指此而言。

微脉

势态 似有若无，欲绝非绝，而按之稍有模糊之状，不似弱脉之小弱分明，细脉之织细有力也。（按：本脉与虚脉最易混淆，其分别处，在本脉则至数不明，脉波起落均稍觉模糊，而虚脉则浮中沉三部至数均分明，惟少力而已，并无模糊之状，故本脉较虚脉病为更甚，是不可不知也。）

病理 微为阳气衰微之候，乃因神经衰惫，动脉血压低降故也。

主要疾病 亡阳、失精、脱泻、类中等。

兼象 微而细，为伤寒少阴病；微而缓，为伤寒厥阴病（伤寒传至厥阴，虽病邪减退，而正气亦感不足耳），余类推。

紧脉

形态 状如转索，按之虽实而不坚，不似弦脉之端直如弦，牢革之强直搏指也。（按：本脉为弦疾之合，弦则脉管紧张，紧则反是，故曰按之虽实而不坚，而疾乃血行过甚之谓。故本脉当察其形态，不能审其至数，盖其至数，甚有一百数十至者，若仅注意其至数，疾为亢阳无制，则鲜不偾事矣。）

病理 紧为寒邪收引，热因寒束之象，盖言放温机能减退，体温蕴蓄，心脏搏动亢进，血压增高，动脉血液充盈所致。（按：热因寒束之热字，系指自身体温言，非谓热病，故治当发散，即《内经》所谓"火郁发之"是也，若认为热病而进以凉药，则无异于操刀杀人矣。）

主要疾病 伤寒太阳病及寒邪凝滞、血郁气阻之痛证等（多数痛证皆见本脉，若太阴伤寒，则痛在全身，若寒凝邪滞，血郁气阻，则痛在局所，即炎症初期，亦有属于寒凝之象者）。

兼象　紧而浮，为表寒；紧而沉，为里寒，余类推。

弱脉

势态　沉细而软，按之乃得，举之如无，不似微脉之按之欲绝，濡脉之
　　　按之若无，细脉之浮沉皆细也。

病理　弱为阳气衰微之候，乃因神经衰惫，官能减退，动脉血压低降故也。

主要疾病　虚劳、脾胃虚寒等。

兼象　弱而迟，为虚寒；弱而寒，为新产，余类推。

长脉

形态　指下迢迢而过于本位，三部举按皆然，不似大脉之举之甚大，按
　　　之少力也。（按：古人对于长脉之观念注重部位，多以上前，短
　　　脉之首尾不及也。)（按：本脉有时间性，如汗后下后而见之者，佳。）

病理　小为正气不充之象，乃因神经衰弱，动脉血压低减，抵抗力薄使然。

主要疾病　无有。以其在病理上，不能单纯独立故。

兼象　小而弦滑，为实邪固结（如水饮之游囊等）；小而迟，为虚寒，
　　　余类推。

芤脉

形态　浮大弦软，按之中空，中取虽不应指，细推仍有根气，不似虚脉
　　　之瞥瞥虚大，按之忽然无力也。

病理　芤为血虚，不能濡气。（按：气字有语病，以气指神经作用言，
　　　此因血少脉空，濡气奚益？盖由血液骤减，脉管之形质如故，唯
　　　须注意者，本脉必在暴亡血与液时，始得见之，迨生理上起救济
　　　作用后，则其脉必由芤而弦涩矣。）

主要疾病　失血亡津等。

兼象　无有。盖见本脉后，体旋起反应，故无其他之兼象也。

濡脉

势态　虚细而软，如絮浮水面，轻取乍来，重取乍去，不似虚脉之虚大无力，微脉之欲绝非绝，弱脉之沉细软弱也。

病理　濡为胃气不充之象，乃因消化不良、营养障碍、神经衰疲而然。

主要疾病　内伤虚劳、脾湿泄泻等。

兼象　濡而迟，为寒湿；濡而数，为湿热，余类推。

动脉

形态　厥厥动摇，指下滑数如珠，见于关上，不似滑脉之诸部皆滑数流利也。（按：见于关上，殊不确实，昔人云："妇人尺脉动甚为有子"，足征本脉非仅见于关上耳。）

病理　动为阴阳相搏之候。盖因气血俱充，脉波乃见圆滑，故单纯无病理可言。

主要疾病　无有，以其在病理上，不能单纯独立故。

兼象　动而弱，为惊悸；动而浮，为自汗，余类推。

伏脉

形态　隐于筋下，轻取不得，重按涩难，委曲求之，附着于骨，而有三部皆伏，一部独伏，不似短脉之尺寸短缩，而中部显然，沉脉之三部皆沉，而按之即得也。（按：三部非谓寸关尺，乃指人迎、寸口、趺阳、三部之动脉而言，必如此解，乃有一部独伏之可能，否则寸、关、尺同为一脉管之领域，伏则皆伏，岂能伏其一而遗其二者耶？故在临床经验上，殊不能不否认之也。）

病理　伏为阴阳潜伏之候，乃因血压低降，末梢动脉血液将竭故也。此处之阴阳，系指物质与势力言。

主要疾病　霍乱、疝瘕、留饮、伤寒失表、卫气不达等。

兼象　无有。盖本脉之原态，已附着于骨，必须委曲求之，始有所得，故无其他之兼象也。

细脉

形态　往来如发，而指下显然，不似微脉之微弱模糊也。

病理　细为阳气衰弱之候，盖言神经衰疲，血压低降，末梢动脉管收缩使然。

主要疾病　卒中暴寒、泄泻等。

兼象　细而涩，为血虚；细而弱，为忧思过度，余类推。

疾脉

势态　呼吸之间，脉七、八至，虽急疾而不实大，不似洪脉之既大且数，却无躁疾之形也。

病理　疾为亢阳无制，真阴垂绝之候，又为阴邪暴虐，虚阳发露之征，乃因神经紧张，心动亢进，脉管内血流过甚故也，但有实性虚性之分，前者属于阳实，后者属于阳虚。

主要疾病　阳毒、阴毒、虚劳等。

兼象　疾而洪大，为烦满；疾而沉细，为腹痛，余类推。

牢脉

形态　弦大而长，举之减小，按之实强，如弦缕之状，不似实脉之滑石流利，伏脉之匿伏涩难，革脉之按之中空也。

病理　牢为病气牢固之征，盖由血液瘀滞，脉管痉挛所致。（按："病气牢固"四字，殊欠推敲，其意盖谓邪实正虚也。）

主要疾病　湿痉拘急、寒积内伏、胃气竭绝等。

兼象　无有。盖病时而见本脉，已属危殆，故无其他之兼象也。

革脉

形态　弦大而数，浮取强直，重按中空，如鼓皮之状，不似紧脉之按之
　　　实而不坚，弦脉之按之不移，牢脉之按之亦坚也。

病理　革为变革之象，乃由营养失常，血液稀薄，神经虚性兴奋，脉管
　　　硬变而来。（按："变革"二字，虽似隐合病机，究嫌笼统，特
　　　为补正如上。）

主要疾病　半产、漏下、亡血、失精等。

兼象　无有。其原因可与牢脉参照之。

促脉

势态　往来数急中，忽一止复来，不似结脉之迟缓中，有止息也。

病理　促为阳邪内陷之象，乃因生温升腾，心脏搏动亢进，血流数急，
　　　动脉瓣闭锁不全故也。（按：阳邪内陷，乃国医之术语，举例言
　　　之，如伤寒太阳病，应发汗而反下之者，致违反体温外越之趋势，
　　　蕴蓄于里而成之机转也。）

主要疾病　温热发斑、瘀血发狂、暴怒气逆、伤寒太阳病误下等。

兼象　无有，盖迟而一止复来，则为结；止而不还，则为代，故无其他
　　　兼象也。

结脉

势态　指下迟缓中，频见息止，而少顷复来，不似代脉之动止不能自还也。

病理　结为阴邪固结之象，乃因生温低降，静脉还流减少，心脏搏动失
　　　其平衡使然。（按:阴邪固结云者，其反面实有阳气不足之含义也。）

主要疾病　癫痫、㿉积、寒饮、气郁等。

兼象　无有。其原因可与促脉相参。

代脉

> 势态 动而中止，不能自还，因而复动，不似促结脉，虽见息止而复来有力也。（按：不能自还非谓脉搏中止后不能复见，盖状其正气衰疲不振之态尔。）

> 病理 代为元气不织之象，乃因神经衰惫，心脏搏动时有间歇性之休止故也。（按：本脉有时间性，如孕妇在二、三月时见之者则无妨碍；若高年、若病后，其脉见中止而有一定次数者，多属不治。）

> 主要疾病 颠仆重伤，气血骤损等。

> 兼象 无有。其原因见于促结脉中。

散脉

> 形势态 举之浮散，按之则无，去来不明，漫无根蒂，不似虚脉之重按虽虚，而不至于散漫也。（按：本脉，形势两态兼而有之。）

> 病理 散为元气离散之象，盖言神经衰痹，血压低微，血流将竭，脉管弹力丧失也。

> 主要疾病 无有，以其在病理上，不能单纯独立，大凡病势至此，皆属绝候故而。

> 兼象 无有。因其既无主要疾病，更何有于兼象耶。

证　候

　　证候云者，乃概括诸般之病状而言，种类颇多，范围至广，而于诊断上之关后，殊深密切。就中如舌苔之变化，寒热之真假，乃至神色声音之观察，皆为西医所不屑道，而国医则视为临床医典中之鸿秘焉。抑犹有言，国医之所以为国医者，亦于是乎在，舍此而欲他求，吾未见其有得也。神而明之，存乎其人，下例所举，不过全豹中之一斑耳。

验舌

　　前人验舌之法，系将整个的舌划分数部。如前中后左后以配后，说近于凿，殊不可信。吾人就临床上之经验，以为舌之诊察，应分舌本与舌苔。舌本者，即舌之体质。舌苔者，即附着于舌面之衣也。其他凿说，概不与焉。盖验舌本，可以辨气血之障碍；验舌苔，可以明胃肠之病变，故本书于验舌，固重视其苔，而同时亦兼察其本也，试约略分述于下。

　　白苔　微白而润者，为表寒；白润中黑者，为里寒；白而滑者，为水邪；白而厚腻者，为中湿；白而干燥者，为津伤；白如积粉者，为疫疠。同时更宜兼察其舌本，如舌本淡红者，为阳气不足；红者为化热之渐；淡白者，为血虚；萎白者，为亡血。

　　黄苔　微黄而润者，表证失汗，热郁于里；纯黄而干者，为阳明腑热；纯黄而腻者，为湿已热化；纯黄中黑而燥者，为热甚伤津。（以上苔色，皆属鲜明，若见晦暗者，多属假象，即前人水极似火之谓，临床家应加以郑重之注意）舌本鲜绛者为里热已炽，余则可与上述之舌本互参。

灰苔 有寒热之别，如纯灰而润，舌本淡红，或暗紫者，为寒邪直中三阴，及伤生冷。（倘服药后，而苔转微黄色者，生；见灰缩者，死。是宜注意及之）灰而腻，舌本淡红者，为寒湿，此属于寒者；灰而干燥，舌本深红，或鲜绛者，为里热已炽，胃液受伤，此属于热者。

黑苔 见之者皆属危候，亦有寒热之别，如纯黑而润，边底淡白，舌本不红者，为阳微寒甚；纯黑而干，舌本不红者，为脾阳将竭，水精不布，此属于寒者；纯黑而干，边底深黄，舌本红绛者，为腑热亢甚，此属于热者（即前人火极似水之谓）。

浊苔 其色驳杂，而垢腻如浆，凡胃有积滞时，多见之，但有寒热虚实之别。如浊而白滑苔，为寒积；浊而黄燥者，为热滞；浊而拂之不去者，为邪实；浊而拂之剥离者，为正虚。舌本，可与首节白苔下参照之。

裂苔 苔中呈裂纹，如界划之状者。裂而干白者，为寒积胸中，脾津不布；裂而燥黄者，为热极伤津；裂而纯黑者，为胃阳将竭，津液枯涸。而舌本亦有见裂纹者，无论平时病时，皆为中气衰薄，饮邪内聚之征。其他舌本之诊候，与前互参可也。

剥苔 有全部与限局之分。凡剥之见于全部而润者，为中气虚寒；干者（即前人所谓镜面舌）为阴虚液竭；其剥之局限于一处，或在中心，或在左右，缺状如钱如条者，皆为中有积饮。今人每视剥苔为阴虚者，殊与事实不符，甚有腻苔中，兼见局部剥落者，亦以阴虚名之，几何而不杀人也，吁可概哉！舌本之参证如前。

刺苔 乃因舌面乳头燥硬，扪之如芒刺也（即俗所谓杨梅苔）。刺而深黄者，为热邪内陷；刺而灰者，为少阴热结；刺而黑者，为不治之候；舌本鲜绛而刺者，为热甚亡阴，余皆无刺可觅。

按上述外，尚有其他多种之舌别，如卷舌、萎舌、硬舌等，前人言之纂详，恕不备载。又苔之生成，必由根达尖，故病重者，其苔满布；轻者，乃不及尖。而苔之化也，则与生成为反比，故病解时，必先化其尖，而后及其根，已成为临床上之公例。至前人所谓苔之在尖者主某病，殊属非是，盖未有根无苔，而尖独见之者，此亟应纠正其谬误焉。

察色

有苍、黄、赤、白、黑之分。例如色苍者，多属寒；

黄者，多属湿；赤者，多属热；白者，多属血虚；黑者，多属水病。其详分隶于各该主证下，参照自明，兹不赘述。而其要点，在鲜泽与暗晦之间。色泽者，其病易差；色晦者，其病难以也。

恶寒　此为自觉症状，盖言病者自觉寒冷之可畏，但有真假虚实之分。例如抵抗不足，卫气衰弱之恶寒，惟遇寒时，始呈畏怯之状，此属于真者虚者，反之热被寒郁之恶寒，虽在夏月，亦有非御重棉不可之势，此属于假者实者。恶寒而限于局部者，如《金匮》"心下有留饮，其人背恶寒如掌大"是也，大都恶寒，除由于阳虚者外，属表证者居多。

发热　此为自觉而兼他觉的症状。盖言病者医者，皆能感觉其热度之如何也。亦有真假虚实之分，例如壮热不减、烦渴便燥、脉数而实、小溲赤涩、发言壮厉，此属于真而实者。反之，热而不壮且有起伏、燥渴不欲饮、便秘溲浊、脉大而虚或细弱、语声低微、脚下不热，此属于假而虚者，其局部发热，而身有恶寒现象者，乃将发痈肿之征。他如疟疾、阳明腑实，虚劳等，发热有定时者，名曰潮热，以其如潮之有信然。

大便　此种证候中，关于泄泻、滞下、便秘之寒热虚实，前人所言者，多有可取，无俟申说。惟于滞下、便秘二端，尚有补充之意见，试略言之。滞下之属于湿热者，其初期亦必因滥食生冷，或腹为寒侵所致，必无由纯热而成者，此应补充者，其一。便秘非权由津血虚涸使然，而阳虚失化者亦有之，此应补充者，又其一也。

小溲　此种证候中，属于闭、癃、频数、遗溺、淋浊等之寒热虚实，前人已辨之甚晰，无烦赘述。唯须加以说明者，仅在其色之清浊尔。通常皆认溲色黄而浊者为热，殊不知凡患湿病者，其溲皆浊，于此而亦可谓之热乎？故其着眼处，应于清浊上辨之，如黄而清者，始属于热；白而清者，则属于寒；白而浊者，属于寒湿；黄而浊者，乃系阳为湿郁。故肾阳虚损失化者，亦多见之。

呕吐　有声有物谓之呕，有物无声谓之吐，但有寒热之不同。例如喜热、恶寒、苔白、肢冷、吐蛔、脉弦迟者，为寒；喜冷、恶热、烦渴、泛酸、苔滑、脉洪者，为热。又呕吐清水甚多，不生渴感，而胸中反觉舒畅者，盖缘宿饮所致，此又不可不知也。

呃逆　即古之所谓哕，喉胸间呃呃作声而无物也，但有虚实寒热之别。如伤寒发汗、吐、下后，下利日久，及妇人产后等，皆虚之例也。饮食停积，暴怒气逆，及阳明热结失下等，皆实之例也。然虚实中，又当脉苔参合，辨其寒热焉。

嘈杂　其状似饥非饥，懊恷不宁，病经发汗吐下后，及小儿食积时多见之。

龂齿　齿牙相磨作声也。除痉厥外，多见于睡眠中，小儿胃有积滞时，每呈此种状态，成人则罕见之。

口渴　渴必喜饮，例如伤寒阳明病、温病、三消等皆是。倘欲饮而不喜咽，如伤寒少阴病、湿病等，由于中寒脾津不布者，皆干而非渴也，设使喜热饮者，则亦中寒之类尔。

口糜　口腔舌面所布，如糜粥状之混浊物也，多由中寒脾败所致。大概伤寒湿温，初病时为苦寒之剂所伤，或重用滋腻者，多呈此状，时师以为热邪伤阴，是认糜烂为口糜，殊不可从。

痞满　胸中气机阻滞，痹而不舒，按之濡软，为一种无形之障碍也。见之者，皆由脾胃虚寒，中阳失化之故。俗谓肝气横阻，良堪喷饭，即以旧说论，肝主疏泄，岂有不能泄其痞满，而反增其痞满者乎？盖亦不思之甚矣。

肿胀 肿由组织浸润而起之病变，故多见于全身，如水肿是。胀为水液蓄积而来之病变，故仅见于体腔，如胸水、腹水是。但有充血与瘀血之分，大凡充血性者，皆属于热；瘀血性者，皆属于寒。

积聚 有形固定而不散移者，为积；无形散在而非固定者，为聚。积之病变在形质，如瘀血痞块等是也；聚之病变在势力，如肝气胃气等是也。

咳嗽 无痰有声曰咳，有痰有声者曰嗽，皆有虚实之别，如肺痨则属于虚，痰饮则属于实。唯咳之中，寒热均有，而嗽则有寒无热也。

哮喘 哮与喘相类似，哮为呼吸紧迫，喉中如水鸡声；喘乃呼吸急促，息粗有音。但哮属于寒，喘属于热，故哮虽有寒包热者，而其原因究由于寒也；喘虽有积饮而致者，然其原因，究由于阳气上逆也。

上气 其状似喘，口张肩息，但觉气由脐下上冲，此缘肝肾下虚，不能潜纳使然。但须注意，上气固有兼痰喘者，唯痰喘非必由于上气尔。

短气 呼吸皆短，即仲景所谓"短气不足以息者"是也，但有虚有实，如病后、产后及高年正虚，皆虚之例也；如饮食壅滞，皆实之例也。

喑哑 语言失声也，但有虚实之不同。虚者如久病正虚，津血枯槁是也；实者如寒邪外束，及先感而后食冷物者是也。唯无论虚之与实，皆系间接，他如白喉、喉痹、喉头结核等，乃由直接伤其音带故而。

鼻冷 鼻尖有他觉上之冷感也，此为中阳衰败，故虽表热甚者，亦当于解表中兼顾及之。

鼻扇 呼吸时鼻孔扇动，为肺气将绝之征，凡病之末期见此状态者，皆属危候，小儿麻疹时为尤甚。

鼻煤 鼻孔色黑，如着烟煤状，此为阳毒热极所致，见之者多属不治之症。

癫狂 癫之为状，沉默寡言，失其常态。狂之为状，妄言诟詈，昏不识人。故癫神经瘀滞，多见于末期之忧郁病时；狂乃神经错乱，每显于极度之实热病时。盖前者为阴性，后者为阳性，即书所谓"重阴为癫，重阳为狂"是也。

失神　知觉迟钝，神志不清也。神经衰败者，每易见之，他如伤寒、湿温滥用苦寒，真阳被伤者，亦多呈此状。

郑声谵语　郑声者，即郑重言之，语多重复，而其声低微；谵语者，即乱言无次，如见鬼状，而其声洪厉。郑声属虚，谵语属实。

头眩　头部昏运，如坐舟中，例如脑贫血者见之，病痰饮者亦见之。

耳鸣　耳中作响，如闻风雨声，例如气虚、精损、肾衰、暴怒及痰饮格拒等皆见之。但有虚实之互异，凡手按之而响剧者，为实；按之不响或微减者，为虚也。

惊悸　恐慌之由他动而起者，为惊。由自动而来者，为悸。而其原因，则皆为神虚，故惊悸多见于心肾不足之人，惟悸则有时独见于水饮病者。

多寐嗜睡　多寐系嗜睡，失眠乃不寐也。前者为神经疲劳，后者为神经兴奋，但均有虚实之别，当与其他之症状及色脉等参合自知。

项强脊强　皆为肌肉紧张，转侧不遂之状态也，例如伤寒中风之太阳病及小儿痉病等皆见之。

拘挛　四肢搐搦，不能伸展也。凡病见此，皆为病邪人脑之征，证象殊恶，例如伤寒、温病、痨瘵之末期，中风及小儿惊痫等，均呈此态。

麻痹　筋肉疲滞，麻木不仁。此末梢神经之为病，而虚实皆有，虚者言其正虚，例如营养不足，气血衰败是也；实者言其邪实，例如风、寒、湿、三气交阻是也。

痿废　组织坏死，肢体废而不用也，例如偏枯、瘫、痪等皆是。

战栗　战为振振动摇，栗是皮肤粟起，例如伤寒、温病欲解时则作战，此乃正与邪争也；暴感寒邪则见栗，此因卫气郁闭也。

厥逆　谓四肢寒冷，与《内经》之"大厥"、"巅厥"，由脑出血与充血而成者迥异，但二者有别，寒及肘膝者，为厥；寒在四末者，为逆。厥系阳伏，逆乃阳虚，故伤寒厥阴病多见肢厥，而少阴病多见四逆也。

自汗盗汗 醒时汗出曰"自汗"，寝时汗出曰"盗汗"。但自汗有虚有实，而盗汗则仅有虚之一种，例如伤寒阳明病、中风、温病之自汗出者，为实；亡阳、卫虚之自汗出者，为虚。而盗汗皆系无意识神经之虚性与奋所致，故有虚无实也。

上视歧视 上视系眼球上戴，歧视乃视线分歧，前者多见于痉厥，后者多见于虚损。盖一则目系紧张，一则神经衰惫故也。

散瞳缩瞳 瞳孔之散大缩小，其病变在交感与副交感神经。例如小儿痉病、虚脱及热病之热已入脑时（即前人所谓热入心包）皆见散瞳；小儿痫病、中寒及各种痹证等，皆见缩瞳。

露睛 睡眠时目睛显露，由于脑力衰微，神不内敛。例如老人、气衰、小儿慢惊，及病后正虚等，皆见之。

阴缩囊缩 阴茎肾囊收缩也。但须知者，上述两种症状，多有连带关系，不能截然划分。盖阴缩时，每并见囊缩；而囊缩时，亦每并见阴缩焉。例如伤寒脏结之入阴筋者（即阴缩之谓）、寒疝及温病之热入厥阴等，皆呈此状。而其原因，则多属于寒。

肌肤甲错 肌肤枯糙，扪之如鳞甲错逆，此系内有干血之征，例如血痹、虚劳等末期多见之。

瘢疹 瘢则成片，发由肌肉，疹则为粒，出自皮肤。例如伤寒、温病之已至阳明者，多发瘢；风湿、多出疹。但于此有须加以说明者，普通所谓痳、痦、痧、瘄等，皆疹之类也。

诸痛 皆属血郁气滞使然，所谓通则不痛，痛则不通也，大都为寒证。个中虽有阳气被郁而痛者，然其原因毕竟属于寒也。世固有明系痛证，清散之而反得愈者，此盖由阳郁热化而来，时间性有不同尔。

诸血 凡血证之来，皆由血管破裂而招致之，但有寒热虚实之区别。例如肺病之咯血，下虚上盛之咯血、吐血及脾肾不足之下血、尿血等，皆属于寒者、虚者；伤寒太阳病之衄血、厥阴病之下血，及《内经》热移膀胱之溺血等，皆属于热者、实者。

伤寒新义

凡　例

—— 国医之言伤寒，系广义的，统外感热病而言之，其着眼处纯在诱因。西医之言伤寒，乃狭义的，其着眼处仅在病菌。唯其注重诱因也，苟治疗得法，足使病菌无发生之可能。亦唯其注重病菌也，则不免遗却诱因，故必至焦头烂额，而始谋曲突徙薪。孰为根治，不辩自明。此国医与西医，对于伤寒观察上之出发点不同所致尔。审是，然后读吾书者，则方针有定，迎刃而解矣。

—— 本书对于伤寒六经病症之认识，别有见解，与前人意旨，颇不相谋。盖本书之于六经病症，一是皆以人身抵抗力为准，兹述其提纲如次：太阳病，谓放温机能始受障碍时所起之抵抗现象，而无太过不及之征候；阳明病，谓抵抗有余，胃肠充实之候；少阳病，谓抵抗不及，淋巴还流壅滞，病势机转介乎表里之候；太阴病，谓抵抗不足，生温低降，水谷失化，小肠吸收官能薄弱之候；少阴病，谓抵抗衰弱神经疲惫之候；厥阴病，谓疾病过程中出生入死之候，如其人抵抗力逐渐回复者生，反之，了无抵抗者，死也。以上所言，虽云创获，未敢自矜，愿质宗工，藉资讨论。

—— 伤寒注家，贤者辈出，精义互发，各异其言，然衡以时代潮流，似觉均难吻合，故皆摒而不录，非敢谓前无古人也。

—— 伤寒全书，以代远年湮，不无脱简，就中何者为仲景原文？何者为后人羼入？本书目的，重在实用苟有意义者，均随文诠释之，不则姑为存疑。以此皆属于考据家之责任也。

—— 本书对于伤寒方义，慨不加以诠释。盖药物学，为专科之学问，自有其独立之基础，未便于此拉杂叙述，故另撰《伤寒方解》一编以释之。

—— 本书之作，专为便于临床实习者设，侧重于经验方面，而多忽于理论，故非于生理学、病理学研究有素者，恐难彻底了解，幸阅者审之。

—— 本书全文，系根据赵开美翻刻宋本。唯伤寒病理重在六经，就中如霍乱阴阳易瘥后劳复等篇与六经无关，故皆摒而不录，非敢割裂经文，盖欲求副实际焉耳。

—— 医理精深，学无止境，本书乃系综合个人平日所研究者而言。虽千虑之中，容有一得，然缺点所在，仍知不免。尚望医林先进，赐以指教，俾将来再版时，得所更正，是则岂仅身受者一人之幸已也！

辨太阳病脉证并治上

1. **太阳之为病，脉浮，头项强痛而恶寒。**

   注：太阳病之现象，其脉为浮，其证为头项强痛，或恶寒，或不恶寒，以下凡称太阳病者悉准此。

   解：【太阳病】谓放温机能始受障碍时，所起之抵抗现象，而无太过不及之征候。为一切感冒病之初期，但有表里之分，在肤腠为表，在膀胱为里，本条仅就表证而言。

   【脉浮】即浮脉，谓脉在肌肉之上，轻按即得，主病在表。因蒸发机能障碍，体温蓄积，而使脉管充盛，其故有二：一是放温机能增加，则皮肤细脉管膨胀，乃至血液充盈（中风）。二是放温机能闭止，则皮肤细脉管收缩，乃至血液蓄积（伤寒）。

   【头项强痛】谓头项强直而疼痛。盖头项为神经之中枢所在，全身末梢因受刺激，反射中枢而感强痛也。

   【恶寒】谓其寒非衣被所能制止者也。与恶风不同，恶风者，见风始恶，不见不恶也。恶寒之原因，系皮肤蒸发机能障碍，致体温不能与外界空气调节，而起寒冷之感觉焉。

2. **太阳病，发热，汗出，恶风，脉缓者，名为中风。**

   注：太阳病，即首条所指之证象也。若太阳病，而又兼见发热、汗出、恶风二脉缓诸证象者，即为中风，以下凡称中风者，皆指此而言。

   解：【发热】谓末梢神经受刺激，反射于司温中枢，致放温机能亢进，表层体温升腾，而使之然也。

【汗出】谓表层体温升腾，生理上起调节作用，汗腺乃增加分泌以放散之。

【恶风】谓皮肤因中风发热，扩张弛缓。若复遇风，则生反应，而毛囊筋一起收缩，致毛发直立，乃生此种之感觉焉。

【脉缓】即缓脉，谓脉搏柔和而有神，血管柔软，血压缓徐，乃血管扩张，放温机能增进，体温外散之象也。

3. 太阳病，或已发热，或未发热，必恶寒，体痛，呕逆，脉阴阳俱紧者，名曰伤寒。

注：太阳病，不论已发热，未发热，凡见恶寒、体痛、呕逆，脉人迎寸口俱紧者名曰伤寒。以下凡称伤寒者，皆指此脉证而言。

解：【或已发热，或未发热】谓寒性凝滞，皮肤感受则起收缩，放温机能因之闭止，体温不能放散，致蓄积而成发热之象（与中风不同）。已发未发热云者，视放温机能障碍后，反抗力之强弱而异。

【体痛】谓皮肤之放温机能闭止，体中老废成分因不能排泄而潴留，末梢神经乃受其刺激而生痛感也。

【呕逆】谓呕而非吐，以吐必有物，此但水气上逆而呕，因皮肤收缩不能排泄，中焦水液无从消耗故也。

【脉阴阳俱紧】谓人迎寸口俱紧也，紧脉乃弦急之合，按之左右弹指，举之状如转索，因伤寒皮肤血管收缩，放温机能闭止，血液充满，血压增加故呈此象。

4. 伤寒一日，太阳受之，脉若静者，为不传。颇欲吐，若躁烦，脉数急者，为传也。

注：伤寒初期，太阳受病，若脉搏静者，身温无升腾之势，为不致抵抗太过，而见阳明证状，若有躁烦欲吐，脉数急等征象者，乃呈抵

抗太过之证，是为传变之候也。

解：【颇欲吐】谓因体温内蕴，而使胃神经受扰故也。

【躁烦】谓体温蒸腾，脑神经被戟故也。

【脉数急】即数脉，而兼有疾急之象者，谓因体温增高，心动加速，血压亢进故也。

5. 伤寒二三日，阳明少阳证不见者，为不传也。

注：伤寒之传变，若抵抗太过，则传阳明；抵抗不及，则传少阳。故病后二三日，尚不显此两种症状者，即为不传。盖承前条并补充其意而言，前条系专言抵抗太过之征候，此条乃补充其不及，因亦属太阳病之传变故也。

解：【阳明证】见阳明篇。

【少阳证】见少阳篇。

6. 太阳病，发热而渴，不恶寒者，为温病。若发汗已，身灼热者，名为风温。风温为病，脉阴阳俱浮，自汗出，身重多眠睡，鼻息必鼾，语言难出。若被下者，小便不利，直视失溲。若被火者，微发黄色，剧则如惊痫，时瘛疭。若火薰之，一逆尚引日，再逆促命期。

注：本条示人以伤寒与温病之区别。其特征在发热而渴不恶寒，若误认伤寒，而用辛温发汗，则必灼热而成风温；设误而下之，则小便不利，直视失溲；设误而火之，轻则发黄色，重则如惊痫。此三者，皆温病所当忌，无论误于何法，一次尚可以引日，误至再三，则促命矣。

解：【发热而渴】谓此种发热，必兼有渴感，与中风伤寒不同。因患温病者，其人必已有他种素因，一经感冒，则生温与放温机能，同时亢进，不待蕴蓄，而热势即张矣。其所以渴者，以体温升腾，荣养消耗，胃中津液缺乏故也。

【脉阴阳俱浮】谓人迎寸口之脉俱俘，因生温亢进，血压增高，动脉俱见充血故也。

【身重多眠睡】谓体温过高，肌肉弛缓，脊神经疲乏，故见身重；脑神经疲乏，故多眠睡。

【鼻息必鼾，语言难出】谓身热过炽，营养消耗太甚，氧气不足，肺部呼吸增加，故鼻息必鼾；舌咽神经疲乏，故语言难出。

【小便不利】谓非不通，乃神经疲乏，不能随意也。

【直视】谓因神经疲劳，睛之运动失其常态。

【失溲】谓因误下，而使膀胱括约筋麻痹，尿道之知觉消失。

【被火】谓伤于热也，灸与烧针，及热性药剂等皆是。

【发黄】谓被火者，体温升腾，血球崩坏，色素溢于肤表，而成为溶血性黄疸也。

【如惊痫】谓体温升腾，神经受扰而昏乱，状似痫，非真痫也。

【瘛疭】谓筋肉弛张，迅速交换，即俗所谓搐搦也。

7. 病有发热恶寒者，发于阳也，无热恶寒者，发于阴也，发于阳七日愈；发于阴六日愈，以阳数七阴数六故也。

注：本条含玄学的色彩太深，若强为之注，未免蛇足，姑存疑。

8. 太阳病，头痛至七日以上自愈者，以行其经尽故也。若欲作再经者，针足阳明，使经不传则愈。

注：太阳病经过七日，而头痛自愈者，盖言其自身之调节机能，已有来复之势，若有再传之倾向者，可针刺足阳明经穴，截其传路，而病亦告愈矣。唯古人六日传六经之说，殊不可信。

9. 太阳病欲解时，从巳至未上。

注：《内经》云："阳中之太阳，通于夏气"，巳午未太阳当旺之时，故旧说谓："太阳病，欲解时，从巳至未上"，以其时为太阳正气旺盛之时也。

10. 风家，表解而不了了者，十二日愈。

注： 风家表虽解，而精神仍未爽慧者，必其人正气机转尚未调节，再
经旬余，正气回复则愈。

十二日云者，盖亦约略言之尔。

11. 病人身大热，反欲得衣者，热在皮肤，寒在骨髓也；身大寒，反不
欲近衣者，寒在皮肤，热在骨髓也。

注： 本条全文，初视之似乎言之成理，然寻绎其意义，又殊觉空泛而不
着边际，故前人于此条多删之，注难敷衍，姑存疑。

12. 太阳中风，脉阳浮而阴弱，阳浮者，热自发，阴弱者，汗自出，啬啬恶寒，
淅淅恶风，翕翕发热，鼻鸣干呕者，桂枝汤主之。

桂枝汤方

桂枝三两（去皮） 芍药三两 甘草二两（炙） 生姜三两（切） 大枣
十二枚（擘）

上五味，呹咀三味，以水七升，微火煮取三升，去滓，适寒温，服一升。
服已须臾，啜热稀粥一升余，以助药力。温覆令一时许，偏身絷絷微似有汗
者，益佳，不可令如水流漓，病必不除。若一服汗出病瘥，停后服，不必尽剂。
若不汗，更服依前法。又不汗，后服小促其间，半日许，令三服尽。若病重
者，一日一夜服，周时观之。服一剂尽，病证犹在者，更作服。若汗不出者，
乃服至二三剂。禁生冷、黏滑、肉面、五辛、酒酪、臭恶等物。

注： 本条言太阳中风，而又兼见上述种种症状者，即为桂枝汤所主治。

解：【脉阳浮而阴弱】谓人迎浮，而寸口弱，以体温升腾，上肢动脉血液，
较为充实故也。

【啬啬恶寒】啬啬，谓不舒畅也。因放温机能亢进，与体外空气不
相调节，而生此恶寒之感觉也。

【淅淅恶风】淅淅，寒慄貌，谓遇风毛骨悚然也。

【翕翕发热】翕翕，犹蒸蒸也，谓其水汽蒸热，非如伤寒，放温机能闭
止之暵热也。

【鼻鸣】谓体温升腾，鼻腔分泌增加，呼吸障碍作声也。

【干呕】谓胃乏蓄积，无物可吐，盖因体温升腾，刺激呕吐神经而然也。

13. 太阳病，头痛，发热，汗出，恶风者，桂枝汤主之。

注：本条重言以申明，桂枝汤主治之证象，与前条互相发明也。

14. 太阳病，项背强几几，反汗出恶风者，桂枝加葛根汤主之。

桂枝加葛根汤方

葛根四两　麻黄三两（去节）　芍药二两　生姜三两（切）　甘草二两（炙）
大枣十二枚（擘）　桂枝二两（去皮）

上七味，以水一斗，先煮麻黄、葛根，减二升，去上沫，纳诸药，煮取三升，
去滓。温服一升，覆取微似汗，不须啜粥，余如桂枝法将息及禁忌。

注：本条承上文头痛而及于项背，以见太阳病自上而下之义，风邪伤及
经脉，皮肤弛缓，经络不利，故加葛根，以宣通经脉之气。

解：【项背强几几】几几，鸟欲飞而不能之状，乃项背末梢神经及筋肉
麻痹之象也。

【反汗出】谓末梢神经及筋肉，已呈麻痹之象，蒸发机能，不应有
亢进之势。今云汗出者，乃因中风，故项背虽强，而皮肤弛缓，汗
腺仍开，故曰反也。

15. 太阳病下之后，其气上冲者，可与桂枝汤，方用前法，若不上冲者，
不可与之。

注：太阳病，不应下而下之，如自身抵抗力，尚有相持之势，仍可与桂
枝汤调节之。若抵抗薄弱，气不上冲者，已非太阳表病，桂枝汤不
可与也。

解：【气上冲】此上冲实指向外而言。谓自身之调节机能，虽被下而

未全伤，故尚能抵抗，使病势不致延及于里也。

16. 太阳病三日，已发汗，若吐、若下、若温针，仍不解者，此为坏病，桂枝不中与也。观其脉证，知犯何逆，随证治之。

> 注：太阳病已过三日，汗、吐、下、温针等治法，业经乱施，虽太阳病仍未解，亦非桂枝汤所能治，故当详察其脉证，究为何法所误，而对证施治可也。

> 解【坏病】谓为庸工所误之败证也。

17. 桂枝本为解肌，若其人脉浮紧，发热汗不出者，不可与之也，常须识此，勿令误也。

> 注：桂枝汤，本系调节皮肤弛缓，及放温机能太过之剂。令其人脉浮紧，发热汗不出，乃皮肤收缩，蒸发机能闭止，与桂枝汤适成反比，故不可与，免致酿成重症，此当常志勿忘也。

18. 若酒客病，不可与桂枝汤，得之则呕，以酒客不喜甘故也。

> 注：本条因酒客胃中官能，当被酒性刺激而痹缓，不更喜甘缓之味。桂枝汤乃甘温和缓之剂，故得之则壅滞而呕也。

19. 喘家，作桂枝汤，加厚朴杏子佳。

> 注：平日素有喘病之人，呼吸困难，以桂枝甘缓，宜加厚朴杏子，以行气豁痰为佳。

20. 凡服桂枝汤吐者，其后必吐脓血也。

> 注：凡服桂枝汤吐者，非酒客不喜甘之义，乃言凡非酒客，而服桂枝汤吐者，其后必吐脓血者。

> 解【吐脓血】是其人胃中素有溃疡，得此甘温兴奋之品，以刺激之，故吐药后必吐脓血也。

21. 太阳病，发汗，遂漏不止，其人恶风，小便难，四肢微急，难以屈伸者，桂枝加附子汤主之。

桂枝加附子汤方

桂枝三两（去皮）　芍药三两　甘草三两（炙）　生姜三两（切）　大枣十二枚（擘）　附子一枚（炮去皮，破八片）

上六味，以水七升，煮取三升，去滓，温服一升。本云桂枝汤，今加附子。将息如前法。

注：本条言太阳病，不应汗而汗之，致使漏不止而体温散失，主桂枝加附子以复体温之失，而调节皮肤之弛缓也。

解：【发汗，遂漏不止】谓汗出不止也，因发表药太过，致分泌神经过敏，而司阻神经，失其平衡故也。

【小便难】谓血液中水分缺乏也。

【四肢微急，难以屈伸】谓体温低降，营养液缺乏，故四肢末梢神经及肌肉，乃现强直之象。

22. 太阳病，下之后，脉促胸满者，桂枝去芍药汤主之。若微恶寒者，桂枝去芍药加附子汤主之。

桂枝去芍药汤方

桂枝三两（去皮）　甘草二两（炙）　生姜三两（切）　大枣十二枚（擘）

上四味，以水七升，煮取三升，去滓，温服一升。本云桂枝汤，今去芍药，将息如前法。

桂枝去芍药加附子汤方

桂枝三两（去皮）　甘草二两（炙）　生姜三两（切）　大枣十二枚（擘）附子一枚（炮，去皮，破八片）

上五味，以水七升，煮取三升，去滓，温服一升。本云桂枝汤，今去芍药加附子，将息如前法。

注：太阳病误下，致胃肠与血液循环之官能俱伤，故用桂枝汤去芍药收敛之品，以通血脉和胃肠也。若再见有微恶寒之象，更加附子以复

其阳。

解：【脉促】即促脉，谓脉搏数中忽一止复来也，乃心之搏动亢进，动脉瓣锁闭不全所致。

【胸满】谓内脏温低，胃肠分泌力弱，水谷之气逗留于中也。

【微恶寒】谓误下而体温低降之故，非若伤寒，恶之不可遏止也。

23. 太阳病得之八九日，如疟状，发热恶寒，热多寒少，其人不呕，清便欲自可，一日二三度发。脉微缓者，为欲愈也；脉微而恶寒者，此阴阳俱虚，不可更发汗、更下、更吐也；面色反有热色者，未欲解也，以其不能得小汗出，身必痒，宜桂枝麻黄各半汤。

桂枝麻黄各半汤方

桂枝一两六铢（去皮）　芍药　生姜（切）　甘草（炙）　麻黄去节（各一两）大枣四枚（擘）　杏仁二十四枚（汤浸，去皮及两仁者）

上七味，以水五升，先煮麻黄一二沸，去上沫，纳诸药，煮取一升八合，去滓，温服六合。本云桂枝汤三合，麻黄汤三合，并为六合，顿服，将息如上法。

注：本条论太阳病至八九日后之证，为自身抵抗力尚能维持，虽有寒热往来，非同时并作，乃正盛邪衰，欲愈之象，不可作病进观也。如脉微缓者，为欲愈；若脉微而恶寒者，为阴阳两虚，不能再施以汗吐下等法；若颜面有热色者，得小汗即解，若不得小汗出，而身痒者，则宜桂枝麻黄各半汤，小发之则愈。

解：【如疟状】谓时寒时热，非如疟症之有定时发作也。

【脉微】即微脉，谓似有若无，欲绝非绝，按之稍有模糊之状，不似弱脉之小弱分明，细脉之纤细有力，乃司脉管之神经衰弱，心机不振，血液虚少之象。

【阴阳】此处阴阳，谓阴为血与液，阳为气与温之代名词。

【身痒】谓汗腺分泌汗液，欲出不能，末梢神经，乃起一种如虫行皮肤间之感觉也。

24. 太阳病,初服桂枝汤,反烦不解者,先刺风池、风府,却与桂枝汤则愈。

注: 太阳病,本桂枝汤证,今服桂枝汤,反烦而不解者,乃中枢神经兴奋,生温机能,有亢进之趋势,故刺风池、风府穴以制止之。

解: 【风池、风府穴】在延髓与脊髓相交之两旁空处。

25. 服桂枝汤,大汗出,脉洪大者,与桂枝汤如前法。若形似虐,一日再发者,汗出必解,宜桂枝二麻黄一汤。

桂枝二麻黄一汤方

桂枝一两十七铢(去皮)　芍药一两六铢　麻黄十六铢(去节)　甘草一两二铢(炙)　杏仁十六枚(去皮尖)　生姜一两六铢(切)　大枣五枚(擘)

上七味,以水五升,先煮麻黄一二沸,去上沫,纳诸药,煮取二升,去滓,温服一升,日再服。本云桂枝汤二份,麻黄汤一份,合为二升,分再服。今合为一方,将息如前法。

注: 太阳病,中风有汗者,服桂枝汤后,大汗出,脉洪大,是体温蒸腾,血液充足,虽分泌稍多,亦不致有伤津之患,故与桂枝如前法。如形似疟,一日中再发者,是皮肤机能,时开时闭,欲和不和之象,故以桂枝二麻黄一汤,调节之。

解: 【脉洪大】即大脉,而兼有滑象者,谓血液充盈,脉管膨大也。

26. 服桂枝汤,大汗出后,大烦渴不解,脉洪大者,白虎加人参汤主之。

白虎加人参汤方

知母六两　石膏一斤(碎,绵裹)　甘草二两(炙)　粳米六合　人参三两

上五味,以水一斗,煮米熟汤成,去滓,温服一升,日三服。

注: 本条系补充前条之意,言大汗出后,加以大烦而渴者,系生温机能亢进,神经受扰,水液缺乏,故以解热生津之法治之。以上三条,均服桂枝汤后常有之变征,故仲景反复言之,俾免贻误。

27. 太阳病，发热恶寒，热多寒少，脉微弱者，此无阳也，不可发汗，宜桂枝二越婢一汤。

桂枝二越婢一汤方

桂枝十八铢　芍药十八铢　甘草十八铢（炙）　石膏二十四铢（碎，绵裹）麻黄十八铢（去节）　大枣四枚（擘）　生姜一两二铢

上七味，以水五升，煮麻黄一二沸，去上沫，纳诸药，煮取二升，去滓，温服一升。本云当改为越婢汤桂枝汤，合之饮一升，今合为一方，乃桂枝汤二份，越婢汤一份。

注：太阳病，发热恶寒，热多寒少者，是体温升腾之象，故宜桂枝二越婢一汤，以调蒸发机能，而降体温。如脉微且弱，此为无阳温低之兆，故不宜此汤，以发汗解热也。条文系倒装法，学者宜体会之。

28. 服桂枝汤，或下之，仍头项强痛，翕翕发热，无汗，心下满微痛，小便不利者，桂枝去桂加茯苓白术汤主之。按：《金鉴》曰："去桂当是去芍药，此方去桂将何以治仍头项强痛、发热无汗之表乎？"当从之。

桂枝去桂加茯苓白术汤方

芍药三两　甘草二两　生姜三两　大枣十二枚（擘）　茯苓三两　白术三两

上六味，以水八升，煮取三升，去滓，温服一升，小便利则愈。本云桂枝汤，今去桂枝加茯苓白术。

注：本条言太阳病，服桂枝汤或下之，仍不解而兼病及胃肠者，故宜桂枝去芍之阴收，加苓、白术，以调达营卫，而助胃肠之分泌也。

29. 伤寒脉浮，自汗出，小便数，心烦，微恶寒，脚挛急，反与桂枝汤，欲攻其表，此误也，得之便厥，咽中干，烦躁吐逆者，作甘草干姜汤与之，以复其阳；若厥愈足温者，更作芍药甘草汤与之，其脚即伸；若胃气不和，谵语者，少与调胃承气汤；若重发汗，复加烧针者，四逆汤主之。

甘草干姜汤方

甘草四两（炙）　干姜二两

上二味，以水三升，煮取一升五合，去滓，分温再服。

芍药甘草汤方

芍药　甘草各四两（炙）

上二味，以水三升，煮取一升五合，去滓，分温再温。

调胃承气汤方

大黄四两（去皮，清酒洗）　甘草二两（炙）　芒硝半升

上三味，以水三升，煮取一升，去滓，纳芒硝，火微煮令沸，少少温服之。

四逆汤方

甘草二两　干姜一两半　附子一枚（生用，去皮，破八片）

上三味，呋咀，以水三升，煮取一升二合，去滓，分温再服，强人可大附子一枚、干姜三两。

注： 本条言病伤寒，虽见脉浮、自汗出，但又有小便数等证象，则系阴阳两虚，不可以桂枝汤治表之剂治之，如误服而见厥逆等阳虚津少神经衰弱之象者，应作甘草干姜汤与之，以缓其阴，而救其阳。服汤已，如厥愈足温，但仍不能伸缩者，是阴液未复，故以酸甘化阴法，作芍药甘草汤与之，以益其阴，其脚即伸矣，胃气不和之"胃"字，宜作"肠"字解，因前人对于胃肠病，常混而为一，以承气汤，乃润通肠中燥屎之剂故而，此接上文言。阴阳已复，若肠中水液少，而有燥屎，卧则谵语者，又宜少与调胃承气汤，以和胃肠，若误与桂枝汤后，又重发汗烧针更耗体温者，主以四逆汤回复其所亡之阳，方为对证药也。

解：【小便数】调神经过敏，膀胱括约筋，易受刺激故也。

【卧则谵语】谓卧时，脑神经已入睡眠状态，因肠内容物蓄留，刺

激内脏神经，而起半意识之梦呓也。

【咽中干】谓水分缺乏也。

【厥】谓体温耗而四肢冷也。

30. 问曰：证象阳旦，按法治之，而增剧厥逆，咽中干，两胫拘急而谵语。师曰：言夜半足当温，两脚当伸，后如师言，何以知此？答曰：寸口脉浮而大，浮为风，大为虚，风则生微热，虚则两胫挛，病形象桂枝，因加附子参其间，增桂令汗出，附子温经亡阳故也。厥逆，咽中干，烦躁，阳明内结，谵语烦乱，更饮甘草干姜汤，夜半阳气还，两足当温，胫尚微拘急，重与芍药甘草汤，尔乃胫伸，以承气汤。微溏，则止其谵语，故知病可愈。

注：本条条文，系问答体，其意义已于问答中见之，殊无注释之必要，故前人多疑非仲景原文，颇有删之者，姑存疑。

辨太阳病脉证并治中

31. 太阳病，项背强几几，无汗恶风者，葛根汤主之。

葛根汤方

葛根四两　麻黄三两（去节）　桂枝二两（去皮）　芍药二两　甘草二两（炙）生姜三两（切）　大枣十二枚（擘）

上七味，以水一斗，先煮麻黄葛根，减二升，去白沫，纳诸药，煮取三升，去滓，温服一升，覆取微似汗，余如桂枝法，将息及禁忌，诸汤皆仿此。

> **注：** 本条与前第14条，不同之点，即在有汗无汗，前条有汗，故只用桂枝汤加葛根，此条无汗，则须以葛根汤为主剂。

32. 太阳与阳明合病者，必自下利，葛根汤主之。

33. 太阳与阳明合病，不下利，但呕者，葛根加半夏汤主之。

葛根加半夏汤方

葛根四两　麻黄三两（去节）　桂枝二两　芍药二两　甘草二两　生姜三两大枣十二枚（擘）　半夏半升（洗）

上八味，以水一斗，先煮葛根麻黄，减二升，去白沫，纳诸药，煮取三升，去滓，温服一升。覆取微似汗。

> **注：** 此二条，言皮肤胃肠，同时俱病，吸收与蒸发机能，俱起障碍。水液在肠则利，在胃则呕，葛根有催促胃肠吸收水液，使达于肌肉之功用，佐以麻桂则吸收与蒸发机能同复原状，呕者更须加半夏以降胃气。

34. 太阳病，桂枝证，医反下之，利遂不止，脉促，表未解也；喘而汗出者，**葛根黄芩黄连汤主之。**

葛根黄芩黄连汤方

葛根半斤　黄连三两　黄芩三两　甘草二两（炙）

上四味，以水八升，先煮葛根，减二升，去上沫，纳诸药，煮取二升，去滓，分温再服。

注：本桂枝汤证，医反下之，胃肠受伤，卫阳内陷，肠之蠕动过速，水液不能留止，以待吸收，遂利不止。见促脉者，卫气尚有外抗之势，是表证未解，仍属葛根汤主治，若见喘而汗出者，用阳盛于里，呼吸与蒸发机能同时亢进，故用葛根催促肠之吸收，而以芩连减杀在里之热势也。

解：【喘而汗出】谓体温升腾，呼吸增加，血压亢进故也。

35. **太阳病，头痛发热，身疼腰痛，骨节疼痛，恶风无汗而喘者，麻黄汤主之。**

麻黄汤方

麻黄三两（去节）　桂枝二两（去皮）　甘草一两（炙）　杏仁七十个（去皮尖）

上四味，以水九升，先煮麻黄减二升，去上沫，纳诸药，煮取二升半，去滓，温服八合，覆取微似汗，不须啜粥，余如桂枝法将息。

注：此论伤寒通体之表气，而为麻黄汤主治之证也。太阳伤寒，全身皮肤蒸发机能闭止，体温蓄积，新陈代谢之废物，不能排泄，致起头痛发热，身疼腰痛，骨节疼痛，恶风无汗而喘诸证，故主以麻黄汤，开表发汗，达邪安正也。

解：【身疼腰痛，骨节疼痛】谓蒸发机能闭止，神经受老废成分蓄积之刺激故也。

【喘】谓皮肤蒸发机能闭塞，肺部呼吸，增加吸氧放炭之工作而然。

36. 太阳与阳明合病，喘而胸满者，不可下，宜麻黄汤。

注：本条言伤寒太阳阳明合病，虽有喘而胸满之里证，亦不可误用下剂，仍宜从太阳之表，而用麻黄汤以发其汗，则胃中水液，自无蓄留之患。

37. 太阳病十日已去，脉浮细而嗜卧者，外已解也，设胸满胁痛者，与小柴胡汤，脉但浮者，与麻黄汤。

小柴胡汤方见后。

注：此乃假定之言，示人以随证用药之法。盖谓太阳病，已经过十日，脉见浮细而嗜卧者，是邪去正衰，表病已解也。设见胸满胁痛之少阳证，又当用少阳之小柴胡汤。若但见脉浮之太阳病，又当与麻黄汤以治之也。

解：【细脉】谓往来如发，指下显然，为气虚血少，动脉管血压低减之象。

　　【嗜卧】谓邪去正虚，神经疲乏也。

38. 太阳中风，脉浮紧，发热恶寒，身疼痛，不出汗而烦躁者，大青龙汤主之。若脉微弱，汗出恶风者，不可服之，服之则厥逆，筋惕肉目闰，此为逆也。

大青龙汤方

麻黄六两（去节）　桂枝二两（去皮）　甘草二两（炙）　杏仁四十枚（去皮尖）　生姜三两（切）　大枣十枚（擘）　石膏如鸡子大（碎）

上七味，以水九升，先煮麻黄减二升，去上沫，纳诸药后煮取三升，去滓，温服一升。取微似汗，汗出多者，温粉扑之，一服汗出，停后服，若复服汗多，亡阳遂虚，恶风烦躁不得眠也。

注：本条言太阳营卫俱病，司温中枢，与放温机能，失其调节。中风虽司温中枢兴奋，而放温机能亢进，故内无热盛烦躁之象；伤寒虽放温机能闭止，而司温中枢并未兴奋，故亦无热盛之征，惟风寒两感，则系司温中枢兴奋，放温机能闭止，同时并见，热亢于内，致神经受扰，烦躁不安，故主以大青龙汤，营卫兼治之大剂也。倘脉微弱，

而汗出恶风者，乃营卫俱虚，误与此汤，即为逆治。

39. 伤寒脉浮缓，身不疼，但重，乍有轻时，无少阴证者，大青龙汤发之。

注： 前条言中风脉见浮紧，即是风寒两感，太阳营卫俱病的症状。本条
乃承上条言伤寒而见浮缓脉，亦是风寒两感，其要点，在有发热恶寒，
不汗出而烦躁等症状。虽身不疼，但见重而又乍有轻时，不是少阴
证但欲寐而常重者，大青龙汤，仍为对证之剂。

**40. 伤寒表不解，心下有水气，干呕发热而咳，或渴，或利，或噎，或
小便不利，少腹满，或喘者，小青龙汤主之。**

小青龙汤方

麻黄三两（去节）　桂枝三两（去皮）　芍药三两　甘草三两（炙）　五味
子半升　干姜三两　细辛三两　半夏半升（洗）

上八味，以水一斗，先煮麻黄，减二升，去上沫，纳诸药，煮取三升，
去滓温服一升。

注： 本条言伤寒，有中焦水液停蓄，聚结心下，虽与解表而表不解者，
必得小青龙汤，解表温中行水之品，使水津散布，而蒸发机能调节，
方为合治。

解： 【干呕】此处干呕，谓小肠与总淋巴管，水液蓄积，胃气壅遏，而
上逆作呕，胃中无水，故虽呕无物。

【咳】谓水蓄中脘，肺被压迫，而气逆致咳。

【渴】此处之渴，谓水津不布，涎腺分泌减少。

【利】谓水液流于大肠也。

【噎】谓胃气上逆也。

【小便不利】谓水津不布，肾脏分泌减少也。

【喘】此处之喘，谓因水津不布，放温机能闭止，肺脏，一方须负
代偿之责，他方又受蓄水障碍，致呼吸促迫，而至于此。

41. 伤寒心下有水气，咳而微喘，发热不渴。服汤已渴者，此寒去欲解也，小青龙汤主之。

注：本条承上条言伤寒证中，有兼见停饮者，初虽不渴，服小青龙汤而见渴者，乃蓄水已行，其病欲解，仍进小青龙汤，以继其后则愈，乃示人勿因渴而易其治也。本条亦系倒装文法，学者希勿忽之。

解：【不渴】此处之不渴，谓因水蓄于中，消耗量少，无须水分之必要也。
【寒】谓水饮也。

42. 太阳病，外证未解，脉浮弱者，当以汗解，宜桂枝汤。 注太阳病若头痛发热、恶风等之外证未解，脉不见紧而浮弱者，乃生温机能衰弱，即当汗解，亦只宜桂枝法。

43. 太阳病，下之微喘者，表未解故也，桂枝加厚朴杏子汤主之。

桂枝加厚朴杏子汤方

桂枝三两（去皮）　芍药三两　甘草二两（炙）　生姜三两（切）　大枣十二枚（擘）　厚朴二两（炙，去皮）　杏仁五十枚（去皮尖）

上七味，以水七升，微火煮取三升，去滓，温服一升，覆取微似汗。

注：太阳表证，当解表而反下之，犹幸正气未夺，不下利而微喘，仍属皮肤机能未复，水津不布，故用桂枝汤加厚朴杏子，以和中行水，则表里俱解矣。

44. 太阳病，外证未解，不可下也，下之为逆，欲解外者，宜桂枝汤。

注：本条乃反复叮咛，太阳病如在表之机能乖戾，稍有一毫表证存在，切不宜骤然攻里，总以桂枝汤和表为宜也。

45. 太阳病，先发汗不解，而复下之，脉浮者不愈。浮为在外，而反下之，故令不愈。今脉浮故在外，当须解外则愈，宜桂枝汤。

注：本条言太阳病先发其汗，而病犹未解，仍应继之以桂枝汤为正法，粗工泥于先汗后下之法，不知脉浮为表证之征，妄予攻下，故令不愈。

46. 太阳病，脉浮紧无汗，发热身疼痛，八九日不解，表证仍在，此当发其汗。服药已微除，其人发烦目瞑，剧者必衄，衄乃解。所以然者，阳气重故也。麻黄汤主之。

注：太阳伤寒，脉证具备，虽至八九日，表证仍在，亦当以麻黄汤发其汗。若病微除之际，因热势上盛，而发现发烦目瞑，剧而致衄者，乃病解之征，故复申言其人如此者因阳气重，而非有他变也，本条亦系倒装文法，学者须注意及之。

解：【目瞑】谓体温上升，视神经受扰也。

【衄】谓头部充血，鼻腔微血管，因呼吸加速，以致破裂而出血也。

47. 太阳病，脉浮紧，发热，身无汗，自衄者愈。

注：发热无汗，体温不能借汗以调节，郁极上升，鼻黏膜微血管，因呼吸冲动，破绽而出血，热随衄解，自身机能因之而调节，此为向愈之征也。

48. 二阳并病，太阳初得病时，发其汗，汗先出不彻，因转属阳明，续自微汗出，不恶寒，若太阳病证不罢者，不可下，下之为逆，如此可小发汗。设面色缘缘正赤者，阳气怫郁在表，当解之熏之。若发汗不彻，不足言阳气怫郁不得越，当汗不汗，其人躁烦，不知痛处，乍在腹中，乍在四肢，按之不可得，其人短气但坐，以汗出不彻故也，更发汗则愈。何以知汗出不彻？以脉涩故知也。

注：初病太阳，汗腺闭止，放温失其调节，应发汗使体温藉汗液蒸发而解。当此之时，汗之不彻，放温机能未完全回复，体温仍蓄积上升，而成阳明抵抗太过之证。如汗出不恶寒等，然虽见阳明之征候，而太阳脉浮头项强痛等证象，未尽罢者，仍不宜误用下剂，如此可与桂枝二越婢一等法，以小发其汗。若面部四周，发现正而不杂之赤色者，乃身温怫郁，不得散越于外，更宜用熏蒸热浴之法，以助其汗解。

若发汗不彻，及当汗不汗，体温升腾，其人见躁烦不宁，四肢腹中，走痛无定，呼吸不调，因短气等症状者，但责以汗出不彻之因，更发其汗则愈。何以知其究因汗出不彻，以脉涩故知之。

解：【阳明病】谓伤寒初期表证不解，体温郁闭，由外达内而成抵抗太过之征象，详见阳明篇。

【续自微汗出，不恶寒】谓生温势将升腾，蒸发机能增加故也。

【缘缘】谓周围连续之象。

【不知痛处】谓体温高，新陈代谢机能异常，神经乃起一种烦躁不宁之感觉。

【脉涩】即涩脉，谓血行障碍，指下涩滞不前，《内经》谓之叁伍不调。

49. 脉浮数者，法当汗出而愈。若下之，身重心悸者，不可发汗，当自汗出乃解。所以然者一尺中脉微，此里虚，须表里实，津液自和，便自汗出愈。

注：《经》曰："诸脉浮数，当发热洒淅恶寒"，言放温郁遏，当以汗解。若误下而伤其正气，致身重心悸，尺脉微者，不可再发其汗，须俟正气充实，津液得和，便自汗出愈。

解：【身重】谓运动神经机能障碍，四肢有脱力之感。

【心悸】谓神经衰弱，心机亢进也。

50. 脉浮紧者，法当身疼痛，宜以汗解之。假令尺中迟者，不可发汗。何以知然？以营气不足，血少故也。

注：脉浮紧者，伤寒放温机能郁遏也，应身疼痛，宜以麻黄汤发汗。假令脉迟，则系血虚生温不足，奚宜发汗以复夺其正，致生亡阳诸变。

解：【迟脉】谓脉波起伏，一息不及四至，乃内脏神经衰弱之象。

51. 脉浮者，病在表，可发汗，宜麻黄汤。

52. 脉浮而数者，可发汗，宜麻黄汤。

注：此反结上文两条之意，言正气不虚，但见脉浮与浮数，而病在表者，

皆可遵《内经》。其在表者，汗而发之之义，宜麻黄汤。次条脉浮与上同，唯多一身温郁积，将有抵抗太过之征象，仍应乘其调节机能有向外之势，以表散之，不令至于传也。

53. 病常自汗出者，此为营气和，营气和者，外不谐，以卫气不共营气和谐故而。以营行脉中，卫行脉外，复发其汗，营卫和则愈，宜桂枝汤。

注：本条及下条，皆言桂枝汤，乃调和营卫之剂。如因营卫机能不调，而自汗出者，桂枝汤即为特效药。

解：【营卫】谓营即生温，乃各组织新陈代谢之作用也；卫即放温，乃皮肤之排泄机能也。

【复发其汗】此处发汗，盖其注意点在和谐二字，因服桂枝汤，啜热稀粥后，津液自和，营卫调节，自然产生之现象，非发汗而有以使之然也。

54. 病人脏无他病，时发热、自汗出而不愈者，此卫气不和也，先其时发汗则愈，宜桂枝汤主之。

注：内脏无病，又时发热汗出而不愈者，知病在表。营卫机能不互相调节，故于未发热之先，即用桂枝汤啜热稀粥之法，使谷气内充，身温和协，是迎而夺之，令正胜而邪却也。

55. 伤寒脉浮紧，不发汗，因致衄者，麻黄汤主之。

注：伤寒脉紧，寒邪伤表，卫气郁闭，当此之时，不与发汗以泄越之。使郁久温高，迫血妄行，因而致衄者，仍宜麻黄发汗，则体温得泄，血行自调，所谓夺汗者无血也。

56. 伤寒不大便六七日，头痛有热者，与承气汤。其小便清者，知不在里，仍在表也，当须发汗。若头痛者必衄，宜桂枝汤。按：柯韵伯谓："本条当有汗出证，故合用桂枝汤。头痛有热，当作身热。小便清，当作大便圊。从宋本订正恰合大便句，见他本作小便清，谬。"

注：伤寒至六七日不大便，身热头痛，已见阳明里热证者，应与承气汤下之，以撒其热。如大便自调者，内脏安和，知病不在里而在表，仍宜解表，然病既经过六七日，已无恶寒之象，必身热汗自出，故合用桂枝汤以调其营卫。若头痛者，阳邪上盛，故衄可必。

57. 伤寒发汗已解，半日许复烦，脉浮者，可更发汗，宜桂枝汤。

注：伤寒发汗，病已解，半日许复烦而脉浮者，蒸发机能尚未完全回复常度，卫气有复郁之象，故用桂枝汤以调其营卫，使谷气内充，司温机能平均也。

58. 凡病，若发汗、若吐、若下、若亡血、亡津液，阴阳自和者，必自愈。

注：凡病不论中风伤寒，若汗吐下三法施治未当，因而亡其津液，若其人正气健全，自身之调节机能尚可维持，则自愈也。

59. 大下之后，复发汗，小便不利者，亡津液故也，勿治之，得小便利，必自愈。

注：大下后，再继以发汗，津液重伤，小便不利，是血中水分缺乏，并非泌尿机能障碍，不能予以利尿之剂，得津液复，小便利，自愈。

60. 下之后，复发汗，必振寒，脉微细，所以然者，以内外俱虚故也。

注：下已伤里，汗复伤表，表里俱伤，正气将竭，故振寒而脉微细也，治宜扶正为主，不可更误而犯虚虚之戒。

61. 下之后，复发汗，昼日烦躁不得眠，夜而安静，不呕不渴，无表证，脉沉微，身无大热者，干姜附子汤主之。

干姜附子汤方

干姜一两　附子一枚（生用，去皮，破八片）

上二味，以水三升，煮取一升，去滓顿服。

注：本条言汗下伤阳，阳虚则身渺卜越，昼日烦躁不得眠者。昼日感受光线之刺激，遂使神经兴奋不安。不呕不渴者，里无热也，身无大

热者，表无热也。无表证而脉沉微者，阳气大虚，故主干姜附子汤，以恢复其重虚之阳也。

解：【沉脉】谓轻取不应，重按乃得，不似伏脉之伏于筋下，乃生温低减，血压沉降故也。

62. 发汗后，身疼痛，脉沉迟者，桂枝加芍药生姜各一两人参三两新加汤主之。

桂枝加芍药生姜各一两人参三两新加汤方

桂枝三两（去皮）　芍药四两　甘草二两（炙）　生姜四两　大枣十二枚（擘）

人参三两

上六味，以水一斗二升，煮取三升，去滓，温服一升。本云桂枝汤，今加芍药生姜人参。

注：发汗后身疼痛，脉浮紧，或浮数，俱是发汗未彻，表邪未尽，仍当汗之，今发汗后，身虽疼痛，而脉则沉迟，是营卫虚，气衰血少，不能营养筋肉，故用桂枝新加汤以温养之。

63. 发汗后，不可更行桂枝汤，汗出而喘，无大热者，可与麻黄杏仁甘草石膏汤。

麻黄杏仁甘草石膏汤方

麻黄四两（去节）　杏仁五十个（去皮尖）　甘草二两（炙）　石膏半斤（碎，绵裹）

上四味，以水七升，煮麻黄减二升，去上沫，纳诸药，煮取二升，去滓，温服一升。本云黄耳杯。

注：仲景每于汗下后，正虚表证未解者，均用桂枝而不用麻黄，如前42至45等条皆是。本条汗后，汗出而喘又无大热，如表热退，又何致喘？而与以麻黄石膏凉散之剂，是非仲景法也，故柯韵伯曰："此条'无'字，旧本讹在大热上，前辈因循不改，随文衍义，为后学之迷途"。

此说甚是。如将"无"字移在汗出上，则为发汗汗不出而喘。大热者，卫气不得外泄，体温上升，呼吸迫急。故不用桂枝之辛温，而用石膏之甘寒，佐麻黄以发汗，助杏仁以定喘。变温解之方，为凉散之剂，方与仲景有汗用桂枝汤，无汗用麻黄汤之义相符合。

64. 发汗过多，其人叉手自冒心，心下悸，欲得按者，桂枝甘草汤主之。

桂枝甘草汤方

桂枝四两（去皮）　甘草二两（炙）

上二味，以水三升，煮取一升，去滓，顿服。

注：不当汗而妄汗，固为不可，即当汗而失其分量，亦属不可。汗多亡阳，津泄神虚，叉手冒心，则外有所卫，得按则内有所依，如此不堪之状，望而知其虚矣，故主以桂枝甘草汤，甘温益正之品。

65. 发汗后，其人脐下悸者，欲作奔豚，茯苓桂枝甘草大枣汤主之。

茯苓桂枝甘草大枣汤方

茯苓半斤　桂枝四两（去皮）　甘草二两（炙）　大枣十五枚（擘）

上四味，以甘澜水一斗，先煮茯苓，减二升，纳诸药，煮取三升，去滓，温服一升，日三服。

注：发汗多，阳随汗泄，分泌力弱，水邪停留脐下，而作悸动。有腹部神经紧张，状如奔豚上冲胸膈之势。予以桂苓草枣，温化水邪，而益胃气，此上工治未病之谓也。

66. 发汗后，腹胀满者，厚朴生姜甘草半夏人参汤主之。

厚朴生姜甘草人参汤方

厚朴半斤（炙，去皮）　生姜半斤（切）　甘草二两　半夏半斤（洗）　人参一两

上五味，以水一斗，煮取三升，去滓，温服一升，日三服。

注：本条因发汗失度，体温放散太过，内生温，不能与之相应，致津液不行，

壅而为满，故以和阳益胃行气涤饮为治也。

67. 伤寒若吐若下后，心下逆满，气上冲胸，起则头眩，脉沉紧。发汗则动经，身为振振摇者，茯苓桂枝白术甘草汤主之。

茯苓桂枝白术甘草汤方

茯苓四两　桂枝三两，去皮　白术二两　甘草二两

上四味，以水六升，煮取三升，去滓，分温三服。

注： 伤寒吐下不当，胃肠俱伤，里温低减，脉象沉紧，水液留聚胸中，而为逆满。气上冲胸，起立动摇，则头目昏眩。若以脉紧而复发其汗，则表里俱伤，神经衰弱，身亦为之振摇，故与苓术以治水，桂甘以和阳，所谓病痰饮者，当以温药和之也。

68. 发汗病不解，反恶寒者，虚故也，芍药甘草附子汤主之。

芍药甘草附子汤方

芍药　甘草各三两（炙）　附子一枚（炮，去皮，破八片）

上三味，以水五升，煮取一升五合，去滓，分温三服。

注： 发汗病不解，如卫气郁遏，则应发热，今反恶寒者，知其人阳气素虚，卫外不固，故与芍药甘草附子汤，调卫以扶阳也。

69. 发汗若下之，病仍不解，烦躁者，茯苓四逆汤主之。

茯苓四逆汤方

茯苓四两　甘草二两（炙）　干姜一两半　附子一枚（生用，去皮，破八片）

人参一两

上五味，以水五升，煮取三升，去滓，温服七合，日二服。

注： 汗下不解，转增烦躁者，正气有欲虚脱之象，虽表未尽解，亦所不计，径予益阳固脱，则正复邪却矣。

70. 发汗后恶寒者，虚故也。不恶寒但热者，实也，当和胃气，与调胃承气汤。

注：汗出热退，而反恶寒者，虚也。汗出不恶寒，但热者，津伤而阳亢也，
　　粪秘结不去，故曰实。宜早与调胃承气，以泄实和中，此迎而夺之，
　　不待其成大承气证，而始谋救济也。

71. 太阳病，发汗后，大汗出，胃中干，烦躁不得眠，欲得饮水者，少
少与饮之，令胃气和则愈。若脉浮，小便不利，微热消渴者，五苓散主之。

五苓散方

猪苓十八铢（去皮）　泽泻一两六铢　茯苓十八铢　桂枝半两（去皮）　白
术十八铢

上五味，捣为散，以白饮和服方寸匕，日三服。多饮暖水，汗出愈，如
法将息。

注：发汗后，大汗出而胃中干燥，虚烦不眠，欲饮水以自调者，少少予
　　之，使胃中津液和润则愈。若脉浮小便不利，微热消渴者，表未全解，
　　斯则表里分泌机能俱起障碍，予五苓散，从两解之法，以化气布津，
　　又助以暖水，使津液和而汗出小便利，则表里分泌机能俱恢复矣。

解：【消渴】此处之消渴，谓水分徒消，而渴仍未解也。

72. 发汗已，脉浮数烦渴者，五苓散主之。按：舒驰远曰："脉浮数者，
表脉也；烦渴者，里热也，宜用石膏。然小便不利方可合用五苓，否则不
可用也"。所见甚是。

注：汗后脉浮数，表邪未尽也。此处之烦渴，不能作热渴解，乃水津不
　　布所致也。津液不布，故表里不解，亦五苓散之证治也。

73. 伤寒汗出而渴者，五苓散主之。不渴者，茯苓甘草汤主之。

茯苓甘草汤方

茯苓二两　甘草一两（炙）　桂枝二两（去皮）　生姜三两（切）

上四味，以水四升，煮取二升，去滓，分温三服。

注：伤寒发汗后，脉浮数，汗出烦渴，小便不利者，五苓散主之。今睢

曰汗出者，省文也，不然汗出而渴，乃白虎汤证矣。前条渴者，是水津不布，胃中热而干，故主五苓法以化气布津。本条不渴者，胃中寒，故主茯苓甘草汤，以暖胃输津，然二方皆太阳标本齐病，表里兼主之剂也。

74. 中风发热，六七日不解而烦，有表里证，渴欲饮水，水入则吐者，名曰水逆，五苓散主之。

注：太阳中风，六七日不解，有表里证，内而烦渴小便不利，外而发热自汗恶风，是太阳表里俱病，分泌机能疲乏，水津不布，水人则上逆而吐，故主以五苓散，表里两解之剂。

75. 未持脉时，病人叉手自冒心，师因教试令咳，而不咳者，此必两耳聋无所闻也，所以然者，以重发汗，虚故如此。

注：本条示人以推测病情之大法，似应列于发汗过多，其人叉手自冒心条下为当。

76. 发汗后，饮水多必喘，以水灌之亦喘。

注：发汗后，体温外散，分泌机能疲乏，虽渴欲饮水，而饮之太过，则水停于中，迫肺作喘，若燥而以水灌之，卫气郁闭，亦能致喘也。

77. 发汗后，水药不得入口为逆，若更发汗，必吐下不止。

注：发汗后，体温放散，胃中虚冷，水药不得入口，此为逆也。若更发汗，则脏中虚冷益甚，胃肠官能俱失常度，而吐下并作矣。

78. 发汗吐下后，虚烦不得眠，若剧者，必反复颠倒，心中懊憹，栀子豉汤主之；若少气者，栀子甘草豉汤主之；若呕者，栀子生姜豉汤主之。

栀子豉汤方

栀子十四个（擘）　香豉四合（绵裹）

上二味，以水四升，先煮栀子得二升半，纳豉，煮取一升半，去滓，分温二服，得吐者，止后服。

栀子甘草豉汤方

栀子十四个（擘）　甘草二两（炙）　香豉四合（绵裹）

上三味，以水四升，先煮栀子甘草，取二升半，纳豉，煮取一升半，去滓，分二服，温进一服。得吐者，止后服。

栀子生姜豉汤方

栀子十四个（擘）　生姜五两（切）　香豉四合（绵裹）

上三味，以水四升，先煮栀子生姜，得二升半，纳豉，煮取一升半，去滓，分二服，温进一服。得吐者，止后服，

注：发汗而继之以吐下，表里液伤，阴不济阳，虚烦不眠，剧则热留胸中，心中懊憹，颠倒不安者，主以栀子豉汤，启阴以和阳，则胸中热散，而神宁矣。若呼吸少气，不足以息者，须前方中加甘草以和中益气；若胃中虚冷欲呕者，须于前方中，加生姜暖胃以降其逆气，此示人随症加减之法也。

79. 发汗若下之，而烦热胸中窒者，栀子豉汤主之。

注：本条言发汗后，复下之，而见烦热，胸中气机窒塞者，皆栀子豉汤，主治之证也。

解：【胸中窒】谓膈上觉有物壅塞也，因误下伤其分泌机能所致，

80. 伤寒五六日，大下之后，身热不去，心中结痛者，未欲解也，栀子豉汤主之。

注：伤寒至五六日，表未解，径予攻里，身热不去，心中结痛者，仍是太阳表里交通窒碍，栀子豉汤，为对证之剂。

解：【心中结痛】此处"心"字应作"胸"字解，即膈上结而痛也，原因与胸中窒同。

81. 伤寒下后，心烦腹满，卧起不安者，栀子厚朴汤主之。

栀子厚朴汤方

栀子十四个（擘）　厚朴四两（炙，去皮）　枳实四枚（水浸，炙令黄）

上三味，以水三升半，煮取一升半，去滓，分二服，温进一服，得吐止后服。

注：下后心烦腹胀，表未罢而胃肠之气复伤，热郁为烦，气滞则胀，以栀子厚朴等除烦行气，则表里机枢，同时恢复常态矣。

82. 伤寒，医以丸药大下之，身热不去，微烦者，栀子干姜汤主之。

栀子干姜汤方

栀子十四个（擘）　干姜一两

上二味，以水三升半，煮取一升半，去滓，分二服。温进一服，得吐者，止后服。

注：伤寒外证未罢，医误以丸药攻下，胃肠之气已伤，而表证之身热仍在，郁而微烦，故以栀子解热郁之烦，加干姜温复胃肠之气。

83. 凡用栀子汤，病人旧微溏者，不可与服之。

注：病人大便旧微溏者，里虚而寒，栀子性苦寒，泄胃气而滑大肠，非里气虚寒者所宜服。

解：【溏】谓大便稀薄也，以肠中气虚，吸收力弱，粪中水分含量，过于常度所致。

84. 太阳病发汗，汗出不解，其人仍发热，心下悸，头眩，身瞤动，振振欲擗地者，真武汤主之。

注：此言不当汗而汗，致体温外越，汗虽出而热仍不解，故悸眩瞤动，皆神经衰弱，内脏虚寒之象。予真武汤以温经摄阳，敛汗布津，则因汗致变之诸机转，均回复其常状矣。

解：【擗地】谓倒地也。

85. 咽喉干燥者，不可发汗。

注：咽喉干燥者，其人阴液素亏，发汗恐更竭其液。

86. 淋家，不可发汗，发汗必便血。

注：淋病之人，尿道常充血，如再发汗，末梢微血管则更弛缓，必致破
　　裂而便血矣。

87. 疮家，虽身疼痛，不可发汗，汗出则痉。

注：疮家脓血流溢，血液损伤，虽有表邪，不可发汗，汗之则经脉失养，
　　而成痉证。

解：【痉】谓神经麻痹，肌肉强直也，详见《金匮》痉病篇。

88. 衄家，不可发汗，汗出必额上陷，脉紧急，直视不能眴，不得眠。

注：病衄之人，上部已有贫血之感，汗乃血液，如再发汗，则津血枯减，
　　额上必陷，脉搏亦因之而紧急，血不荣目，则直视不能眴，脑神经失养，
　　则不得眠也。

解：【额上陷】谓额上肌肉枯瘪，非云额骨陷入也。

89. 亡血家，不可发汗，发汗则寒慄而振。

注：本条言出血过多之人，血液本亏，生温已不能维持其常量，若再汗之，
　　则温从外越，寒自内生，故慄而振也。

90. 汗家重发汗，必恍惚心乱，小便已阴痛，与禹余粮丸。

注：平日多汗者，卫气素强，重发其汗，则温从外泄，神经虚痹，精神
　　恍惚而内乱也。小便已阴疼者，身温放失太过，致溲后阴中寒涩而痛。
　　禹余粮方失传，揣其意，终不外乎固涩其泄越之温耳。

91. 病人有寒，复发汗，胃中冷，必吐蛔，

注：病人有寒，应予增温之剂，反发汗以泄其温，则胃中冷，官能薄弱，
　　若肠中素有蛔者，必上入胃中，而自食道外出也。

92. 本发汗，而复下之，此为逆也。若先发汗，治不为逆。本先下之，
而反汗之，为逆，若先下之，治不为逆。

注：治病贵乎层次，先后不乱，方免贻误，故仲景谆谆诲人，反复言之也。
　　自此以下凡六条，皆论太阳经之官能异常，内而小肠膀胱，外而肌

肉皮肤，视其病之所在。顺正气之机转，分缓急先后而施治，反则为逆也。

93. 伤寒医下之，续得下利，清谷不止，身疼痛者，急当救里；后身疼痛，清便自调者，急当救表。救里宜四逆汤，救表宜桂枝汤。

注：治病大法，先表后里者为常，先急后缓者为变。如伤寒医下之，致下利清谷不止，有虚脱之象，虽身疼痛之表证尚在，而里证已急，故应从变，以四逆汤救其里，如下后身疼痛，清便自调者，此无里急，故当如常法，用桂枝以解其表也。

94. 病发热头痛，脉反沉，若不差，身体疼痛，当救其里，宜四逆汤。

注：本条更示人以从证从脉之大法，而别表里缓急也。发热头痛表病也，脉沉里象也。今虽放温机能障碍，已见发热头痛，身体疼痛等表证，然脉反沉而不浮，是表病得里脉，而又不愈者，确知其为生温机能衰弱，内脏毫无反抗之势，故当以四逆汤急救其里，则正盛而邪却矣。

95. 太阳病，先下之而不愈，因复发汗，以此表里俱虚，其人因致冒，冒家汗出而愈。所以然者，汗出表和故也，里未和，然后复下也。

注：太阳表病应从表治，反先下之以伤其里。表病不愈，乃复发汗，斯时里气已虚，表气亦孤立无援，虚不抗邪，而卫气怫郁，因以致冒者，须俟调节机能亢盛，则汗出而表自和矣。若表病愈而里未和，此仍可复下以调之。

解：【冒】谓似有物蒙蔽其外也，乃蒸发机能障碍，不能与空气交通之象。

96. 太阳病未解，脉阴阳俱停，必先振慄汗出而解。但阳脉微者，先汗出而解。但阴脉微者，下之而解，若欲下之，宜调胃承气汤。

注：太阳病未解时，气口与人迎之脉俱见停止，大有邪盛正却之势。调节机能，必鼓舞其最后全力以胜之，方得恢复卫外之官能，故先振慄后汗出而病解（此名战汗，言正与邪相战）。但阳脉微者，以太

阳病脉，乃阳强阴弱，今阳脉反微，是郁遏之卫气，已有外泄之兆，故先汗出而解也。但阴脉微者，阳仍浮，身温蒸腾，肠中干涸，故下之使温降液和而解也。

97. 太阳病，发热汗出者，此为营弱卫强，故使汗出。欲救邪风者，宜桂枝汤。

注： 本条就卫不谐、营自和之意而申其说。救邪风者，盖卫气为风邪所扰，神经司温中枢兴奋，体温亢盛，蒸发机能超越常度也。详仲景营弱卫强之说，不过说明此发热自汗出之故，桂枝汤即补救此蒸发机能太过之特剂。学者但当分病证之有汗无汗，以严麻黄桂枝之辨可也。

98. 伤寒五六日中风，往来寒热，胸胁苦满，默默不欲饮食，心烦喜呕，或胸中烦而不呕，或渴，或腹中痛，或胁下痞硬，或心下悸，小便不利，或不渴，身有微热，或咳者，小柴胡汤主之。

小柴胡汤方

柴胡半斤　黄芩三两　人参三两　甘草三两（炙）　半夏半斤（洗）　生姜三两（切）　大枣十二枚（擘）

上七味，以水一斗二升，煮取六升，去滓，再煎取三升，温服一升，日三服。若胸中烦而不呕者，去半夏人参，加瓜蒌实一枚；若渴，去半夏，加人参合前成四两半，栝楼根四两；若腹中痛者，去黄芩，加芍药三两；若胁下痞硬，去大枣，加牡蛎四两；若心下悸、小便不利者，去黄芩，加茯苓四两；若不渴外有微热者，去人参，加桂枝三两，温覆微汗愈；若咳者，去人参、大枣、生姜，加五味子半升、干姜二两。

注： 自此以下凡十五条，皆论柴胡汤之证治。本条伤寒五六日中风，往来寒热者，互文也，言伤寒中风，当五六日之间，皆有此往来寒热以下之证象，斯为太阳病，抵抗不及，故发生种种病端。然皆不出少阳之范围，小柴胡汤，乃少阳病和解之主方也。

解：【往来寒热】谓因调节机能，时盛时衰，血管收缩神经与扩张神经，交互兴奋，故温度乃时升时降。

　　【胸胁苦满】谓抵抗不及，排泄机能衰减，致水谷津液，壅遏胸胁，淋巴系流行障碍也。

　　【默默不欲饮食】谓淋巴壅胁，胃肠消化吸收均起障碍，故沉默而不饮食也。

　　【腹中痛】谓腹部神经障碍也。

　　【痞硬】谓苦满之甚者。

　　【心下悸，小便不利】谓淋巴壅塞，分泌失调，水津不布，致心下然而动也。

99. 血弱气尽，腠理开，邪气因入，与正气相搏，结于胁下。正邪分争，往来寒热，休作有时，默默不欲饮食。脏腑相连，其病必下，邪高痛下，故使呕也，小柴胡汤主之。

注：本条系补注柴胡证也。前八句言正气衰，不能抵抗，邪乃延结于胁下，故胸胁苦满；正与邪争，时进时退，故寒热往来也。此下似有脱简，故文气不甚连属，姑存疑。

100. 服柴胡汤已，渴者，属阳明也，以法治之。

注：服小柴胡汤后，生温亢进，消耗水液，而起渴感者，故属阳明也，应以阳明病治法治之。

101. 得病六七日，脉迟浮弱，恶风寒，手足温，医二三下之，不能食，而胁下满痛，面目及身黄，头项强，小便难者，与柴胡汤，后必下重。

注：本条言误下变成坏病，非小柴胡汤所宜。脉迟浮弱，浮为在表，迟则为寒，更加以虚证之弱脉，又恶寒而不发热，其为阳气怯弱，反抗力微可知。何得二三下而妄夺之耶？因之胃寒格谷，营养液伤，致不能食，皮黄项强便难等证见矣，温中救逆之不遑，何得当柴胡

汤之治疗，而必遗下重之后患也。

解：【下重】谓体温低减，心脏衰弱，血液沉降故也。

102. 本渴而饮水呕者，柴胡不可与也，食谷者哕。

注：渴则饮，乃生理之常，今饮水反呕者，知胃气虚寒，不能运化，若误予柴胡和表清里之剂，不但予水则呕，即食谷亦哕矣。

解：【哕】谓呃逆也，由于胃之官能衰弱，横膈膜乃起时间性的痉缩不随意，致吸气障碍故也。

103. 伤寒四五日，身热恶风，颈项强，胁下满，手足温而渴者，小柴胡汤主之。

注：身热恶风，头项强者，表未解也；胁下满，手足温而渴者，水津不布，体温郁遏也。乃太阳病未解，抵抗不及，而将成少阳病之候，故主以小柴胡汤。

104. 伤寒阳脉涩，阴脉弦，法当腹中急痛，先与小建中汤，不差者，与小柴胡汤主之。

小建中汤方

桂枝三两（去皮）　芍药六两　生姜三两（切）　甘草二两（炙）　大枣十二枚（擘）　胶饴一升

上六味，以水七升，煮取三升，去滓纳饴，更上微火消解，温服_升，日三服，呕家不用建中汤，以甜故也。

注：伤寒脉见阳涩阴弦，纯为气血寒凝之象，故腹中机枢障碍而急痛，先与小建中，温中通阳，而利血运。若犹未愈者，再与小柴胡汤，以调和之，则通体血行无阻，新陈代谢机能亢进，邪却正安而康复矣。

解：【脉弦】即弦脉，谓端直以长，举之应指，按之不移，盖言脉管紧张，如琴弦之富有弹力，为热中夹寒之象。

105. 伤寒中风，有柴胡证，但见一证便是，不必悉具。

注：此言无论伤寒中风，表未罢而见少阳抵抗不及之证。如往来寒热、胸胁苦满等，但见一种，便是柴胡证，不必诸证悉具也。

106. 凡柴胡汤病证而下之，若柴胡证不罢者，复与柴胡汤。必蒸蒸而振，却发热汗出而解。

注：表邪未罢，抵抗不及，未至阳明里实之候，医乃不用小柴胡汤，反以他药下之，是为误治。若调节机能仍有欲抗不及之势者，复与小柴胡汤以和之，则正得药助，与邪相战而振，邪却正胜，卫气外达，发热汗出，蒸发机能因之调节而解。

107. 伤寒二三日，心中悸而烦者，小建中汤主之。

注：伤寒二三日，障碍在表，而心中悸烦者，是正气内虚之象，应予小建中，先健其里，以增抵抗，则不致有正不胜邪之虑。

108. 太阳病，过经十余日，反二三下之，后四五日，柴胡证仍在者，先与小柴胡。呕不止，心下急，郁郁微烦者，为未解也，与大柴胡汤下之则愈。

大柴胡汤方

柴胡半斤　黄芩三两　芍药三两　半夏半升（洗）　枳实四枚（炙）　生姜五两（切）　大枣十二枚（擘）

上七味，以水一斗二升，煮取六升，去滓再煎，温服一升，日三服。一方加大黄二两，若不加，恐不为大柴胡汤。

太阳病过经十余日，是病已在少阳，应予柴胡汤以和解，医反用药屡下，若抵抗机能不因此致变，而柴胡证仍在者，先予小柴胡汤以和表；若吐不止，而更加心下急，郁郁微烦者，是中焦机能障碍特甚，再予大柴胡汤，以和表行里，则愈。

109. 伤寒十三日不解，胸胁满而呕，日晡所发潮热，已而微利，此本柴胡证，下之而不得利，今反利者，知医以丸药下之，非其治也。潮热者实也，先宜小柴胡以解外，后以柴胡加芒硝汤主之。

柴胡加芒硝汤方

柴胡二两十六铢　黄芩一两　人参一两　甘草一两（炙）　半夏二十铢　生姜一两（切）　大枣四枚（擘）　芒硝二两

上八味，以水四升，煮取二升，去滓，纳芒硝，更煮微沸，分温再服，不解更作。

注：伤寒病，经过十三日不解，此已治不如法，若胸胁满而呕，日晡所发潮热，虽有阳明里实之征，而正气机转，仍有抗邪向外之势，本应予大柴胡汤，以分解表里之障碍，即不致下利。今反利者，知医以丸药误下所致。夫潮热虽为里实，然表未罢者，仍宜先与小柴胡汤以解外，后进柴胡加芒硝汤，以涤阳明之实，乃为合法。

解：【潮热】谓热有定型，按时而至，按时而退，如潮之有信然。

110. 伤寒十三日不解，过经谵语者，以有热也，当以汤下之。若小便利者，大便当硬，而反下利脉调和者，知医以丸药下之，非其治也。若自下利者，脉当微厥，今反和者，此为内实也，调胃承气主之。

注：伤寒十三日不解，将成阳明内实之证。而谵语者，以内有热也，应当下之，以涤其热；若小便利者，大便应硬，今反利者，知医以丸药下之，治非其法所致。若系中虚自利，脉应微厥。今脉反和者，必为内热无疑，故主以调胃承气，涤其里热。

解：【谵语】谓神经为高温所扰，多言而无伦次也。

【微厥】恐系微绝之误，盖谓脉微而欲绝之象也，姑存疑。

111. 太阳病不解，热结膀胱，其人如狂，血自下，下者愈。其外不解者，尚未可攻，当先解外；外解已，但少腹急结者，乃可攻之，宜桃核承气汤。

桃核承气汤方

桃仁五十个（去皮尖）　桂枝二两（去皮）　大黄四两　甘草二两（炙）

芒硝二两

上五味，以水七升，煮取二升半，去滓，纳芒硝，更上火微沸，下火，先食温服五合，日三服，当微利。

> 注：太阳表病不解，体温蓄积，热结膀胱，必发充血，其人烦躁如狂状。若血不蓄，为热迫之自下，则热随血减而愈；若血不下，郁积于里，而少腹急结，乃可攻之，以桃仁承气，下热行血；但其外未解者，虽有热结于里之征，亦应先解其外，而后治其内，《经》曰："从外之内而盛于内者，先治其外，后调其内"，此之谓也。

112. 伤寒八九日，下之，胸满烦惊，小便不利，谵语，一身尽重，不得转侧者，柴胡加龙骨牡蛎汤主之。

柴胡加龙骨牡蛎汤方

柴胡四两　人参一两半　半夏二合半（洗）　生姜一两半（切）　大枣六枚（擘）龙骨一两半　牡蛎一两半（熬）　铅丹一两半　桂枝一两半（去皮）　茯苓一两半大黄二两　黄芩一两

上十二味，以水八升，煮取四升，纳大黄切如棋子，更煮一两沸，去滓，温服一升。本云柴胡汤，今加龙骨等。

> 注：本条因伤寒八九日，外证未解，误予攻下，故有此见证。乃正气机转，方与邪相持于外，胜负未分之时，随机助正，尚虞不及，何得反攻其里，而使内部官能大伤，神经虚扰，致见以下诸证，故主以柴胡加龙牡汤，御外安内，攻补并进，则正安邪却，而诸证消散矣。

113. 伤寒腹满谵语，寸口脉浮而紧，此肝乘脾也，名曰纵，刺期门。

114. 伤寒发热，啬啬恶寒大渴欲饮水，其腹必满，自汗出，小便利，其病欲解，此肝乘肺也，名曰横，刺期门。

> 注：此两条皆太阳伤寒，而兼肝脏官能亢进之候。前条是影响于脾胃，后条是不利于肺，故皆刺肝经之期门穴，以泻其盛气，则内脏调，而表证易解矣。

115. 太阳病，二日反躁，凡熨其背，而大汗出，大热入胃，胃中水竭，躁烦，必发谵语。十余日振慄自下利者，此为欲解也，故其汗从腰以下不得汗，欲小便不得，反呕欲失溲，足下恶风，大便硬，小便当数，而反不数，及不多，大便已头卓然而痛，其人足心必热，谷气下流故也。

注：自此以下凡十一条，皆论火攻之误。人身温度之能维持其常态者，大抵皆赖汗液蒸发以调节之，故伤寒解表之唯一妙法，在增加汗液之分泌，以放散其郁积之体温。如用火攻，将津液消亡太过，荣养大伤，诸变蜂起矣。本条太阳病二日见躁，已有阳盛阴衰之势，反熨其背，迫之使出大汗，大热入胃，胃中水竭，必躁烦谵语，神经昏乱。如十余日正气自复，则调节机转驱热下降，故自利者，为欲解之兆。自故其汗从腰以下不得汗起，以下半节，乃承上文说火迫生汗，与汤剂发汗有别。如麻黄汤，乃助其蒸发机能之调节，故全身得汗，津液反和。此以火由外强迫上部使出，故汗虽大出，而下身无汗，津液反伤，致生诸变，如自利欲解时，大便已，头卓然而痛者，因谷气下流，脑中血液亦随气下行所致，故足下必不恶风而温暖也。

116. 太阳中风，以火劫发汗，邪风被火热，血气流溢，失其常度。两阳相熏灼，其身发黄。阳盛则欲衄，阴虚小便难。阴阳俱虚竭，身体则枯燥，但头汗出，剂颈而还，腹满微喘，口干咽烂，或不大便，久则谵语，甚者至哕，手足躁扰，捻衣摸床，小便利者，其人可治。

注：本条言太阳中风，蒸发机能业已过敏，再用火迫之以强夺其汗，致荣养大伤诸官能失度而见种种危症也。如小便利者，阴液尚未竭绝，犹有治疗之余地。

解：【小便难】谓血中水分亡失也。

【身体枯燥】谓荣养液大伤也。

【但头汗出】谓体温升腾于上也。

【口干】谓阴液伤，涎腺分泌少也。

【咽烂】谓肺胃热气上熏，喉头发炎也。

【手足躁扰，捻衣摸床】谓神经错乱之表现也。

117. 伤寒脉浮，医以火迫劫之，亡阳必惊狂，起卧不安者，桂枝去芍药加蜀漆牡蛎龙骨救逆汤主之。

桂枝去芍药加蜀漆牡蛎龙骨救逆汤方

桂枝三两（去皮）　甘草二两（炙）　生姜三两（切）　大枣十二枚（擘）　龙骨四两　牡蛎五两（熬）　蜀漆三两（洗去腥）

上七味，以水一斗二升，先煮蜀漆，减二升，纳诸药，煮取三升，去滓，温服一升。本云桂枝汤，今去芍药，加蜀漆牡蛎龙骨。

注：伤寒脉浮，太阳表证也。医者不按法以助其蒸发机能之调节，反以火迫劫汗，大汗亡阳，以致神经虚扰，惊狂不安，陷于虚脱之境，故主以桂枝去芍药加蜀漆龙牡之救逆汤，则表解阳回，而危象消失矣。

118. 形作伤寒，其脉不弦紧而弱，弱者必渴，被火必谵语，弱者发热，脉浮解之，当汗出愈。按：前人谓三"弱"字当俱是"数"字。若是弱，热从何有？不但文义不属，且论中并无此说，当从之。

注：太阳病阳郁于里，外形虽作伤寒之状，脉则不弦紧而数。数为热甚，必津液被灼，而口渴，如发热而脉浮数，为热郁于表之候，解之当发汗以和表。发热而脉沉数，又为热结于里之征，解之又应攻下以和里。凡见数脉，无论在里在表，均无用火劫迫之理，致使神经错乱而谵语也。

119. 太阳病，以火熏之不得汗，其人必躁，到经不解，必清血，名为火邪。

注：太阳病误以火熏之，津液被伤，不得汗出，热甚于里，人必烦躁。如经过六七日，营卫机能不能调节，热必更甚，迫血下溢于肠而清

血也。名为火邪者，因火为害也。

解：【清血】清血即圊血，谓肠出血也。

120. 脉浮热甚，而反灸之，此为实，实以虚治，因火而动，必咽燥吐血。

注：脉浮热甚，表实证也。反以治虚之法治之，则火热必迫血上溢，而咽燥吐血也。

121. 微数之脉，慎不可灸，因火为邪，则为烦逆，追虚逐实，血散脉中，火气虽微，内攻有力，焦骨伤筋，血难复也。

注：微数之脉，阴虚有热也。灸法追空而不能散热，今脉见微数，乃阴液不足，而用此追虚寒之法，以逐阳实之热，火邪为害，则血球崩坏矣。灸法之火势虽微，然内攻之力，有焦骨伤筋之可能，故血球崩坏，而难回复也。

122. 脉浮宜以汗解，用火灸之，邪无从出，因火而盛，病从腰以下必重而痹，名火逆也。

注：脉浮为病之障碍在表，宜借汗以调节之。若误用火灸，伤其血液，则蒸发机能不能调节，致生温因火而盛，荣养液被其煎灼，腰以下之神经，乃失濡养而麻痹，此种现象，纯为误灸所致，故名火逆。

123. 欲自解者，必当先烦，烦乃有汗而解，何以知之？脉浮，故知汗出解也。

注：此承上条，言正气之自然疗能亢进。欲自解者，必先见因邪正相争而起烦躁之象，乃津和汗出而解，何以知其欲自解？以脉浮为正气向外抵抗之象故也。

124. 烧针令其汗，针处被寒，核起而赤者，必发奔豚。气从少腹上冲心者，灸其核上各一壮，与桂枝加桂汤，更加桂二两也。

桂枝加桂汤方

桂枝五两（去皮）　芍药三两　甘草三两（炙）　生姜三两（切）　大枣十二枚（擘）

上五味，以水七升，煮取三升，去滓，温服一升。本云桂枝汤，今加桂满五两，所以加桂者，以能泄奔豚气也。

注：表病用烧针强迫其汗，血液大伤，神经受扰，病者如不慎于寒，针处为所侵袭，则组织硬变，红肿如核。内脏神经重为寒气袭迫，即乱如惊豚奔走，上攻心胸矣。灸其核上各一壮，以祛局部之寒，再以桂枝汤加桂以助心阳和营卫，则伤者复，而乱者定矣。

解：【一壮】谓用艾炷灸其病灶处一次也。

125. 火逆下之，因烧针烦躁者，桂枝甘草龙骨牡蛎汤主之。

桂枝甘草龙骨牡蛎汤方

桂枝一两（去皮）　甘草二两（炙）　龙骨二两　牡蛎二两（熬）

上四味，以水五升，煮取二升半，去滓，温服八一合，日三服。

注：此证误而又误，虽未至惊狂亡阳之境，然烦躁则为外邪未解之候，亦真阳欲亡之机，故用桂甘和阳以解外，用龙骨牡蛎之镇摄以安内也。

126. 太阳伤寒者，加温针必惊也。

注：太阳伤寒，妄加温针，以损血液而动神经，其结果必生惊悸也。

127. 太阳病当恶寒发热，今自汗出，不恶寒发热，关上脉细数者，以医吐之过也。一二日吐之者，腹中饥不能食；三四日吐之者，不喜糜粥，欲食冷食，朝食暮吐。以医吐之所致也，此为小逆。

注：太阳病自当发热恶寒，今自汗出不恶寒而发热，有似抵抗太过之阳明证。而关上脉细数，乃阳虚津少之象，又非阳明之脉，脉不应证，皆由医吐之过也。病发一二日，正气未衰，津液未耗，此时吐之，不过伤胃，故腹中饥而不欲食也。病至三四日，正气已伤，津液已耗，此时吐之，则中气虚微，津竭胃燥，故糜粥不进。欲食冷食，食之又朝入夕吐，皆由医吐之，而胃肠官能暴伤所致，非消化机能本来之病，暴伤易复，勿妄作关格治疗，使小逆竟成大逆也。

解：【关上】谓气口之中枝动脉也。

128. 太阳病吐之，但太阳病当恶寒，今反不恶寒，不欲近衣，此为吐之内烦也。

注：太阳病本当恶寒，因误吐而伤其津液，则胃中干燥。热盛于里，反不欲近衣而发烦热，此非未经汗下表实之烦，乃为误吐之内烦也。

129. 病人脉数，数为热，当消谷引食，而反吐者，此以发汗，今阳气微，膈气虚，脉乃数也。数为客热，不能消谷，以胃中虚冷，故吐也。

注：脉数为热，乃不能消谷而反吐者，此以发汗令体温放散太过，胃中虚冷，故脉虚数不能消谷而吐也。

130. 太阳病过经十余日，心下温温欲吐，而胸中痛，大便反溏，腹微满，郁郁微烦。先此时，自极吐下者，与调胃承气汤。若不尔者，不可与。但欲呕，胸中痛，微溏者，此非柴胡证，以呕故知极吐下也。

注：太阳病淹留十余日而不愈，心下温温欲吐，胸中痛，此消化机能障碍，饮食瘀滞，正气不能宣畅之象。大便反溏，腹微满，郁郁微烦，此被大吐下所致。以其大便溏非本自溏，乃因下而溏，此里不和也。故主以调胃承气，随其正气机转而排除之，若不尔者，不予，谓非由大吐下所致之便溏等证，则不可与调胃承气。但欲呕，胸中痛，微溏者，虽有似柴胡证，然系大吐下所致，实非柴胡证也。以呕故知极吐下句，谓呕吐便溏，皆因大吐下所致，深恐后人误认，故反复言之也。

解：【温温欲吐】谓胃内容物留滞，其气上泛之状也。

131. 太阳病，六七日，表证仍在，脉微而沉，反不结胸，其人发狂者，以热在下焦，少腹当硬满，小便自利者，下血乃愈。所以然者，以太阳随经瘀，热在里故也，抵当汤主之。

抵当汤方

水蛭三十个（熬）　　虻虫三十个（熬，去翅足）　　桃仁二十个（去皮尖）

大黄三两（酒浸）

上四味，以水五升，煮取三升，去滓，温服一升，不下更服。

注：此下凡四条，皆以小便而验血证也。太阳至六、七日，表证仍在，里热已炽，而脉沉微，又无结胸证候，其人发狂者，以热蓄于里，不由卫气外达，少腹当见硬满之证。如小便自利者，分泌官能如故，所以然者，以热在里，血液瘀结故也，治之须下其蓄滞之血，乃愈，故主以吮血破瘀通便之剂。名抵当者，谓抵当瘀滞之热，而使之下行也。

132. 太阳病身黄，脉沉结，少腹硬，小便不利者，为无血也。小便自利者，血证谛也，抵当汤主之。

注：此言太阳病热结于里。身黄，脉沉结，少腹虽硬，而小便不利者，不可认为瘀血证候，必小便自利者，方为血结确征，乃可主以抵当汤。

解：【身黄】谓分泌机能异常，血流障碍，胆汁色素溢于皮肤而然也。

133. 伤寒有热，少腹满，应小便不利，今反利者，为有血也，当下之，不可余药，宜抵当丸。

抵当丸方

水蛭二十个（熬）　虻虫二十五个（熬，去翅足）　书匕仁二十个（去皮尖）

大黄三两

上四味，捣杵分四丸，以水一升，煮一丸，取合服之，晬时当下血，若不下者，更服。

注：伤寒身有热而少腹满，是热结于里，分泌不调，当小便不利。今反利者，是血热瘀结，当下之，然满而未硬，较前二条稍轻，下不必急，减抵当之分两，变汤为丸，缓攻可也，不可以其他之药予之。

134. 太阳病小便利者，以饮水多，必心下悸，小便少者，必苦里急也。

注：此言小便利与不利，不同于血证之点，太阳病小便利者，或因饮水太多之故。若饮水多者，心下必悸也；小便不利而少者，因分泌官能障碍，必苦里急也，其不同于血证者如此。

辨太阳病脉证并治下

135. 问曰：病有结胸，有脏结，其状如何？答曰，按之痛，寸脉浮，关脉沉，名曰结胸也。

注： 自此以下凡三十九条，统论痞结之证。夫结者，物质凝结之谓；痞者气机痞滞是也。此设为问答，以辨结胸脏结之异。结胸者，邪结在胸中，淋巴壅滞，按之则痛，脉寸浮关沉者，是结胸之状也

136. 何谓脏结？答曰：如结胸状，饮食如故，时时下利，寸脉浮，关脉小细沉紧，名曰脏结。舌下白苔滑者，难治。

注： 此言脏结如结胸状，而有寒热之别。结胸乃表热内陷，阳气拒格，津液留滞不行所致；脏结纯为阴盛阳虚，气机内陷，寒邪凝结于里，胃肠之官能消失，水谷之液不能四布，下流肠间，故时时下利。关脉亦纯为小细沉紧之阴象，寒得热则解，今舌上白苔滑者，胸中寒甚，故云难治。

137. 脏结无阳证，不往来寒热。其人反静，舌上苔滑者，不可攻也。

注： 本条承上文，言脏结无阳盛之证象，亦无往来寒热。其人反静而不躁，舌上苔滑，皆阳气不振之状，设以苦寒之剂，妄行攻下，非重虚其虚乎？虽仲景不言治法，而温中之意已在言外矣。

138. 病发于阳，而反下之，热入因作结胸；病发于阴，而反下之，因作痞也。所以成结胸者，以下之太早故也。

注： 发热恶寒者，发于阳也，而反下之，则表热内陷与胸中津液相搏，

而成结胸。无热恶寒者，发于阴也。而反下之，则中阳大伤，阴霾弥漫，官能阻滞而作痞。阳证下之，所以成结胸者，以下之太早故也。

139. 结胸者，项亦强，如柔痉状，下之则和，宜大陷胸丸

大陷胸丸方

大黄半斤　葶苈子半升（熬）　芒硝半升　杏仁半升（去皮尖，熬黑）

上四味，捣筛二味，纳杏仁芒硝，合研如脂，和散取如弹丸一枚。别捣甘遂末一钱匕，白蜜二合，水二升，煮取一升，温顿服之。一宿乃下，如不下更服，取下为效，禁如药法。

注：痉病之状，头项强直。结胸甚者，热与液搏，结于胸膈淋巴管间，上连头项，但能仰而不能俯，亦如痉状，是宜急下其胸中结聚之实，则淋巴流行无阻，而强者和矣。热液互结于淋巴管间之实，非承气汤所能治，故宜与大陷胸丸。

140. 结胸证，其脉浮大者，不可下，下之则死。

注：脉大为虚，结胸而脉见浮大者，其人必正气素虚，体温格拒于上，是以但见浮大而不见其沉象也。

141. 结胸证悉具，烦躁者亦死。

注：此承上条，言结胸症状悉具。如脉虽不大，而见正气散乱，虚阳上扰之烦躁者，若下之亦必死无疑。

142. 太阳病，脉浮而动数，浮则为风，数则为热，动则为痛，数则为虚，头痛发热，微盗汗出，而反恶寒者，表未解也，医反下之，动数变迟，膈内剧痛，胃中空虚。客气动膈，短气烦躁，心中懊侬，阳气内陷，心下因硬，则为结胸，大陷胸汤主之。若不结胸，但头汗出，余处无汗，剂颈而还，小便不利，身必发黄也。

大陷胸汤方

大黄六两（去皮）　芒硝一升　甘遂一钱匕

上三味，以水六升，先煮大黄，取二升，去滓，纳芒　硝，煮一两沸，纳甘遂末，温服一升。得快利，止后服。

注：此仲景自释太阳病，因下早而成结胸之变证也。太阳脉浮动数，为卫郁热盛，将欲传变之兆，但表证未解者，仍应从蒸发机能以放散其郁闭之表热，若但见欲传之数脉，而无阳明热实之证象者，即予以下剂，则正气机转，不能外抗，表热内陷，淋巴壅滞，心下因硬，则为结胸，主以大陷胸汤；若内陷不成结胸，而热邪散漫，既不能从汗而外泄，亦不得从尿而下出，蒸郁不解，浸淫组织，势必发黄也。

143. **伤寒六七日，结胸热实，脉沉而紧，心下痛，按之石硬者，大陷胸汤主之。**

注：此言伤寒至六七日，因表不解，表热盛实，不转入腑，而结胸膈，不因误下，亦有竟成结胸者。以其本有宿饮，与邪热胶结故也。脉证俱实，若非大陷胸汤，何能胜任？

144. **伤寒十余日，热结在里，复往来寒热者，与大柴胡汤。**

注：此言伤寒十余日，热结在里，虽似结胸，但寒热往来，表邪未解，正气尚有欲抵抗向外之趋势者，不得以大陷胸法独治其里，故宜大柴胡汤，表里两解之。

145. **但结胸，无大热者，此为水结在胸胁也，但头微汗出者，大陷胸汤主之。**

注：此言结胸若无烦躁等大热证者，乃水结在胸胁间，非热结也，便不应用陷胸。但头微汗出者，虽外无大热之征，而里有热结上蒸势，仍宜大陷胸汤，夺水泻热为主。

146. **太阳病，重发汗而复下之，不大便五六日，舌上燥而渴，日晡所小有潮热，从心下至少腹硬满，而痛不可近者，大陷胸汤主之。**

注：太阳病汗下亡津，邪热内结致不大便，舌燥而渴，日晡潮热，皆与

阳明内实证颇同，但小有潮热，则不似阳明之大热。从心下至少腹满痛手不可近，阳明又无此等痛状，因是知其为太阳结胸兼阳明内实也。太阳热饮内结，必用陷胸汤，由胸胁以达胃肠，始能荡涤无余，若但下肠胃结热，反遗胸上结饮，则非其治矣，析义之精，为何如哉。

147. 小结胸病，正在心下，按之则痛，脉浮滑者，小陷胸汤主之。

小陷胸汤方

黄连一两　半夏半升（洗）　瓜蒌实大者一枚

上三味，以水六升，先煮瓜蒌，取三升，去滓，纳诸药，煮取二升，去滓分温三服。

注：此言结胸证之小者，病在心下，须按之则痛，脉亦浮滑，不若结胸之沉紧，痛之不可按也。病既较轻，故方亦从小尔。

148. 太阳病二三日，不能卧，但欲起，心下必结，脉微弱者，此本有寒分也。反下之，若利止，必作结胸；未止者，四日复下之，此作协热利也。 按：吴谦谓："四日复下之，'之'字当是'利'字，上文利未止，岂有复下之理乎？细玩自知、是必传写之误"。今从之。

注：此言太阳病二三日，邪尚在表之时，其人不能卧，但欲起。表证不应有此，心下必有聚结，故气壅而不能卧，但心下痞结属里，脉必沉实，今脉微弱，其人必有寒邪凝聚于胸膈之间，一遇外邪引诱，本病随作，与热陷于里者，大相径庭。医者不从脉及前二三日上认证，以辛温解表里之寒，乃从心下结着手，而以攻法下之，表邪乘正虚内陷，与里寒相搏。利止者，邪不下行，必留上而作寒实结胸；利不止，至四日仍复下利者，是里寒协表热而作也。

149. 太阳病下之，其脉促，不结胸者，此为欲解也。脉浮者，必结胸也。脉紧者，必咽痛。脉弦者，必两胁拘急。脉细数者，头痛未止。脉沉紧者，必欲呕。脉沉滑者，协热利。脉浮滑者，必下血。 按：吴谦曰："脉促当是脉浮，始与不结胸为欲解之文义相属；脉浮当是脉促，始与论中结胸胸满同义；脉紧当是脉细数，脉细数当是脉紧，始合论中二经本脉；脉浮滑当是数滑，浮滑是论中白虎汤证，数滑是论中下脓血之脉。细玩诸篇，当知非谬也。"

注：此总言太阳病，不当下而下之，或结胸，或不结胸，以脉证而验六经传变之机转也。太阳病虽下之，其脉浮，而不结胸者，表气无亏，抵抗尚强，此为欲解；脉促者，为阳实邪结之脉，故必结胸；脉细数者，少阴邪热之脉；咽痛，少阴邪热之证也；脉弦，少阳之脉；两胁拘急，少阳之证也；脉紧，太阳脉；头痛，太阳证也；脉沉紧，寒邪入里之脉；欲呕，胃肠格拒之证也；脉沉滑，有宿滞之脉；协热利，邪热挟宿滞下利之证也；脉数滑，里有积热之脉；下脓血，里有积热之证也。凡下后传变及于何经，即当从何经之治法以除其障碍，使传变消失，则生理之机能恢复而就愈矣。

150. **病在阳，应以汗解之，反以冷水潠之，若灌之，其热被劫不得去，得更益烦，肉上粟起，意欲得水，反不渴者，服文蛤散；若不差者，与五苓散。**

文蛤散方

文蛤五两

上一味，为散，以沸汤，和一方寸匕服，汤用五合。

注：病在阳，是病在表也，应以汗解，反以冷水外噀内灌，以劫其热，使留于皮肤肌肉之间，则弥更益烦，肉上粟起。故意欲饮水反不渴者，热在躯壳，胃中无热，故意欲饮水而反不渴也。予文蛤散以渗水利热，若不差者，继与五苓散，化三焦之气以解表里之邪。盖先用文蛤，恐五苓之辛温助热，若不继用五苓，又恐外闭之水气终不能 解，故仲景特设两法以治之也。

151. **寒实结胸，无热证者，与三物小陷胸汤，白散亦可服**。按：柯韵伯本："三物作三白"。白散，作为散，甚当。

白散方

桔梗三分　巴豆一分（去皮心，熬黑，研如脂）　贝母三分

上三味为散，纳巴豆更于白中杵之，以白饮和服。强半钱匕、赢者减之。病在膈上必吐，在膈下必利。不利进热粥一杯，利过不止进冷粥一杯。身热皮粟不解，欲引衣自覆，若以水噀之洗之，益令热劫不得出，当汗而不汗则烦。假令汗出已，腹中痛，与芍药三两如上法。

注：表证误下，病邪内陷，与寒饮胶结胸膈，成无热之寒实证者，应与辛温开结之三白小陷胸汤，或为散服亦可。

152. 太阳与少阳并病，头项强痛，或眩冒，时如结胸，心下痞硬者，当刺大椎第一间、肺俞、肝俞、慎不可发汗；发汗则谵语脉弦。五日谵语不止，当刺期门。按：柯韵伯本"脉弦"二字在"并病"下，无"五日"二字。

注：并者谓太阳未罢而又兼见少阳之症状也。头项强太阳证也；脉弦时如结胸，心下痞硬者，少阳证也。太少合病，故刺太少之俞，以促其调节机转，慎不可发汗以夺其液，液伤则神经不得荣养而谵语。如少阳邪热甚，阴液虽复而谵语不止者，当刺期门以泻其邪则愈。

153. 妇人中风，发热恶寒，经水适来，得之七八日，热除而脉迟身凉。胸胁下满，如结胸状，谵语者，此为热入血室也，当刺期门，随其实而取之。

注：自此以下凡三条，皆言妇女病中风伤寒，适值经水或来或断，病变乘虚及于血室也。妇人中风，正在发热恶寒之际，经水适来，至七八日，邪热乘虚入里，故外热虽解，脉迟身凉。然胸胁下满，其状有似下后热邪内陷之结胸者，此为热入血室也，当刺期门穴，以泻血分之郁热。

解：【血室】谓肝脏也，《经》云："肝藏血"，在人体中为血管最多之一器官，且系汇静脉，血流缓慢，故藏血最多。

154. 妇人中风七八日，续得寒热，发作有时，经水适断者，此为热入血室，

其血必结，故使如疟状，发作有时，小柴胡汤主之。

注：此承上文，言妇人中风，热人血室，经水有适断适来之别，证即有
如结胸如疟之异也。中风至七八日，续发寒热往来，值经水适断止
者，此为热入血室。血热胶结，故使如疟状之寒热有时，予以柴胡汤，
使气机和而血结行矣。

155. 妇人伤寒发热，经水适来，昼则明了，暮则谵语，如见鬼状者，此
为热入血室，无犯胃气及上二焦，必自愈。

注：此言妇人伤寒，经水适来，热邪乘虚陷入血室。昼则气机外抗，虽
热盛于里，神经不为邪热所扰而明了；暮则气机内敛，热盛于里，
则神经昏乱，故谵语如见鬼状。治之以无攻犯胃气及上二焦为法，
俟其经行血下，热随血而俱去。盖警人毋妄攻取，致胶误以生变乱
之意。本条宜与前二条相互参详，则男子妇人，风寒为病，证治之
异同，大端可见矣。

156. 伤寒六七日，发热微恶寒，支节烦疼，微呕，心下支结，外证未去者，
柴胡桂枝汤主之。

柴胡桂枝汤方

桂枝去皮　黄芩一两半　人参一两半　甘草一两（炙）　半夏二合半（洗）
芍药一两半　大枣六枚（擘）　生姜一两半（切）　柴胡四两

上九味，以水七升，煮取三升，去滓，温服一升。本云人参汤，作如桂枝法，
加半夏、柴胡、黄芩。复如柴胡法，今用人参作半剂。

注：此言伤寒经过六七日，太阳表证未去，兼病少阳也。六七日发热微恶寒，
是表邪未解，体温升腾，而热多寒少，营卫未调；经络壅滞而支节
烦痛；抵抗不及，心下淋巴支结，胃气逆而微呕。病变既属太少两经，
故合柴胡桂枝二方以变解之。

157. 伤寒五六日，已发汗而复下之，胸胁满，微结，小便不利，渴而不呕，

但头汗出，往来寒热，心烦者，此为未解也，柴胡桂枝干姜汤主之。

柴胡桂枝干姜汤方

柴胡半斤　桂枝三两（去皮）　干姜二两　栝楼根四两　黄芩三两　牡蛎二两（熬）　甘草二两（炙）

上七味，以水一斗二升，煮取六升，去滓再煎，取三升，温服一升，日三服，初服微烦复服，汗出便愈。

> 注：伤寒五六日，已发汗而复下之，气机内郁，不能枢转于外；胸胁满而微结者，自身抵抗能力不能外达也；三焦分泌机能障碍，故小便不利；而渴不呕者，与胃无涉也；但头汗出，往来寒热心烦者，热郁于内也，故曰此为未解。

158. 伤寒五六日，头汗出，微恶寒，手足冷，心下满，口不欲食，大便硬，脉细者，此为阳微结，必有表，复有里也。脉沉，亦在里也，汗出为阳微，假令纯阴结，不得复有外证，悉入在里，此为半在里半在外也。脉虽沉紧，不得为少阴病，所以然者，阴不得有汗，今头汗出，故知非少阴也，可与小柴胡汤。设不了了者，得屎而解。

> 注：伤寒五六日，邪当传里之时，头汗出微恶寒，表证仍在，手足冷，心下满，口不欲食，大便硬。脉细者，里证已见也；大便硬为阳结，此邪热虽传于里，然以外证未罢，则热结犹浅，故曰阳微结，脉沉虽为在里，若系纯阴结，则应无头汗恶寒之表证，今见头汗出，故知非少阴病，此仲景所以特言半在里半在表也。尔时里证既见，不得纯以表药汗之；外证似阴，不得复以里药温之，故取小柴胡达其邪于表里之间。设因大便硬结，而不了了者，应与相当疗法，取其微利，故云得屎而解。

159. 伤寒五六日，呕而发热者，柴胡汤证具，而以他药下之，柴胡证仍在者，复与柴胡汤。此虽已下之，不为逆，必蒸蒸而振，却发热汗出而解。

若心下满而硬痛者，此为结胸也，大陷胸汤主之。但满而不痛者，此为痞，柴胡不中与之，宜半夏泻心汤。

半夏泻心汤方

半夏半升（洗） 黄连一两 黄芩三两 干姜三两 人参三两 甘草三两（炙）
大枣十二枚（擘）

上七味，以水一斗，煮取六升，去滓再煎，取三升，温服一升。日三服。须大陷胸者，方用前第二法。

注：本条言误下虽同，而变证有不同者，以人有强弱，邪有虚实也。若柴胡证具，误下之而柴胡证仍在者，复与柴胡汤，以别无病变，虽已下不为逆，其抵抗必从内达外，蒸蒸而战振，发热汗出邪却而解。若心下满而硬痛，则热液胶结，以成结胸实证，当以大陷胸汤主之。若但满而不痛者，此为中虚邪陷，气机障碍，而成痞满之虚证，既非少阳证，则柴胡不中与之，宜半夏泻心汤以清热涤饮、和中助正，使伤者复，而痞者泰也。柴胡、陷胸、泻心等汤，皆主胸膈间病，但有内外虚实之分，故仲景连类及之，其示人也切矣。

160. 太阳少阳并病，而反下之，成结胸，心下硬，下利不止，水浆不入，其人心烦。

注：太阳少阳并病，两经病变俱见，法当从枢达表，如柴胡桂枝之例，而反下之，热邪内陷，亦如太阳及少阳而成结胸之例。但既上结，则不当下注，乃胸下结硬，而反下利不止者，是邪盛于上，正虚于下，于是胃失官能，而水浆不入，神经受激，而烦扰不宁。较前结胸证悉具，烦躁者死，尤甚，故仲景不出治法。

161. 脉浮而紧，而复下之，紧反入里，则作痞，按之自濡，但气痞耳。

注：浮紧，乃太阳伤寒表证脉也。不予汗而反下，紧反入里，则浮紧变为沉紧，因正伤无以抵抗，而致病机内陷，与热入因作结胸同义。

但结胸心下硬满而痛，痞则按之濡而不硬且痛。所以然者，热邪内陷，与有形之水相结，而成结胸；正伤内陷，使无形之官能障碍，则为痞，是以结胸为实，而痞为虚也。

162. 太阳中风，下利呕逆，表解者，乃可攻之，其人漐漐汗出，发作有时，头痛，心下痞硬满，引胁下痛，干呕短气，汗出不恶寒者，此表解里未和也，十枣汤主之。

十枣汤方

大枣　芫花（熬）　甘遂　大戟

上三味，等分，各别捣为散，以水一升半，先煮大枣肥者十枚，取八合，去滓，纳药末。强人服一钱匕，羸人服半钱，温服之，平旦服。若下少，病不除者，明日更服，加半钱，得快下利后，糜粥自养。

注：太阳中风，而兼有水停胸膈，下利呕逆之里证者，必按法使表解，乃可攻之。若其人见漐漐汗出，发作有时，头痛，心下痞硬满，引胁下痛，干呕短气，汗出不恶寒等症状者，表证已解，里证未和之候，主以十枣汤，直攻其水，而诸证悉除。

163. 太阳病，医发汗，遂发热恶寒，因复下之，心下痞，表里俱虚，阴阳气并竭，无阳则阴独，复加烧针，因胸烦，面色青黄，肤瞤者，难治；今色微黄，手足温者，易愈。

注：太阳病者，有中风伤寒之别，治法有解肌发汗之分。如误汗及汗之不当，皮肤官能被伤，发热恶寒，必因而更甚。又复误下伤里，中焦官能障碍，心下必因之痞满，表里之阳俱虚，则无阳热，而独见阴寒之痞；复以烧针迫劫经脉，则神经与血液并伤，故胸烦；面色青黄，肤瞤，而难治矣；倘伤之不甚，面色微黄，而手足温者，愈之尚易也。

164. 心下痞，按之濡，其脉关上浮者，大黄黄连泻心汤主之。

大黄黄连泻心汤方

大黄二两　黄连一两

上二味，以麻沸汤二升渍之，须臾绞去滓，分温再服。

注：结胸是有形之实证，其中有寒热之分；痞虽为无形之虚证，而亦有
　　寒热之异，本条即言无形热邪痞结之治法。其脉关上浮者，浮为上升，
　　乃阳气痞结欲转而未能之象，无形之热障碍气机，故主以大黄黄连
　　泻心汤，以导泻胸膈间之结热也。

165. 心下痞，而复恶寒，汗出者，附子泻心汤主之。

附子泻心汤方

附子二枚（炮去皮，破，别煮取汁）　黄连一两　黄芩一两　大黄二两

上四味，切三味，以麻沸汤二升渍之，须臾绞去滓，纳附子汁，分温再服。

注：此承上文心下痞，而更言寒证之治法也。心下痞者，热邪内结也；
　　复恶寒汗出者，表气虚不为卫护也。内结之虚热当解，而外脱之真
　　阳宜固，故主以附子泻心汤，寒热互用，攻补兼施，此仲景之妙用
　　如神也。

166. 本以下之，故心下痞，与泻心汤，痞不解，其人渴而口燥烦，小便
不利者，五苓散主之。一方云，忍之一日乃愈。

注：本因误下成痞，当予泻心除之，服而不解，其人渴而口燥烦，小便
　　不利者，水聚不散，津液不得四布，故痞病不解，宜五苓散宣通水
　　道则愈。忍之一日乃愈者，停水得行也。

167. 伤寒汗出解之后，胃中不和，心下痞硬，干噫食臭，胁下有水气，
腹中雷鸣下利者，生姜泻心汤主之。

生姜泻心汤方

生姜四两（切）　黄连一两　黄芩三两　半夏半升（洗）　干姜一两　人参
三两　甘草三两（炙）　大枣十二枚（擘）

上八味，以水一斗，煮取六升，去滓，再煎，取三升，温服一升，日三服。

附子泻心汤，本云加附子。半夏泻心汤、甘草泻心汤，同体别名尔。生姜泻心汤，本云理中人参黄芩汤，去桂枝、术，加黄连，并泻肝法。

注：伤寒汗出表证乍退，正未全复，消化机能薄弱，水谷不能分输，故心下痞而噫气食臭。腹中雷鸣下利者，小肠失吸收之能，水液尽注大肠而致也，主以生姜泻心汤，一方而兼擅扶正温中激胃散水之长也。

168. 伤寒中风，医反下之，其人下利日数十行，谷不化，腹中雷鸣，心下痞硬而满，干呕心烦不得安，医见心下痞，谓病不尽，复下之，其痞益甚，此非热结，但以胃中虚，客气上逆，故使硬也，甘草泻心汤主之。

甘草泻心汤方

甘草四两（炙）　黄连一两　黄芩三两　半夏半升（洗）　干姜三两　大枣十二枚（擘）

上六味，以水一斗，煮取六升，去滓，再煎取三升，温服一升。日三服。

注：伤寒中风，均属表证，医反以攻里实之法下之，则胃肠消化官能无故受害，以致下利日数十行，水谷不化，心下痞满，干呕心烦不安。庸工尚不知其为误下致虚，而谓病犹未尽，复以攻实之法下之，消化官能更伤，而痞益甚矣。此非热结之实，不应攻下，故特揭出因下致虚，气机逆乱之由。主以甘草泻心汤，调中益气，则逆者顺，而否者泰矣。

169. 伤寒服汤药，下利不止，心下痞硬。服泻心汤已，复以他药下之，利不止，医以理中与之，利亦甚。理中者，理中焦，此利在下焦，赤石脂禹余粮汤主之。复利不止者，当利其小便。

赤石脂禹余粮汤方

赤石脂一斤（碎）　禹余粮一斤（碎）

上二味，以水六升，煮取二升，去滓，分温三服。

注：本条言表证一再误下，以致虚热下陷，大肠蠕动太过，下利不止之

治法也。伤寒误下，痞硬下利不止，应如前法服泻心汤则已。昧者不察，复以陷胸等法下之，利更甚。又以为胃肠虚寒，复以理中温激胃肠官能之剂予之，致其蠕动有加。此种下利不在中焦之失其吸收，而在下焦之滑脱过甚，故应与石脂余粮等收涩之剂。若复利不止者，则当利小便，导其水而分消之，则愈可必矣。

170. 伤寒吐下后，发汗，虚烦脉甚微，八九日心下痞硬，胁下痛，气上冲咽喉，眩冒，经脉动惕者，久而成痿。

注：伤寒叶下后，中气已虚，更夺其液而为汗，则阴阳俱伤。虚烦脉微，至八九日，正气衰极，不能自复，更见心下痞硬、胁下痛、气上冲咽喉、眩冒、经脉动惕，神经衰弱，荣养缺乏，枢机障碍，种种症状，倘再治之失宜，日久不愈，必成痿证矣。

解：【痿】谓四肢神经衰废，麻木不仁也。

171. 伤寒发汗，若吐若下，解后，心下痞硬，噫气不除者，旋覆代赭石汤主之。

旋覆代赭石汤方

旋覆花三两　　代赭石一两　　半夏半升（洗）　　人参二两　　甘草三两（炙）生姜五两　　大枣十二枚（擘）

上七味，以水一斗，煮取六升，去滓，再煎取三升，温服一升。日三服。

注：伤寒表邪虽解，以曾发汗吐下，中气大虚，胸膈间脏器官能紊乱，津液不行，以致心下痞硬而噫气不除者。此因正虚，调节机能失其效用，非借药力辅助，不能自除也，故主旋覆代赭汤，以补中行气，则正气复，而痞自泰矣。

172. 下后，不可更行桂枝汤，若汗出而喘，无大热者，可与麻黄杏仁甘草石膏汤。

注：仲景于汗下后，未尝禁用桂枝，如"伤寒医下之，续得下利清谷"条，

救表宜桂枝汤；又"伤寒大下后复汗，心下痞"条，解表宜桂枝汤；"太阳病，先发汗不解，而复下之，脉浮者不愈"条，当须解外则愈，桂枝汤主之。本条下后何独不可更行桂枝汤？其故安在？盖以前各条下后所见症状，皆系卫气薄弱，不自调节，本条下后放温失调，体温郁蒸，迫于外则汗，迫于内则喘，表面虽无大热，而内郁之热实甚。故本《内经》"火郁发之"之义，主以麻杏甘石汤而凉解之，桂枝乃甘温之品，故不可更行于热郁之证也。

173. **太阳病，外证未除，而数下之，遂协热而利，利下不止，心下痞硬，表里不解者，桂枝人参汤主之。**

桂枝人参汤方

桂枝四两（别切）　人参三两　白术三两　甘草四两（炙）　干姜三两

上五味，以水九升，先煮四味，取五升，纳桂，更煮取三升，去滓，温服一升。日再，夜一服。

注：太阳病外邪未解，遽然数下之，表热乘虚内陷，协热利下。下而不止，中气大伤，心下痞塞不通。外证未除，里证复急，邪实正虚，故以桂枝人参汤，调营卫而理中气，使表里气和，诸证可解，此助正达邪之法也。本条宜与葛根黄芩黄连汤证互参，彼因实热用芩连而喘汗安，此因正虚得理中而痞硬解，寒热各别，虚实对峙。

174. **伤寒大下后，复发汗，心下痞，恶寒者，表未解也。不可攻痞，当先解表，表解乃可攻痞。解表宜桂枝汤，攻痞宜大黄黄连泻心汤。**

注：伤寒先里后表，颠倒错误，正虚邪陷，心下痞硬，表犹不解而恶寒者，应本《内经》"从外之内而盛于内者，先治其外，而后调其内"之义，先以桂枝汤解肌之法以和表，表和乃以泻心汤去其心下之痞也。此为体质强者言，若虚弱之人，表未解而误下之，必下利清谷，身体疼痛，当用四逆汤先救其里，桂枝汤后治其表也。是故病随人

之强弱而异，法有先后缓急不同，必当审宜而施治也。

175. 伤寒发热，汗出不解，心下痞硬，呕吐而下利者，大柴胡汤主之。

注： 伤寒表证发热，汗出当解，今汗出不解，是生温机能亢进，内热以炽，表未解而阳明里证将成矣。心下痞、呕吐下利者，热甚于内，饮阻于中，上迫则呕，下注则利，故主以大柴胡汤，转少阳而达太阳，通利阳明，合表里而并解之。

176. 病如桂枝证，头不痛，项不强，寸脉微浮，胸中痞硬，气上冲喉咽，不得息者，此为胸有寒也。当吐之，宜瓜蒂散。

瓜蒂散方

瓜蒂一分（熬黄）　赤小豆一分

上二味各别捣筛为散，已合治之，取一钱匕，以香豉一合，用热汤七合，煮作稀糜，去滓，取汁和散，温顿服之。不吐者，少少加，得快吐乃止。诸亡血虚家不可予瓜蒂散。

注： 本条言素有寒饮停蓄，阻遏胸中之阳，稍涉风寒，使卫气不能外固，故发热汗出恶风。似太阳中风之桂枝证，但头不痛，项不强，为异尔。脉微浮，阳气阻抑也。胸中痞硬，气上冲咽喉不得息者，皆有形之饮，侵犯上焦，呼吸被阻，设不予以涌吐之剂，因而越之，则为喘为咳，种种变证，续发不已也。

177. 病胁下素有痞，连在脐傍，痛引少腹，入阴筋者，此名脏结，死。

注： 本条言病伤寒之人，素禀真阳不足，内脏气机衰滞。胁下素有痞结，连于脐傍，复经寒邪外侵，自身正虚不能与抗，唯阴无阳，经脉牵引，少腹掣痛，阴筋缩入者，此名脏结，于法当死，盖脏结即今人所谓缩阴证，如与重剂抑阴扶阳，亦间有治者。

解：【阴筋】谓人体之生殖器也。

178. 伤寒，若吐若下后，七八日不解，热结在里，表里俱热，时时恶风，

大渴，舌上干燥而烦，欲饮水数升者，白虎加人参汤主之。

白虎加人参汤方

知母六两　　石膏一斤（碎）　　甘草二两（炙）　　人参二两　　粳米六两

上五味，以水一斗，煮米熟汤成，去滓，温服一升，日三服。此方立夏后，立秋前，乃可服，立秋后不可服，正月、二月、三月尚凛冷，亦不可与服之，与之则呕利而腹痛。诸亡血虚家，亦不可与，得之则复痛利者，但可温之当愈。

注：伤寒若吐若下后，津液大伤，至七八日，病仍不解，生温升腾，表里俱热，水分缺乏，大渴舌上干燥而烦，欲饮水数升以自救者，虽有时时恶风，表气未和之症状，亦应归咎于津液缺乏，体温不得蒸发以调节所致，故只主以白虎加人参之生津散热之品，则体温调节而表里俱和矣。

179. 伤寒无大热，口燥渴，心烦，背微恶寒者，白虎加人参汤主之。

注：伤寒无大热，表解，蒸发机能调节也。口燥渴，心烦，背微恶寒者，生温亢进，热盛于内，汗出肌疏，津液消亡也，虽背微恶寒，不得疑为太阳未罢，此解热回津助气之白虎加人参汤，所以主之。

180. 伤寒脉浮，发热无汗，其表不解者，不可与白虎汤。渴欲饮水，无表证者，白虎加人参汤主之。

注：白虎汤乃清里热之辛凉重剂。如伤寒脉浮，发热无汗等表证未解者，不可予白虎汤。但清其里，虽渴欲饮水，亦必表证已无者，方可予之。仲景于伤寒表证，用辛凉如此慎重，市医动辄妄投辛凉，何哉？

181. 太阳少阳并病，心下硬，头项强而眩者，当刺大椎肺俞肝俞，慎勿下之。

注：本条言太少并病，涉于经输，虽症状首见心下硬，亦慎勿攻下以伐无过。当针大椎、肺俞、肝俞三穴，使二经之神经兴奋，以鼓舞其调节机转，则经输和利，而病自除，虽不出方，而治方之意，已在其中矣。

182. 太阳与阳明合病，自下利者，与黄芩汤；若呕者，黄芩加半夏生姜汤主之。

黄芩汤方

黄芩三两　芍药二两　甘草二两（炙）　大枣十二枚（擘）

上四味，以水一斗，煮取三升，去滓，温服一升。日再，夜一服。

黄芩加半夏生姜汤方

黄芩三两　芍药二两　甘草二两（炙）　大枣十二枚（擘）　半夏半升（洗）生姜一两半

上六味，以水一斗，煮取三升，去滓，温服一升。日再，夜一服。

注：此言太阳合阳明两经为病。热淫于内，肠受激迫而自下利者，与黄芩汤以清和之，若胃受刺激而呕逆者，于前法中加姜夏之辛降以主之即可。

183. 伤寒胸中有热，胃中有邪气，腹中痛，欲呕吐者，黄连汤主之。

黄连汤方

黄连三两　桂枝三两（去皮）　干姜三两　半夏半升（洗）　人参二两　甘草三两（炙）　大枣十二枚（擘）

上七味，以水一斗，煮取六升，去滓，温服。昼三，夜二。疑非仲景方。

注：此言局部受寒之证治也。胸上焦也，胃中焦也，寒侵腹部，格阳于上，胸中热壅上逆，故欲呕；胃肠寒凝气滞，故腹中痛。主以黄连汤，清上温中，则呕吐止而腹痛除，此又为阴阳相格，寒热并施之治法也。

184. 伤寒八九日，风湿相搏，身体疼烦，不能自转侧，不呕不渴，脉浮虚而涩者，桂枝附子汤主之。

桂枝附子汤方

桂枝四两（去皮）　附子三枚（炮，去皮，破八片）　甘草二两（炙）　生姜三两（切）　大枣十二枚（擘）

上五味，以水六升，煮取二升，去滓，分温三服。

注：本条言伤寒八九日，复为风湿搏结而成痹证也。身体疼烦，不能自转侧，
阳气衰微，寒湿留滞经络也。邪气在经，故不呕不渴，气血凝滞，
故脉浮虚而涩。主以桂枝附子汤，温经化湿，则营卫和，津液行，
而正盛邪除矣。

解：【虚脉】谓血压低降，动脉管弛缓，指下虚大而软，如循鸡羽之状，
中取重按，皆弱而少力，但久按仍不乏根。

185. 若其人大便硬，小便自利者，去桂加白术汤主之。

去桂加白术汤方

附子三枚（炮，去皮，破）　甘草二两（炙）　生姜三两（切）　白术四两
大枣十二枚（擘）

上五味，以水六升，煮取二升，去滓，分温三服。初一服其人身如痹，
半日许复服之。三服都尽，其人如冒状，勿怪。此以附子、术并走皮内，逐
水气未得除，故使之尔。法当加桂四两，此本一方二法，以大便硬，小便自利，
去桂也；以大便不硬，小便不利，当加桂，附子三枚恐多也，虚家及产妇宜
减服之。

注：此承上条言，若风湿相搏，其人大便硬，小便自利者，是阳虚神经
痹滞，水津不布，故以尤合附子，扶阳以温肌肉，肌肉温而湿白化矣。
去桂枝则津液不随辛散而外走，是因大便硬而小便利之故，药之更
换虽仅一味，而其妙理有如此者。

186. 风湿相搏，骨节烦疼，掣痛不得屈伸，近之则痛剧，汗出短气，小便不利，恶风不欲去衣，或身微肿者，甘草附子汤主之。

甘草附子汤方

甘草二两（炙）　附子二枚（炮，去皮）　桂枝四两（去皮）　白术二两
上四味，以水六升，煮取三升，去滓，温服一升，日三服。初服得微汗则解，

能食汗止。复烦者，将服五合，恐一升多者，宜服六七合为始。

注：本条亦阳微湿胜之证，其治亦不外上条扶阳化湿之法也。盖阳微气虚，诸官能薄弱，故风淫于表，则卫外不固而汗出，短气恶风，不欲去衣。湿胜于里，则水气不行，流溢关节，而小便不利，骨节烦疼，不得屈伸，或至身体微肿。甘草附子汤者，乃益气温经，固卫化湿之剂，所以为卫弱阳微，风湿相搏之的药也。

187. 伤寒脉浮滑，此表有热，里有寒，白虎汤主之。

白虎汤方

知母六两　石膏一斤（碎）　甘草二两（炙）　粳米六合

上四味，以水一斗，煮米熟汤成，去滓，温服一升。日三服。

注：脉浮为表病，滑为里热。伤寒之脉本紧，今见浮滑，是阳气素盛，偶为寒邪外束，体温遂至极度，病变以因寒而成继起之热证也。故以白虎辛凉之品主之，表有热里有寒之寒热二字，恐系互误，若真有里寒，断无用白虎之理。

解：【滑脉】谓血行流利，脉波湛然。故指下举浮紧，按之滑石也。

188. 伤寒，脉结代，心动悸，炙甘草汤主之。

炙甘草汤方

甘草四两（炙）　桂枝三两（去皮）　生姜三两（切）　人参二两　生地黄一斤阿胶二两　麦门冬半升（去心）　麻子仁半升　大枣三十枚（擘）

上九味，以清酒七升，水八升，先煮入味，取三升，去滓，纳胶烊消尽，温服一升。日三服。一名复脉汤。

注：本条为血少气虚之人，伤寒治疗上立一变法也。伤寒发热时，血实于表，内脏血液即因之减少，如平日气血衰微，则心脏收缩，及还流之血液，皆失常度，故脉结代而心动悸也。此时虽有伤寒之表，亦在所不顾，只以补中生血复脉为急，通行营卫为主也。

解：【结脉】为气虚血少之征。谓神经衰弱，血液还流减少，心脏收缩不能如度，指下迟缓中，时见遏止，而少顷复来也。

【代脉】乃元气衰微不续之象。谓神经衰弱之程度益甚，心之搏动而有规律的间歇，脉来动而中止，不能自还，因而复动，不似促结脉之仅见遏止，而无一定至数也。

189. 脉按之来缓，时一止复来者，名曰结。又脉来动而中止，更来小数，中有还者，反动，名曰结阴也。脉来动而中止，不能自还，因而复动者，名曰代阴也。得此脉者，必难治。

注：本条文义不顺，中间恐有遗漏，且似衍文，故不解以存疑。

辨阳明病脉证并治

190. 问曰：病有太阳阳明，有正阳阳明，有少阳阳明，何谓也？答曰：太阳阳明者，脾约是也；正阳阳明者，胃家实是也；少阳阳明者，发汗利小便已，胃中躁烦实，大便难是也。

注：本条设为问答，以明阳明病之起因，有由太阳少阳二经续发者，有由本经原发者，故胃实虽一，而治法则各异焉。

解：【脾约】谓脾之约束也（按：生理消化官能自知，脾字宜作肠字解，细考）。盖小肠吸收太过，大肠失其濡润，致糟粕停滞而不大便也。

191. 阳明之为病，胃家实是也。

注：此揭阳明病之总纲，以胃家实为主要之诊候，以下凡称阳明病者，即指此种证象而言。

解：【阳明病】谓抵抗有余，胃肠充实之候，但有经腑之分。在经者为生温升腾，在腑者为胃家实也。

【胃家实】胃家包括大肠而言。实者充满之义，盖谓大肠之糟粕不去所致也。

192. 问曰：何缘得阳明病？答曰：太阳病，若发汗，若下，若利小便，此亡津液，胃中干燥，因转属阳明，不更衣内实，大便难者，此名阳明也。

注：此承上文，此申明阳明病之来因也。太阳病，汗下利小便等法，措施失当，以致津液消亡，胃肠干燥，糟粕留滞，而转属阳明，以及不更衣内实、大便难者，皆得以阳明病名之。

解：【不更衣】谓不大便也，盖古人登厕必更衣故而。

　　【内实】谓胃肠中饮食充积，糟粕停滞也。

　　【大便难】谓非不大便，乃大肠干燥，粪出不易尔。

193. 问曰：阳明病外证云何？答曰：身热汗自出，不恶寒，反恶热也。

注：此言阳明病，外证之主要诊候，为身热、汗自出、不恶寒、反恶热也。

解：【身热汗自出】谓生温增高，蒸发机能亢进也。

　　【不恶寒反恶热】谓生温升腾，抵抗有余，表寒自罢也。

194. 问曰，病有得之一日，不发热而恶寒者，何也？答曰：虽得之一日，恶寒将自罢，即自汗出而恶热也。

注：此即阳明病初起之经过状态也。盖风寒初感，必见表证，虽系阳明病初得之一日，亦不能外此公例。但阳明病体中已先具有使体温升腾内实之因，故只须一日间，表候即自罢，而自汗出反恶热之阳明症状见矣。

195. 问曰：恶寒何故自罢？答曰：阳明居中，主土也，万物所归，无所复传，始虽恶寒，二日自止，此为阳明病也。

注：前人注释本条，皆谓胃为水谷之海，主养四旁，四旁有病，皆能影响及胃。故喻之以居中土，为万物所归也，实则循文敷衍，未得真谛。原其所以恶寒自罢者，盖由抵抗有余，放温机能亢进之所致也。

196. 本太阳初得病时，发其汗，汗先出不彻，因转属阳明也。

注：彻者尽也，透也。本太阳病皮肤蒸发机能障碍之初，汗而如法，病即立愈，倘汗之稍失其量，表气未和，热郁于里，而转属阳明矣。此言由发太阳汗不如法，以致病及阳明，与发汗利小便胃中燥之转属阳明者，其因不同。

197. 伤寒发热无汗，呕不能食，而反汗出濈濈然者，是转属阳明也。

注：伤寒表气闭塞，水谷之气郁而不化，证见发热无汗，呕不能食者，

病机尚在太阳也。若发热呕不能食，而反汗出濈濈然，热不为汗衰者，是水谷郁蒸，已成阳明里热内实之证矣。

解：【不能食】谓胃肠之消化机能障碍也。

【濈濈然】濈濈，连绵不绝之意。盖谓生温机能亢进，体温不能借蒸发以杀其势也。

198. 伤寒三日，阳明脉大。

注：本条即旧说阳明居中主土，而无所复传之义。盖以六经之传次，一太阳，二阳明，三少阳。假令二日，而邪传阳明，便归中土，无所复传，此乃抵抗有余之象征，故至三日，仍现脉大之阳明症状也。

解：【脉大】即大脉，谓应指满溢，倍于寻常，然有虚实之分。如《内经》云："大则病进"，是指血压增高，血液充实之实大而言。仲景则以大为虚者，乃脉管扩张，血压低降，而血液减少之谓，又如数大为热甚，弦大为寒实等。察脉者均不可不细辨之，惟此处之大脉，系就《内经》实大而言也。

199. 伤寒脉浮而缓，手足自温者，是为系在太阴。太阴者，身当发黄，若小便自利者，不能发黄，至七八日大便硬者，为阳明病也。

注：太阳伤寒，脉虚浮紧，今脉浮缓而手足自温者，是为系在太阴。太阴为抵抗不足，水津不布，分泌失调之候。今病伤寒而系在太阴，津液壅滞为湿，熏蒸肌肉，身必发黄。如肾脏官能无阻，津液流行，小便自利者，不但湿化而发黄之患可免，且有抵抗增加之可能。故水湿虽化，体温未调，至七八日，则抵抗升腾，胃肠燥结，因复转为阳明内实，而成可下之证也。

200. 伤寒转系阳明者，其人濈濈然微汗出也。

注：本条乃由太阳直转阳明也。系者乃言太阳之邪未罢，兼病及于阳明者也，盖此二条，皆是申明首章太阳阳明症状传变之序。

201. 阳明中风，口苦咽干，腹满微喘，发热恶寒，脉浮而紧，若下之，则腹满小便难也。

注：脉浮为表，紧为邪实，风中阳明，口苦咽干腹满微喘者，热实于里也，发热恶寒者，表尚未罢也。若下之里热虽去，而表邪未除，津液伤亡，故使腹满而小便难也。

解：【口苦】谓胃家实，胆汁失其疏泄作用，泛溢于上也。

【咽干】谓热盛于里，津液干燥，涎腺分泌缺乏也。

【腹满】谓胃家实也。

【微喘】谓生温机台揪，血中养镢傲。

202. 阳明病，若能食，名中风；不能食，名中寒。

注：本条以饮食之能否，别阳明之受风与寒者。盖以风性主动，消化官能因之兴奋，故能纳食，寒则反是。故中风者能食，中寒者不能食也。

203. 阳明病，若中寒者，不能食，小便不利，手足濈然汗出，此欲作固瘕，必大便初硬后溏。所以然者，以胃中冷，水谷不别故也。

注：此言不能食名中寒之症状也。阳明中寒，胃中冷，消化疲滞，小肠不能分泌别汁，津液不输，小便不利，汗不遍体，惟手足濈然，此寒邪固结，水谷不别，大便初硬后溏，欲作久泄之病也。

解：【固瘕】谓顽固性之大瘕泄也，即水谷不化，久泄飧泄之类，又即俗名溏泻病，如作"症瘕"之"瘕"字解者谬矣。

204. 阳明病，初欲食，小便反不利，大便自调，其人骨节疼，翕翕如有热状，奄然发狂，濈然汗出而解，此水不胜谷气，与汗共并，脉紧则愈。

注：此言阳明病能食名中风之病变也。风性主动，胃家受之，官能亢进，则消谷而欲食，小便反不利，大便自调，骨节疼，翕翕如有热状者，表未罢，内未实也；奄然发狂，濈然汗出而解者，阳明虽抵抗有余，忽见狂象，而小便不利，分泌失节，其水不能胜之谷气，仍必藉汗

之蒸发而并调之也。脉紧则愈者，即抵抗有余之征也。

205. 阳明病，欲解时，从申至戌上。

注：旧说以阳明旺于申酉戌，故曰："阳明病，欲解时，从申至戌上"，以此时为阳明正气最旺之时也。

206. 阳明病，不能食攻其热必哕，所以然者，胃中虚冷故也。以其人本虚，故攻其热必哕。

注：此言阳明中寒不能食者，虽里证已具，仍不可攻下。倘误攻之，必发哕，所以然者，以其人中阳本虚，不能食乃水谷不化，非热实屎燥，故攻其热，则胃中应冷，而必哕也。本条及次条，其见证皆为抵抗不足，应属于太阴腑实，而非阳明抵抗有余之腑实也，学者宜明辨之。

207. 阳明病，脉迟，食难用饱，饱则微烦头眩，必小便难，此欲作谷疸。虽下之，腹满如故，所以然者，脉迟故也。

注：脉迟为寒，不能消谷，如饱食，则谷气郁蒸，水道不调，而微烦头眩腹满，小便难。此欲作谷疸之状，不宜攻下。虽下之，消化机能更伤，亦必腹满如故也。

解：【谷疸】谓因谷食留中，胃肠充实，胆汁潴留而成黄疸也。

208. 阳明病，法多汗，反无汗，其身如虫行皮中状者，此以久虚故也。

注：阳明病，法本多汗，今反无汗，其身如虫行皮中状者，此以其人久已气虚津少，邪热欲假汗液蒸发外达，而正气衰弱，不能达之也。

209. 阳明病，反无汗，而小便利，二三日呕而咳，手足厥者，必苦头痛。若不咳不呕，手足不厥者，头不痛。

注：此言阳明中寒之变证也。阳明病，寒邪外闭，里热未胜，故无汗；而小便利，至二三日寒邪不解，热郁肺胃，则呕咳；四肢贫血，则手足厥冷，而头苦痛也。

210. 阳明病，但头眩，不恶寒，故能食而咳，其人咽必痛。若不咳者，咽不痛。

注：此言阳明中风之症状也。阳明病，风邪外激，神经兴奋，四末充血，故头眩不恶寒而能食。如邪热上炎，其人必因咳伤咽，而苦咽痛。、少阴病，亦有咽痛，但不咳尔。仲景恐人误疑为少阴病，故特申之曰"若不咳者咽不痛也"。

211. 阳明病，无汗，小便不利，心中懊侬者，身必发黄。

注：阳明病，本发热自汗，今无汗，小便且不利，是邪热内结，水津不行。湿热留中，久不得达于肤表，下不得输于膀胱，郁蒸于里，心中懊侬。胆汁被遏，而身必发黄也。

212. 阳明病，被火，额上微汗出，而小便不利者，必发黄。

注：本条即上条所言热盛于里不能假水液蒸发，郁遏发黄之证。被火者，言缘于治误，非病理机转所致也。凡误进羌活、荆、防及姜、桂、乌、附之类，皆可以被火概之。

213. 阳明病，脉浮而紧者，必潮热，发作有时。但浮者，必盗汗出。

注：阳明脉浮而紧，表热里实也，里实则潮热发作有时。脉但浮者，为里未实，而表未和也，表未和，则盗汗出。

解：【盗汗】谓寝时汗出也。

214. 阳明病，口燥，但欲漱水，不欲咽者，此必衄。

注：阳明里热，则渴欲饮水。此口燥但欲漱水不欲咽者，是热在经，而未入腑，胃中水液，尚未缺乏，故漱水而不欲饮。但热盛于经，迫血妄行，仲景所以预知其必衄也。

215. 阳明病，本自汗出，医更重发汗，病已差，尚微烦不了了者，此必大便硬故也。以亡津液，胃中干燥，故令大便硬。当问其小便日几行，若本小便日三四行，今日再行，故知大便不久出。今为小便数少，以津液当还入胃中，故知不久必大便也。

注：阳明病，大便硬有热结与津竭两端。汗与小便，本皆胃中水谷所化，今已汗复汗，重亡津液，虽经病已差，而胃燥便硬，仍微烦不了了，此当求之津液，不可复行攻逐矣。如小便本多，而今数少，知津液调节，不直输于膀胱，而还济于胃肠，于是燥者得润，结者得通，故不久必大便出也，此以津液素盛者，若不足者，又非假药物以助之不可。

216. 伤寒呕多，虽有阳明证，不可攻之。

注：伤寒呕多是胃气已逆，若再攻之，则不第重伤其胃，抑且损及于肠矣。诛伐无过，医门大忌，故有不可攻之禁条也。

217. 阳明病，心下硬满者，不可攻之。攻之利遂不止者死，利止者愈。

注：阳明病，以腹满者，为腑实，乃可攻之。今心下硬满，是病在胃，而不在大肠，故不可攻下。倘误攻之，中气陷败，利遂不止者死。若其人正气尚能自复，而利止者，故愈也。

218. 阳明病，面合赤色，不可攻之。必发热，色黄者，小便不利也。

注：合，得也。阳明病面得赤色者，热甚于经而腑未实，不可下之。下之虚其里气，耗其津液，热郁不解，故必小便不利，而发热色黄也。

219. 阳明病，不吐不下，心烦者，可与调胃承气汤。

注：吐后心烦，谓之内烦；下后心烦，谓之虚烦。今阳明病，不因吐下而见心烦者，乃生温亢进，津液消亡，胃肠充塞，可予调胃承气汤，以除其滞，而涤其热也。

220. 阳明病，脉迟，虽汗出不恶寒者，其身必重，短气腹满而喘，有潮热者，此外欲解，可攻里也。手足濈然而汗出者，此大便已硬也，大承气主之；若汗多，微发热恶寒者，外未解也，其热不潮，未可与承气汤；若腹大满不通者，可与小承气汤，微和胃气，勿令至大泄下。

大承气汤方

大黄四两（酒洗）　厚朴半斤（炙，去皮）　枳实五枚（炙）　芒硝三合

上四味，以水一斗，先煮二物，取五升，去滓，纳大黄，煮取二升，去滓，纳芒硝，更上微火一两沸，分温再服。得下余勿服，

小承气汤方

大黄四两　厚朴二两（炙，去皮）　枳实三枚大者（炙）

上三味，以水四升，煮取一升二合，去滓，分温二服。初服汤当更衣，不尔者尽饮之。若更衣者，勿服之。

注：脉迟为寒，阳明病而脉迟，必其人素禀偏寒，故虽汗出不恶寒者，亦必见身重短气腹满等经脉濡滞之象。即有潮热可攻之证，亦必须手足濈然汗出，热实于里之症状具备，方是大便已硬，乃可以大承气汤主之。至微发热恶寒之表未解，与不潮热之里未实者，大承气汤皆在禁例。若腹大满不通，亦只能作胃与小肠之水谷阻滞，予小承气汤，以微和之，且戒其勿令大泄下，以伤其未病之大肠也。

221. 阳明病，潮热，大便微硬者，可与大承气汤，不硬者，不可与之。若不大便六七日，恐有燥屎，欲知之法。少与小承气汤，汤入腹中，转矢气者，此有燥屎也，乃可攻之。若转不矢气者，此但初头硬，后必溏，不可攻之，攻之必胀满不能食也。欲饮水者，与水则哕。其后发热者，必大便复硬而少也，以承气和之。不转矢气者，慎不可攻也。

注：大承气为下药之峻剂，用之不当，贻害无穷。故本条以潮热便硬转矢气等状，次第曲详，以决当下之候也。阳明病，必潮热便硬，乃可予大承气汤，否则不可予，此仲景戒人慎之于先也。然恐人畏用攻药，迁延误病，故曰"六七日不大便，恐有屎"，又示人以试探之法，先予小承气汤，以观其变。若汤入腹中，而转矢气者，大肠燥屎已结，乃可以大承气攻之，不然，大便初硬后溏，攻之，乃邪未尽，而消化官能受伤，必致腹胀满不食、饮水则哕。种种见证，此仲景戒人试之于先，不致贻害于后也。至其后发热，又是未尽之

邪复结，但既攻之后，结亦不甚，只宜小承气汤和之足矣，此仲景复戒人慎于既误之后也。然阳明内实一证，果能依法试探，百治无失，故复申之曰："不转矢气，慎不可攻"，见里证未急，攻不可骤，此仲景之所以三令五申者也。

222. 夫实则谵语，虚则郑声。郑声者，重语也。

注：本条以谵语郑声，而辨其邪正之虚实。阳明之为病，以胃家实为主因，仲景特揭之于此。明阳明病，但有谵语，而无郑声之意，故以下只言谵语，而不及于郑声也。

解：【谵语】谓乱言无次，其声高朗，乃邪实于里，神经昏乱也。

　　【郑声】谓言语重复，其声微短，乃正虚于内，神经衰败也。

223. 直视谵语，喘满者死，下利者也死。

注：直视谵语，已为热实阴竭，其气将绝之候，若再继之以呼吸消化重要器官之疾患，如喘满下利者，则不死何待？故无法可治而皆主死也。

解：【直视】谓视神经麻痹，目睛不能转动也。

224. 发汗多，若重发汗者，亡其阳，谵语。脉短者死，脉自和者不死。

注：汗虽阴液，必并体温蒸发而出。若汗出而复汗，则阳亡矣。亡阳而又见邪实气少之脉证，生气自难接续，故死。若脉自和者，正气未绝，犹可治之而不死也。

解：【脉短】即短脉。谓脉波短促，不及本位，此乃司心脏之运动神经失职所致。

225. 伤寒，若吐若下后不解，不大便五六日，上至十余日，日晡所发潮热，不恶寒，独语如见鬼状。若剧者，发则不识人，循衣摸床，惕而不安，微喘直视，脉弦者生，涩者死。微者，但发热谵语者，大承气汤主之。若一服利，则止后服。

注：吐下不当，病不解，而胃肠受伤，不大便五六日，上至十余日，津亡脏燥，邪热内结，故症见潮热不恶寒、独语如见鬼状。剧者邪热

大实于内，神气昏愦，则不识人，循衣摸床等，神经障碍之证象见矣。伤寒阳盛阴绝，阴盛阳绝，皆正亡邪盛，不治之候。今邪热盛极，如脉弦而阴未绝者，犹可生；脉涩而阴已绝者，故死不治也。至其邪微不剧，正气未竭，但发热谵语者，大承气仍为主治之方。

226. 阳明病，其人多汗，以津液外出，胃中燥，大便必硬，硬则谵语，小承气汤主之。若一服谵语止者，更莫复服。

注：此言阳明病，如其人多汗者，即先予小承气汤，以涤其热，而去其实。勿待津液外耗，胃肠燥，大便硬，谵语作，下证急时，始与攻之。不则，病虽治愈，而正气已疲于奔命矣。

227. 阳明病，谵语发潮热，脉滑而疾者，小承气汤主之。因与承气汤一升，腹中转矢气者，更服一升，若不转矢气者，勿更与之。明日又不大便，脉反微涩者，里虚也，为难治，不可更与承气汤也。

注：脉滑而疾，为有宿食。然亦有虚阳上泛而见此脉者，故谵语潮热，下证虽具，仍予小承气汤，一试再试，而不敢妄攻，恐犯虚虚之戒。如小试之，明日不大便，而脉反微涩者，是里虚之候。治之为难，不但大承气当禁，即小承气汤，亦不可予。此与上谵语脉短之义同，学者互参，则不致误。

228. 阳明病，谵语有潮热，反不能食者，胃中必有燥屎五六枚也；若能食者，但硬耳。宜大承气汤下之。

注：此以能食不能食，辨燥结之微甚也。潮热谵语，皆阳明腑热之症状，热则能消谷，今反不能食，必热伤胃液，气机不能下行，燥屎固结于大肠，故宜大承气汤，急祛亢极之阳，以救垂绝之阴；若能食者，消化机能尚无障碍，热邪不盛，津液不致大伤，大便虽硬，和之自行，不必攻下反伤其正也。

229. 阳明病，下血谵语者，此为热入血室，但头汗出者，刺期门，随其实而泻之，濈然汗出则愈。

> 注：血室者，肝也，肝为藏血之脏。阳明热甚，侵及于肝，血室不藏，
> 溢于大肠而血下；血虚于表，里热蒸腾，故但头有汗，而不能周身。
> 此非汗吐下法可愈，必刺肝之穴，使热有所泻，血有所藏，则自然
> 汗出周身，体温调节，血不妄行，谵语自止矣。

230. 汗出谵语者，以有燥屎在胃中，此为风也。须下者，过经乃可下之。
下之若早，语言必乱，以表虚里实故也。下之则愈，宜大承气汤。

> 注：阳明谵语，虽为里有燥屎之征，但汗出为中风表邪未罢之象。虽燥
> 屎宜下，亦必须表罢过经，表邪已衰，里热燥实之际，乃可以大承
> 气下之则愈。倘下早语乱，表虚里实，又当用救治之法，非谓仍用
> 大承气汤耳。此倒装文法，不可误解。

231. 伤寒四五日，脉沉而喘满，沉为在里，而反发其汗，津液越出，大
便为难，表虚里实，久则谵语。

> 注：伤寒四五日，正热邪内盛，病机由太阳而传阳明之时，况见脉沉在
> 里之喘满，而反从表汗之，必致津液越出，大便燥难，而成表虚里
> 实之候，若不即早调治，久必大实而谵语矣。

232. 三阳合病，腹满身重，难以转侧，口不仁面垢，谵语遗尿。发汗则
谵语，下之则额上生汗，手足逆冷。若自汗出者，白虎汤主之。

> 注：太阳主表，阳明主里，少阳主半表里。今一身尽为邪热所困，故身
> 重难以转侧也，邪热上蒸，故口不仁而面垢；热结于里，故腹满；
> 热扰神经，故谵语；热迫膀胱，则遗尿；热蒸肌腠，而自汗。证虽
> 属于三阳，而首要则在阳明，故当从阳明抵抗有余主治。若从太阳
> 之表发汗，则津竭热深，而更增谵语；若从阳明之里下之，则阴伤
> 阳越，而头汗肢冷。要当审其未经汗下之先，的有身热自汗之阳明证，
> 即主以白虎汤，生津化热，专顾阳明，而三阳症状并解矣。

233. 二阳并病，太阳证罢，但发潮热，手足漐漐汗出，大便难而谵语者，下之则愈，宜大承气汤。

注：二阳并病者，本太阳病，并于阳明也。太阳证罢，是全属于阳明。今潮热手足漐漐汗出，大便难而谵语者，是内实已成。《经》曰："手足漐然而汗出者，必大便已硬也"，与大承气汤，以下其实热，则邪去正安而愈矣。

234. 阳明病，脉浮而紧，咽燥口苦，腹满而喘，发热汗出，不恶寒反恶热，身重。若发汗则躁，心愦愦，反谵语。若加烧针，必怵惕烦躁不得眠。若下之则胃中空虚，客气动膈，心中懊侬，舌上苔者，栀子豉汤主之。

注：阳明病，脉浮发热汗出，不恶寒反恶热者，为热在表也；脉紧咽燥，口苦腹满而喘者，为热在里也。表里俱病，尤当和解，若发汗攻表，表热虽除，而里热益甚，故躁而心愦愦，反谵语；若加烧针，则激动经脉，故怵惕烦躁不得眠也；若下之，里热虽出，胃肠空虚，不自调节，使心中懊侬，而不了了也。舌上苔者，言此证在未经汗下温针之先，即当察其舌若有苔，津液未干者，与栀子豉汤，以双解之可也。

235. 若渴欲饮水，口干舌燥者，白虎加人参汤主之。

注：此承上文栀子豉汤而言。若前证外，更加渴欲饮水，口干舌燥者，是胃中津液将竭，应进一步而主以白虎加人参汤，解热润燥，则不致大便燥硬，而予攻下也。

236. 若脉浮发热，渴欲饮水，小便不利者，猪苓汤主之。

猪苓汤方

猪苓（去皮） 茯苓 泽泻 阿胶 滑石（碎）各一两

上五味，以水四升，先煮四味，取二升，去滓，纳阿胶烊消，温服七合。日三服。

注：此又承上文渴欲饮水而言。若脉浮发热，渴欲饮水，小便不利者，是水津不行，恐水蓄为逆，故予猪苓汤，生津润燥，行水泄热，既不致胃燥，又不致有蓄水之患。

237. 阳明病，汗出多而渴者，不可与猪苓汤，以汗多胃中燥，猪苓汤复利其小便故也。

注：阳明病汗出多而渴者，虽小便不利，然津液外泄，胃中干燥，与前条渴欲饮水，小便不利，水津不行者，有别，故不可予猪苓汤，复利其小便。以汗溺同源，既已夺之于外，岂可复夺之于下，仲景故特揭出以示戒。

238. 脉浮而迟，表热里寒，下利清谷者，四逆汤主之。

注：此论阳明腑寒之证也。脉浮而迟，浮为表热，迟为里寒，寒盛于里，则阳迫于外，消化机能因之障碍，而下利清谷。四逆汤为扶阳散寒之剂，故得主之。本条及次条，均应作太阴寒实论。

239. 若胃中虚冷，不能食者，饮水则哕。

注：此承上文脉迟里寒而言。阳明病不能食之因，寒热俱有，仲景恐人错认胃中虚冷为胃中燥、大便硬之不能食，从而误治，故特揭出饮水则哕一症以辨之。

240. 脉浮发热，口干鼻燥，能食者，则衄。

注：此言阳明热盛，不解于汗，而解于血也。阳明病，脉浮发热者，热盛也；口鼻干燥，邪热上炎也。邪不犯胃，故能食，能食则衄，言病不在腑，非因能食而致衄也。

241. 阳明病下之，其外有热，手足温不结胸，心中懊憹，饥不能食，但头汗出者，栀子豉汤主之。

注：病属阳明，本有可下之理，然必待热已入腑，潮热手足温，而且溅然汗出，方为大便燥硬，下证已成之候。若下之太早，虽不同太阳

误下，邪陷入里之结胸证，却已同太阳误下，热扰及中之心中懊侬证矣。胃虚热格，故饥不能食；热郁上蒸，故但头汗出。惟栀子豉汤，为开郁泄热之主剂。

242. 阳明病发潮热，大便溏，小便自可，胸胁满不去者，小柴胡汤主之。

注：阳明潮热为腑实，应大便硬而小便数。今大便溏，小便自可，则腑热未实，腐秽尚行。应气和而胸胁满去。今反不去者，认属少阳阳明，邪气犹在表里之间，惟小柴胡汤一方，合表里而和解之，故仍以此汤为主要之剂。

243. 阳明病，胁下硬满，不大便而呕，舌上白苔者，可与小柴胡汤，上焦得通，津液得下，胃气因和，身濈然汗出而解。

注：此承上条而言，即使不大便而胁下硬满，若有呕与白苔者，则少阳三焦认为多，亦不当从阳明里实施治。应予小柴胡汤，以调和三焦之气，俾上焦得通，舌上白苔化；津液行，而大便利；胃气因和，而呕止，三焦通畅分泌调节，身濈然汗出，而阳明病亦因之解也。

244. 阳明中风，脉弦浮大而短气，腹都满，胁下及心痛，久按之气不通，鼻干不得汗，嗜卧，一身及目悉黄，小便难，有潮热，时时哕，耳前后肿，刺之小差，外不解，病过十余日脉续浮者，与小柴胡汤。脉但浮，无余证者，与麻黄汤。若不尿，腹满加哕者，不治。按：柯韵伯本，脉续浮作弦浮，甚当。

注：此条虽系阳明，而已兼太少两经；虽名中风，而实为表实，乃三阳俱病之候也。太阳闭郁，故不得汗，小便难；阳明闭郁，故短气，腹满，鼻干，嗜卧，一身及面目悉黄，有潮热；少阳闭郁，故胁下及心痛，久按之气不通，时时哕，耳前后肿。仲景立法，遇此等表里混淆之证，但教人俟其病势所向，乘机施治，故先用刺法以鼓动其自然疗能，待其小差。若外不解，已过十日，脉弦浮者，则正气机转，已有向外之势，可予小柴胡汤，随其势而达之。若脉但浮，无汗，而

无余证者，则正气机转，业已向外，因蒸发机能闭止，当予麻黄汤，使阳明郁热，从太阳而解。若刺之而病势不减，更加不尿、腹满、哕甚等逆，这真气已衰，胃气已败，不可治也。

245. 阳明病，自汗出，若发汗，小便自利者，此为津液内竭，虽硬不可攻之，当须自欲大便，宜蜜煎导而通之。若土瓜根及大猪胆汁，皆可为导。

蜜煎方

食蜜七合

右一味，于铜器内，微火煎，当须凝如饴状，搅之勿令焦著，欲可丸，并手捻作挺，令头锐，大如指，长三寸许，当热时急作，冷则硬，以纳谷道中，以手急抱，欲大便时乃去之。疑非仲景意，已试甚良。又大猪胆一枚，泄汁，和少许法醋，以灌谷道内，如一食顷，当大便出宿食恶物，甚效。

注：阳明病，自汗发热，非放温机能闭止，不应发汗以撤热。若强发之，虽体温低减，而津液内竭矣。若因此而大便硬者，亦不可用攻实热之法以攻之，必须俟其气机旋转，自欲大便之际，用蜜煎导等法，因其势而润导之可也。

246. 阳明病，脉迟，汗出多，微恶寒者，表未解也，可发汗，宜桂枝汤。

注：此言阳明中风之证治也。阳明中风，脉迟汗出多，而微恶寒者，仍是营弱卫强，蒸发机能失调，故曰表未解也。虽有内实之因，亦宜桂枝汤，以和其营卫尔。

247. 阳明病，脉浮，无汗而喘者，发汗则愈，宜麻黄汤。

注：此言正阳阳明伤寒之证治也。阳明伤寒，脉浮，无汗而喘，里虽实，而表证更甚，仍宜麻黄汤，以发其汗。

248. 阳明病，发热汗出者，此为热越，不能发黄也。但头汗出，身无汗，剂颈而还，小便不利，渴引水浆者，此为瘀热在里，身必发黄，茵陈蒿汤主之。

茵陈蒿汤方

茵陈蒿六两　栀子十四枚（擘）　大黄二两（去皮）

上三味，以水一斗二升，先煮茵陈，减六升，纳二味，煮取三升，去渣，分三服。小便当利，尿如皂荚汁状，色正赤。一宿腹减，黄从小便去也。

> 注：此言阳明郁热于里，不得借汗液蒸发，而致身黄之证治也。发热汗出，阳明里热，已随汗液发越于外，湿热不致交郁，安能发黄？若头汗出，身无汗，齐颈而还，足微热郁于里，不得外越，但上蒸于头也，小便不利，则热不得下泄，而又渴引水浆，则热之蓄于内者方炽，而湿之引于外者无已，湿瘀热郁，则必熏蒸为黄矣。

249. 阳明证，其人喜忘者，必有蓄血。所以然者，本有久瘀血，故令喜忘。屎虽硬，大便反易，其色必黑，宜抵当汤。

> 注：此言阳明旧有蓄血证治也。阳明证，其人喜忘者，为有蓄血之外候，所以然者，以身中之血，不能上奉于脑，致久瘀于内，则脑气衰而喜忘。虽阳明有燥屎之证，此则因血瘀久自下，故大便反易，而呈蓄血之色也，抵当汤乃治蓄血之重剂，用者须于临时酌量尔。

250. 阳明病，下之，心中懊恼而烦，胃中有燥屎者，可攻。腹微满，初头硬后必溏，不可攻之。若有燥屎者，宜大承气汤。

> 注：此下凡五条，皆论大承气汤上承烦热而下行燥屎之意。此言阳明病，试下后，心中懊恼而烦，若转矢气者，是因腑有燥屎，可再予大承气以攻之；若腹微满，大便但初硬后溏，则无再予攻下之理也。

251. 病人不大便五六日，绕脐痛，烦躁，发作有时，此有燥屎，故使不大便也。

> 注：阳明腑证，用攻法，待有燥屎方不为误，所以验燥屎之法，不可专恃转矢气之一端也。病人不大便五六日，屎燥与否尚未可知也。若见绕脐痛、烦躁、发作有时者，则知大肠燥结故使不大便也。上文云："若有燥屎者，宜大承气汤"，此接上文而言，此有燥屎，亦宜大

承气汤明矣。

252. 病人烦热，汗出则解，又如虐状，日晡所发热者，属阳明也。脉实者，宜下之；脉浮虚者，宜发汗。下之与大承气汤，发汗宜桂枝汤。

注：烦热太阳也，汗出则热当解。今汗出而又热如虐状，作止有时，发于日晡所者，是病已属于阳明，必审其脉之浮沉，定其邪之表里，然后从而治之。若脉实者，知邪实于里，可予大承气以下之。脉浮虚者，知邪尚在表，予桂枝汤调其营卫，而汗之可也。

253. 大下后，六七日不大便，烦不解，腹满痛者，此有燥屎也。所以然者，本有宿食故也，宜大承气汤。

注：阳明热结于腑之证，既经大下，则不致六七日后，尚有余邪复结之理。若以前此之下为未合，何又不成结胸与痞等证？仲景推其原因，乃知今日之烦不解，腹满痛，呈有燥屎之症状者，本于下后，胃肠官能尚未十分调畅之际，饱食不消所致。故仍宜大承气汤，以推陈致新也。

254. 病人小便不利，大便乍难乍易，时有微热，喘冒不能卧者，有燥屎也，宜大承气汤。

注：此言阳明病之有燥屎，不必尽不大便而仍可下也。病人小便不利，大便乍难乍易，若无燥屎，虽十日不更衣，亦绝不致见时有微热喘冒不能卧等胃肠壅塞之症状。今既见之，则有燥屎无疑，故仍宜大承气以荡涤之。

255. 食谷欲呕，属阳明也，吴茱萸汤主之。得汤反剧者，属上焦也。

吴茱萸汤方

吴茱萸一升　人参三两　生姜六两（切）　大枣十二枚（擘）

上四味，以水七升，煮取二升，去渣，温服七合。日三服。

注：食谷欲呕者，胃中寒也，消化机能减退，不任水谷，故主以吴茱萸

汤温之，使寒散而水谷得下也。若得汤反剧，此非中寒可知，是当属于上焦胸膈间热邪壅遏之病矣，本条亦应作太阴腑实论。

256. 太阳病，寸缓，关浮，尺弱，其人发热汗出，复恶寒，不呕，但心下痞者，此以医下之也。如其不下者，病人不恶寒而渴者，此转属阳明也。小便数者，大便必硬，不更衣，十日无所苦也。渴欲饮水，少少与之，但以法救之。渴者，宜五苓散。按：李钻文曰："此条似有缺文。"

注：本条上段，是辨误下致痞，与转属阳明之痞满不同。下段是辨阳明大肠燥热，与大肠干硬各异也。太阳中风，脉证具备，又不呕而但心下痞，是下之太早，邪陷胸膈所致，不得误认为阳明里实之证。如其是转属阳明，胃中燥实之痞满，则不恶寒而渴矣。大肠中有燥屎，必有潮热满结之苦。若小便多大便因硬者，虽不更衣十日之久，亦无所苦也，以法救之。言如小便数，渴欲饮水，少少予之，使津复肠润，而大便行。如渴而小便不利者，宜以化气布津之五苓散辈治之也。

257. 脉阳微而汗出少者，为自和也，汗出多者，为太过。

注：脉阳微而汗出少者，是中风表热不亢而津液未伤，体温调节适当，脏器官能必自和而无传变之虞。倘汗多，为津液泄越太过，必不自和而有他变也。

258. 阳脉实，因发其汗，出多者，亦为太过。太过者，为阳绝于里，亡津液，大便因硬也。

注：阳脉实，因发其汗，出多者，是伤寒本无汗，因发汗过多，则与上条自出过多，同一理由，故曰亦为太过。自此以下，乃总结上文以申其义，言太过为汗出过多，阴不足以和阳，则阳气孤绝于里，胃肠干燥，大便即因之而硬也。

259. 脉浮而芤，浮为阳，芤为阴，浮芤相搏，胃气生热，其阴则绝。

注：此承上文阳绝于里，而假浮芤之脉，以申明之。浮代卫气外行，故
　　曰阳；芤为营血内损，故曰阴，浮芤相搏，阴阳不谐，则胃热津干，
　　而胃气孤绝也。

260. 趺阳脉浮而涩，浮则胃气强，涩则小便数，浮涩相搏，大便则硬，
其脾为约，麻子仁丸主之。

麻子仁丸方

麻子仁二升　芍药半斤　枳实半斤（炙）　大黄一斤（去皮）　厚朴一尺（去
皮）杏仁一升（去皮尖，熬，别作脂）

上六味，蜜和丸如梧桐子大，饮服十丸，日三服。渐加，以知为度。

注：本条亦承上文而言，若不汗出多，不血少，而为小便数者，津液亦
　　因之外亡，而大便硬难矣。仲景特立麻仁丸，为润燥通结，推陈致
　　新之和剂。

解：【趺阳脉】谓在足趺上之动脉也，去陷谷三寸，又曰卫阳，一名会元。

261. 太阳病三日，发汗不解，蒸蒸发热者，属胃也，调胃承气汤主之。

注：发汗不解，反蒸蒸发热者，属胃家实也。表虽调而里热炽，故其热
　　如烦笼之蒸蒸而盛。主以调胃承气汤者，于下法内，从乎中治，以
　　其为屎未燥故也。

262. 伤寒，吐后腹胀满者，与调胃承气汤，

注：《内经》云："诸胀腹大皆属于热"，热在上焦则吐之，吐后不解，
　　腹仍胀满者，热不在胃而在肠也，予调胃承气以荡涤之。

263. 太阳病，若吐，若下，若发汗后，微烦小便数，大便因硬者，小承
气汤和之愈。

注：此言伤寒初期为治，总不外汗吐下三法，治得其道，则病除，苟不
　　得其当，津液无伤，而成里实之证。一见微烦小便数，即知大便必
　　因之而硬，预与小承气和其胃肠，不待大实而乃予攻下也。

264. 得病二三日，脉弱，无太阳、柴胡证，烦躁，心下硬。至四五日虽能食，以小承气汤少少与，微和之，令小安，至六日，与承气汤一升。若不大便六七日，小便少者，虽不受食，但初头硬，后必溏，未定成硬，攻之必溏；须小便利，屎定硬，乃可攻之，宜大承气汤。

注：本条言正阳阳明病之初，即无太少两经症状，亦不可轻予攻下。脉弱者，邪去正衰也。能食不能食，全与前辨风寒强弱无涉，此言能食者，不可以为胃强而轻下；不能食者，亦不可以胃中有燥屎而轻下，此仲景用大承气汤之慎也。

解：【脉弱】即弱脉，谓血压衰减，沉取如棉，为正气不足之象。

265. 伤寒六七日，目中不了了，睛不和，无表里证，大便难，身微热者，此为实也，急下之，宜大承气汤。

注：此言阳明实热，上犯脑经，险危之证治也。伤寒六七日，邪热内盛，太阳已罢，阳明继起，反不见潮热腹满里急之候，而见邪热上炎，脑中枢被袭，目不了了、睛不和等立刻神亡之急候，虽身只微热，大便只难，亦极宜用釜底抽薪法，以大承气汤急下之，而泻阳救阴也。

266. 阳明病，汗出多者，急下之，宜大承气汤。

注：本条只据发热汗多，便主急下，不能无疑。因阳明白虎汤证，即如此状，必须里热炽盛，燥屎已成，日哺潮热，腹满硬，手足溅然汗出，小便利等症，经过后，而复发热汗多者，方是腑热燥实已极，津液有为里热迫亡之象，乃可主以急下，否则尚须斟酌也。

267. 发汗不解，腹满痛者，急下之，宜大承气汤。

注：发汗不解，是非皮肤机能障碍，乃胃家实，热盛于里也。腹满痛者，屎燥硬也，宜急下之以存其阴。

268. 腹满不减，减不足言，当下之，宜大承气汤。

注：此言阳明腑证，虽下而腹满如故，即或略减，亦不足以杀其势，仍

当再下，以减尽为度也。

269. 阳明少阴合病，必下利，其脉不负者，为顺也。负者，失也，互相克贼，名为负也。

注：此言两经合病，必见两经之脉，如大而不弦，弦而不大，皆为互相克贼，不顺之脉候也。本条似应移在 235 条，二阳并病之下，较为允当，不必粗体。

270. 脉滑而数者，有宿食也，当下之，宜大承气汤。

注：《脉经》云："脉滑者，为病食也"，又曰："滑数则胃气实"，今阳明病脉见滑数，知有宿食阻碍，即当下之以安其正。

271. 病人无表里证，发热七八日，虽脉浮数者，可下之。假令已下，脉数不解，合热则消谷善饥，至六七日，不大便者，有瘀血，宜抵当汤。

注：此言阳明证，邪热在表，因下之而热并胃肠之病变也。病人无表里证，发热七八日之久，脉见浮数者，便以为可下而下之，则在表之热内并胃肠，数脉不解。胃虚协热，必传变为中消，而成消谷善饥之证。若下后脉数不解，大便不通，热不得泄，热合血液瘀结于下，而又变为蓄血抵当汤之证治矣。

272. 若脉数不解，而下不止，必协热而便脓血也。

注：此承上文脉数不解而言，若下后脉数不解，其热深蕴，终未尽泄，故下利不止，不至便脓血不已也。

273. 伤寒发汗已，身目为黄，所以然者，以寒湿在里不解故也，以为不可下者，于寒湿中求之。

注：伤寒发汗已，蒸发机能业已回复，反身目为黄者，非热不得越，乃寒湿搏聚于中，胆汁壅遏，故不可下，应于寒湿中，求其义而治之可也。本条亦应作太阴腑实论。

274. 伤寒七八日，身黄如橘子色，小便不利，腹微满者，茵陈蒿汤主之。

注：伤寒七八日，当热甚之时，小便不利，腹微满，水道不行，湿热郁
　　蒸而为黄疸。如橘子色者，黄色鲜明，为阳热之象，不似阴寒之熏黄，
　　色黯而不明也。茵陈蒿汤，为湿热黄疸之主剂。

275.伤寒身黄发热，栀子柏皮汤主之。

栀子柏皮汤方

肥栀子十五个（擘）　　甘草一两（炙）　　黄檗二两

上三味，以水四升，煮取一升半，去滓，分温再服

注：本条亦湿热郁蒸为黄，不过无腹满小便不利等，水湿搏聚之象，故
　　无取乎通利，但以苦甘之剂，清解之足矣。

276.伤寒瘀热在里，身必黄，麻黄连轺赤小豆汤主之。

麻黄连轺赤小豆汤方

麻黄二两（去节）　　连轺二两　　杏仁四十个（去皮尖）　　赤小豆一升　　大枣
十二枚（擘）　　生梓白皮一升（切）　　生姜二两（切）　　甘草二两（炙）

上八味，以水一斗，先煮麻黄再沸，去上沫，纳诸药煮取三升，去滓，
分温三服，半日服尽。

注：伤寒皮肤官能障碍，卫气不得泄越，津液留滞于皮肤，湿热熏蒸，
　　身必发黄，予麻黄连轺赤小豆汤，以发表解热利水，则一剂而三善
　　尽焉。

辨少阳病脉证并治

277. 少阳之为病，口苦，咽干，目眩也。

注：少阳病之现象，其证为口苦咽干目眩，以下凡称少阳病者，即指此
等证候而言。

解：【少阳病】谓抵抗不及，淋巴还流壅滞，病势机转，介乎表里之候。

【口苦】谓胆之官能障碍，胆汁潴留，故有此感觉也。

【咽干】谓淋巴阻滞，分泌不调，口涎稀少，而呈干燥之状。

【目眩】谓新陈代谢异常，体温增高，目系失养所致。

278. 少阳中风，两耳无所闻，目赤胸中满而烦者，不可吐下，吐下则悸
而惊。

注：少阳中风，谓由中风而成之少阳病，两耳无所闻、目赤、胸中满而
烦为其特征。因抵抗不及，蒸发机能失其调节，生温被郁，热势上炎，
故两耳无所闻、目赤；淋巴壅塞，故胸满而烦。治之不可见烦满而
施吐下，否则津液衰耗，神经失养，乃悸而惊失。

279. 伤寒脉弦细，头痛发热，此属少阳。少阳不可发汗，发汗则谵语，
此属胃。胃和则愈，胃不和，烦而悸。

注：此言由伤寒而成之少阳病，脉弦细、头痛发热、为其特征。病在少阳，
虽系伤寒无汗之证，亦不可发汗。如发汗，则津液受伤，影响及胃，
胃不和，则谵语。治之当和胃气则愈。如不和胃，则将更进而见烦
悸之证矣。

280. 本太阳病不解，转入少阳者，胁下硬满，干呕不能食，往来寒热，尚未吐下，脉沉紧者，与小柴胡汤。若已吐下发汗温针，谵语，柴胡汤证罢，此为坏病，知犯何逆，以法治之。

注：此承上二条而言，盖少阳虽有中风伤寒之分，吐下发汗之禁。然其正当疗法，则凡属太阳病不解，而传少阳，见胁下硬满，干呕不能食，往来寒热，脉沉紧，非由误吐下所致者，则为病在少阳，故予小柴胡汤，以和解之。若此种柴胡证，而误以吐下发汗温针等法杂投，故令谵语，已无柴胡症状者，是乃坏病矣，救逆之法，当随其症状而调治之。

281. 三阳合病，脉浮大上关上，但欲眠睡，目合则汗。

注：三阳合病者，皮肤胃肠淋巴诸官能，同时障碍而为病也。其脉为浮大上关上，其症为但欲眠睡、目合则汗，此三阳同病之征候也。

解：【上关上】谓脉浮大而长，上于关上，是隐含弦象也。

【但欲眠睡】此三阳合病之但欲眠睡，与少阴之"但欲寐"有别，谓放温不调，体温内蕴，神智疲倦也。

【目合则汗】谓神经放弛，司汗中枢失职故也。

282. 伤寒六七日，无大热，其人躁烦者，此为阳去入阴故也。

解：此论阴阳表里区别之大法。发热为阳，无热为阴，故曰无大热，其人反躁烦，乃阳证已罢，而转入于阴也。

283. 伤寒三日，三阳为尽，三阴当受邪，其人反能食而不呕，此为三阴不受邪也。

注：伤寒三日者，喻太阳阳明少阳受病经过，尽亦约略之辞尔。今阳病已过，则阴亦当病之时，若其人能食不呕，是胃肠调和，内脏官能健全，故曰不受邪也。

284. 伤寒三日，少阳脉小者，欲已也。

注：伤寒三日者，其义与上条同，乃谓少阳病，脉不弦而反小，是邪去

正复之象，故曰欲已也。

285. 少阳病，欲解时，从寅至辰上。

注：《内经》曰："阳中之少阳，通于春气"，寅卯辰，少阳木旺之时，故旧说谓："少阳病欲解时，从寅至辰上"，以此时为少阳正气旺盛之时也。

辨太阴病脉证并治

286. 太阴之为病，腹满而吐，食不下，自利益甚，时腹自痛。若下之，必胸下结硬。按：吴人驹曰："'自利益甚'四字，当在'必胸下结硬'句之下"。

注： 太阴病之现象，其证为腹满而吐、食不下、自利、时时腹痛，以后凡称太阴病者，指此种证象而言。仲景恐人误以腹满自利而用下法，故特立此禁，所以然者，以病为太阴，不应误下，误下则胃肠官能更伤，故胸下结硬，自利益甚也。

解： 【太阴病】谓抵抗不足，生温低降，水谷失化，小肠吸收官能薄弱，腑气充实之候也。

287. 太阴中风，四肢烦疼，阳微阴涩而长者，为欲愈。

注： 此言由中风而成之太阴病，其证象更见四肢烦疼，盖因抵抗不足，末梢血流壅滞，其脉本应人迎微、寸口涩，今即由微涩而转长，是正气渐复，而脉波有力也，故为欲愈。

288. 太阴病，欲解时，从亥至丑上。

注： 旧说以脾为阴土，旺于亥子丑，故曰太阴病欲解时，从亥至丑上，以此时为太阴正气旺盛之时也。

289. 太阴病，脉浮者，可发汗，宜桂枝汤。 按：本条可发汗句疑有错简。因证固非发汗之证，而药又非发汗之药，当系不可发汗之误。

注： 太阴病，而见浮脉者，是其抵抗尚有向外之趋势，故宜桂枝汤，以助其自然疗能也。

290. 自利不渴者，属太阴，以其脏有寒故也。当温之，宜服四逆辈。

注：此言自利必兼不渴者，乃属太阴，以其体温低减，内脏虚寒，故治法当以四逆辈温之。

291. 伤寒脉浮而缓，手足自温者，系在太阴。太阴当发身黄，若小便自利者，不能发黄。至七八日，虽暴烦，日下利十余行，必自止，以脾家实，腐秽当去故也。

注：此言初病伤寒，即见脉象浮缓，手足不厥而自温者，是转系太阴之象也，太阴病身当发黄，若小便自利者则否。至七八日，虽暴烦、日下利十余行，但必自止，此因小肠吸收官能渐复，故自利而去其腐秽也。

292. 本太阳病，医反下之，因而腹满时痛者，属太阴也，桂枝加芍药汤主之。大实痛者，桂枝加大黄汤主之。

桂枝加芍药汤方

桂枝三两(去皮) 芍药六两 甘草二两(炙) 大枣十二枚(擘) 生姜二两(切)

上五味，以水七升，煮取三升，去滓，温分三服。本云桂枝汤，今加芍药。

桂枝加大黄汤方

桂枝三两（去皮） 大黄二两 芍药六两 生姜三两（切） 甘草二两（炙）

大枣十一枚（擘）

上六味，以水七升，煮取三升，去滓，温服一升。日三服。

注：本为太阳病，被误下后，见腹满时痛之太阴病者，是误下违反自身之调节机能，而致里温低减，故用桂枝加芍药汤，以和营建中也。大实痛者是腐秽留滞不去。故用桂枝加大黄汤以主之也。

293. 太阴为病，脉弱，其人续自便利，设当行大黄芍药者，宜减之，以其人胃气弱，易动故也。

注：此言用药轻重，当视正气强弱为定之法也。太阴病脉弱，其人续自便利，虽当用大黄芍药者，亦宜减其剂，以其人胃肠薄弱，此种苦泄之剂，易于激动故也。

辨少阴病脉证并治

294. 少阴之为病，脉微细，但欲寐也。

注：少阴病之现象，其脉为微细，其症为但欲寐，以后凡称少阴病者，
　　皆指此等脉症而言。

解：【少阴病】谓抵抗衰弱，神经疲惫之候也。《内经》曰："心者，
　　君主之官，神明出焉"，故旧说所谓少阴君主之心者，大都指脑而言也。

　　【但欲寐】谓神经疲惫，精神不能振作，而惟昏昏思睡也。

295. 少阴病，欲吐不吐，心烦，但欲寐，五六日，自利而渴者，属少阴也，
虚故引水自救。若小便色白者，少阴病形悉具。小便白者，以下焦虚，有寒，
不能制水，故令色白也。

注：此推论少阴病之证象也。欲吐不吐、心烦，烦不尽属少阴，故必指
　　出但欲寐也；五六日自利而渴，不渴属太阴，渴者属少阴，以气虚
　　水津不布，故引水自救也；若小便色白者，是体温低降，内脏虚寒
　　之象也；曰少阴病形悉具者，谓少阴诸证已全见于此，可知诊断确
　　实矣。

296. 病人脉阴阳俱紧，反汗出者，亡阳也，此属少阴，法当咽痛而复吐利。

注：病人人迎寸口脉俱紧，是寒邪凝聚之象，不当有汗。今汗出者，阳
　　亡于外也，此属少阴病，惟应见咽痛及吐利之症，因阳气衰，则水
　　津不布而为患矣。

297. 少阴病，咳而下利，谵语者，被火劫故也，小便必难，以强责少

阴汗也。

注：少阴病，见咳而下利谵语小便难等症者，此被火劫神经受激，津液
外亡所致也。

298. 少阴病，脉细沉数，病为在里，不可发汗。

注：治病贵在表里有别，今少阴病脉细沉数者，是当从脉症而断其病在里，
不可复用攻表发汗之剂也。

299. 少阴病，脉微，不可发汗，亡阳故也。阳已虚，尺脉弱涩者，复不
可下之。

注：脉微者气不充，此亡阳表虚之象，故不可发汗。若阳已虚而更见尺
脉弱涩者，此气虚血少之象，是以不可复施以下法也。

300. 少阴病，脉紧，至七、八日，自下利，脉暴微，手足反温，脉紧反去者，
为欲解也；虽烦，下利，必自愈。

注：少阴病，脉紧者，寒甚也。自下利，至七八日，脉忽暴变为微者，
此邪去正衰之兆也。手足反温，脉紧反去者，是调节机能犹可持续也。
今见手足温，脉紧去，虽尚烦而下利，亦当自愈，以其正胜而邪必衰也。

301. 少阴病下利，若利自止，恶寒而蜷卧，手足温者可治。

注：少阴病，若因调节机能回复，其下利已自止，而见恶寒蜷卧，如手
足温和者，是神经作用，尚能达于末梢，足以振奋其自然疗能，故
其病为可治也。

解：【蜷卧】谓生温低减，神经衰弱，身体寒缩而眠也。

302. 少阴病，恶寒而蜷，时自烦，欲去衣被者，可治。

注：此与前条同义，少阴病而时见自烦，欲去衣被者，亦自然疗能表
现之象，故病可治也。

303. 少阴中风，脉阳微阴浮者，为欲愈。

注：此言因中风而成之少阴病，其脉当阳浮而阴沉。今阳微者，表邪解也；

阴浮者，里气和也，邪去正复，故日欲愈也。

304. 少阴病，欲解时，从子至寅上。

注：子丑寅，为体温由最低度而逐渐上升之时，故旧说谓阳生于子也，阴病得阳胜则解，故以子丑寅为少阴病解之时。

305. 少阴病，吐利，手足不逆冷，反发热者，不死。脉不至者，灸少阴七壮。

注：手足不逆冷，反发热者，是自身调节机能，尚能应付也，故不至死。脉不至者，因吐利暴虚，此当用火灸少阴经穴七壮，以通引阳气，则脉可至矣。

306. 少阴病，八九日，一身手足尽热者，以热在膀胱，必便血也。

注：少阴病，八九日，一身手足尽热，是肾脏已起炎症，而体温增高也，肾之官能障碍，则见尿血等症矣。至所谓热在膀胱，因从前不明尿与血液之关系，故仅知小便有关膀胱，而不知尿血即由肾分泌而来也，故膀胱二字，当作肾脏解。

307. 少阴病，但厥无汗，而强发之，必动其血，未知从何道出，或从口鼻或从目出，是名下厥上竭，为难治。

注：少阴病，但厥无汗者，是自身调节机能无向外反抗之力，今不扶阳助正，而反强发其汗，致体温迫而上腾，血亦随之，或从口鼻，或由目出之血证见矣。阳既厥于下，而阴复竭于上，下厥当温，而上竭又不能温，故为难治也。

308. 少阴病，恶寒身踡而利，手足逆冷者，不治。

注：本条即对少阴病，恶寒而踡、时自烦、欲去衣被者可治而言，尽自身调节机能衰尽，已无向外反抗之力，以致手足逆冷，故不可治矣。

309. 少阴病，吐利烦躁，四逆者，死。

注：四逆者，亦手足逆冷也，盖谓吐利烦躁，而手足逆冷者，乃阳气将绝之象，故断其必死。

310. 少阴病，下利止，而头眩，时时自冒者死。

注： 下利虽止，但阴阳俱伤，正气不能回复，脑部贫血，故头眩而时时自冒，

势力与形质，均见耗散，故死。若利不止更为死证矣。

311. 少阴病，四逆恶寒而身蜷，脉不至，不烦而躁者死。

注： 四肢逆冷而恶寒者，阳微之征，加以身蜷而脉不至，不烦而躁者，

是神经衰痹，心动亦将停止，自身调节机能，已难继续，故为死证。

解： 【不烦而躁】谓烦因发热而神扰乱，致现不宁之象。今不因发热而

自呈不宁之状，是神经衰惫失养，所成虚性兴奋之躁象也。

312. 少阴病，六七日，息高者死。

注： 肺肾所分之任务，在生理排泄上有连带关系。少阴病五六日息高者，

乃神经官能损坏，肾气下竭，而肺气上绝也，故死。

解： 【息高】谓呼吸短促也，

313. 少阴病，脉微细沉，但欲卧，汗出不烦，自欲吐，至五六日自利，

复烦躁，不能卧寐者死。

注： 脉微细沉、但欲卧、自欲吐，少阴病之本证也；汗出而不发烦热，

阳微之征也，此时若不急图救阳，反延至五六日，致见自利烦躁，

不能卧寐诸证，乃自身调节机能不能回复，身温外越，津液内绝，

故死。

314. 少阴病，始得之，反发热，脉沉者，麻黄附子细辛汤主之。

麻黄附子细辛汤方

麻黄二两（去节）　细辛二两　附子一枚（炮，去皮，破八片）

上三味，以水一斗，先煮麻黄，减二升，去上沫，纳诸药，煮取三升，去滓，

温服一升。日三服。

注： 少阴病，脉沉者，体温低也，体温低而发热，故曰反也。以其能发

热，则调节机能尚有反抗之象，故用麻黄附子细辛，以温助其正气，

使病仍得由表而解也。

315. 少阴病，得之二三日，麻黄附子甘草汤，微发汗。以二三日无里证，故微发汗也。

麻黄附子甘草汤方

麻黄二两（去节）　甘草二两（炙）　附子一枚（炮，去皮，破八片）

上三味，以水七升，先煮麻黄一两沸，去上沫，纳诸药，煮取三升，去滓，温服一升。日三服。

注：少阴病为抵抗衰弱之征候，其治当以麻黄附子甘草汤主之，今从汗解，所宜注意者，必须无里证，故微发汗也。

316. 少阴病，得之二三日以上，心中烦不得卧，黄连阿胶汤主之。

黄连阿胶汤方

黄连四两　黄芩二两　芍药二两　鸡子黄三枚　阿胶三两

上五味，以水六升，先煮三物，取二升，去滓，纳胶烊尽，小冷，内鸡子黄，搅令相得，温服七合。日三服。

注：少阴病，得之二三日以上，心中烦不得卧者，盖谓里证之体温被郁，神经受扰，故用黄连阿胶以濡之清之。

317. 少阴病，得之一二日，口中和，其背恶寒者，当灸之，附子汤主之。

附子汤方

附子二枚，去皮，破八片　茯苓三两　人参二两　白术四两　芍药三两

上五味，以水八升，煮取三升，去滓，温服一升。日三服。

注：少阴病，口中和者，是无里证之征。其背恶寒者，盖生温低降，故主以附子汤，更外用灸法，以兴奋其生温机能，而增加抵抗之力也。

318. 少阴病，身体痛，手足寒，骨节痛，脉沉者，附子汤主之。

注：此亦少阴病阳虚之证，当以附子汤温之也。本条与前条对照观之，其背恶寒者，尚用灸法，则身体痛、手足寒、骨节痛者，更为灸之所宜，

固在言外矣。

319. 少阴病，下利便脓血者，桃花汤主之，桃花汤方

赤石脂一斤（一半全用，一半筛末）　干姜一两　粳米一升

上三味，以水七升，煮米令熟，去滓，温服七合，纳赤脂末方寸匕。日三服。若一服愈，余勿服。

注：少阴病下利便脓血者，因阳虚不能运化，血液瘀滞，肠黏膜溃烂所致，故主桃花汤以温固之也。

320. 少阴病，二三日至四五日，腹痛，小便不利，下利不止，便脓血者，桃花汤主之。

注：此与前条同义，更增腹痛小便不利之症也。腹痛者，肠中有溃伤刺激作痛也；小便不利者，肠中水分吸收减少，而肾脏分泌亦因之而少也，故以桃花汤主之。

321. 少阴病，下利便脓血者，可刺。

注：可刺者，谓服汤而外，更可用刺法，刺激神经，以兴奋其自然瘵能也。

322. 少阴病，吐利，手足厥冷，烦躁欲死者，吴茱萸汤主之。

注："少阴病，吐利，烦躁，四逆者，死。"而此则犹可治者，因前系阳亡之脱证，本条乃系阳郁之闭证。以少阴伤寒，抵抗衰弱，周身组织收缩，致体温郁遏，不能外达也，故主以吴茱萸汤辛温助正之剂。

323. 少阴病，下利咽痛，胸满心烦，猪肤汤主之。

猪肤汤方

猪肤一斤

上一味，以水一斗，煮取五升，去滓，加白蜜一升，白粉五合，熬香，和令相得，温分六服。

注：少阴下利，而见咽痛等症者，因荣养液伤所致，故予猪肤汤，以濡润之也。

解：【胸满】此处胸满，谓因内脏荣养缺乏，官能疲滞而起之一种虚性的感觉也。

324. 少阴病，二三日，咽痛者，可与甘草汤；不差者，与桔梗汤。

甘草汤方

甘草二两

上一味，以水三升，煮取一升半，去滓，温服七合，日二服。

桔梗汤方

桔梗一两　甘草二两

上二味，以水三升，煮取一升，去滓，分温再服。

注：少阴病，初起见咽痛，无吐利等症者，乃阴被寒郁而燥，与荣养缺乏之咽痛不同，故单用甘草以缓调之。不效者，桔梗以辛开之，则愈。

325. 少阴病，咽中伤生疮，不能语言，声不出者，苦酒汤主之。

苦酒汤方

半夏十四枚（洗，破如枣核）　鸡子一枚（去黄，纳上苦酒，著鸡子壳中）

上二味，纳半夏著苦酒中，以鸡子壳，置刀环中，安火上，令三沸，去滓，少少含咽之。不差，更作三剂。

注：前条仅言咽痛，此则进一步而成疮矣。声带受其障碍，致不能语言出声，故主以苦酒汤，消炎去腐也。

326. 少阴病，咽中痛，半夏散及汤主之。

半夏散及汤方

半夏（洗）　桂枝（去皮）　甘草（炙）

上三味，等分，个别捣筛，已合治之，白饮和服方寸匕。日三服。若不能散服者，以水一升，煎七沸，内散两方寸匕，更煮三沸，下火令小冷，少少咽之。半夏有毒，不当散服。

注：此为阳郁夹湿，故主半夏散及汤，以通阳行湿也。

327. **少阴病，下利，白通汤主之。**

白通汤方

葱白四两　干姜一两　附子一枚（生，去皮，破八片）

上三味，以水三升，煮取一升，去滓，分温再服。

注：少阴病，抵抵衰弱，生温低降，致小肠之官能障碍而下利者，白通
　　汤为主治之方。

328. **少阴病，下利脉微者，与白通汤；利不止，厥逆无脉，干呕烦者，**
白通加猪胆汁汤主之。服汤，脉暴出者死，微继者生。

白通加猪胆汁汤方、

葱白四两　干姜一两　附子一枚（生，去皮，破八片）　人尿五合　猪胆汁
一合

上五味，以水三升，煮取一升，去滓，纳胆汁、人尿，和令相得，分温再服。
无胆亦可用。

注：此较前条症状尤重。盖服白通汤后，非唯下利不止，反见厥逆等之
　　危象者，是神经衰微，生温低降，心脏搏动势将停止。血流壅滞，
　　四肢贫血，消化官能亦起障碍，故见厥逆无脉，干呕烦等证。此即
　　旧说所谓阴盛格阳是也。故于白通汤中。加猪胆汁人尿，以导引之，
　　免使辛温之剂，即起兴奋作用，以激动其微阳也。服汤脉暴出者，
　　乃阳气一发无余，故死。微续者，乃调节机能未坏，所以得生也。

329. **少阴病，二三日不已，至四五日，腹痛，小便不利，四肢沉重疼痛，**
自下利者，此为有水气，其人或咳，或小便利，或下利，或呕者，真武汤主之。

真武汤方

茯苓三两　芍药三两　白术二两　生姜三两（切）　附子一枚（炮，去皮，
破八片）

上五味，以水八升，煮取三升，去滓，温服七合。日三服。若咳者，加

五味子半升、细辛一两、干姜一两；若小便利者，去茯苓；若下利者，去芍药，加干姜二两；若呕者，去附子，加生姜足前为半斤。

注：本条"少阴病"至"此为有水气"句，为一段，言阳微不能宣化，致分泌失调，水液潴留，及或咳，或小便利，或呕者，咸属水邪为患，故均以真武汤主之。

330. 少阴病，下利清谷，里寒外热，手足厥逆，脉微欲绝，身反不恶寒，其人面赤色，或腹痛，或干呕，或咽痛，或利止脉不出者，通脉四逆汤主之。

通脉四逆汤方

甘草二两(炙)　　附子大者一枚(生用，去皮，破八片)　　干姜三两(强人可四两)

上三味，以水三升，煮取一升二合，去滓，分温再服。其脉出者愈。面色赤者，加葱九茎；腹中痛者，去葱，加芍药二两；呕者，加生姜二两；咽痛者，去芍药，加桔梗一两；利止脉不出者，去桔梗，加人参二两。病皆与方相应者，乃服之。

注：本条亦旧说阴盛格阳之证。下利清谷，手足厥逆，脉微欲绝，是正气衰微，生温低降，寒甚于内也；身反不恶寒，其人面赤色，是体温外越也；或肠病而腹痛，或胃病而干呕，或虚热上冲而咽痛，或肠中水液尽而利止，但生温未复，血运失调，脉仍不出。故主以通脉四逆，温复正气，各症均因之而治矣。

331. 少阴病，四逆，其人或咳，或悸，或小便不利，或腹中痛，或泄利下重者，四逆散主之。

四逆散方

甘草(炙)　　枳实(破，水渍，炙干)　　柴胡　　芍药

上四味，各十分，捣筛，白饮和服方寸匕，日三服。咳者，加五味子干姜各五分，并主下利；悸者，加桂枝五分；小便不利者，加茯苓五分；腹中痛者，加附子一枚，炮令坼；泄利下重者，先以水五升，煮薤白三升，煮取三升，去滓，

以散三方寸匕，纳汤中，煮取一升半，分温再服。

注：本条少阴病四逆，系寒盛于外，热郁于里，内部充血，四肢贫血也。

水气上冲，则咳；停聚于中，则悸；分泌失调，则小便不利；吸收障碍，

则腹中痛，或泄利下重，故用四逆散，枢转阳气，调达病机也。

332.少阴病，下利六七日，咳而呕渴，心烦不得眠者，猪苓汤主之。

注：少阴病，抵抗衰弱，热被寒郁，水气潴留，致协热下利，咳而呕渴，

心烦不得眠，故以猪苓汤，分利小便，水道既清，郁热下达，则诸

证亦自愈矣。

333.少阴病，得之二三日，口燥咽干者，急下之，宜大承气汤。

注：此亦抵抗衰弱，而兼腑实之证。津液消耗，致肠中燥结，若不从速攻下，

则津液愈耗，而愈结矣，故曰急下之，宜大承气汤也。

334.少阴病，自利清水，色纯青，心下必痛，口干燥者，急下之，宜大

承气汤。

注：本条之少阴病，亦为兼有腑实之候，以其有自利清水、色纯青、心

下必痛、口干燥等见症，糟粕积滞，已及横行结肠，小肠吸收失职，

水液挟胆汁下注，即旧说所谓热结旁流也。

335.少阴病，六七日，腹胀不大便者，急下之，宜大承气汤。

注：此亦少阴腑实之下证也。

336.少阴病，脉沉者，急温之，宜四逆汤。

注：少阴病而脉见沉者，此正气衰微，血压低降也，故应急温之。

337.少阴病，饮食入口则吐，心中温温欲吐，复不能吐，始得之手足寒，

脉弦迟者，此胸中实，不可下也，当吐之。若膈上有寒饮，干呕者，不可吐也，

急温之，宜四逆汤。

注：本条论少阴病，征象相同，而有寒热虚实之分，前段至"当吐之"句止。

谓热被寒郁，胃中水谷壅滞，此为实也，以病在胃，故不当下而当吐。

后段为胃中虚寒，水气不行，聚而为饮，虽见干呕，此似实而却非实，故不可吐而当温也。

338. **少阴病，下利脉微涩，呕而汗出，必数更衣，反少者，当温，其上灸之。**

注： 本条为阴阳两虚之证。下利呕而汗出，脉见微涩，是阴阳俱伤。胃肠空虚，故虽数更衣而反少，病势较前为剧，此仲景所以主温灸并进也。条文"当温"二字，似应断句，其上之其字，疑系"脐"字之误，盖旧说以胃与横行结肠间，为水分穴，灸之可止吐泻，而此穴适当脐上故也。

辨厥阴病脉证并治

339. 厥阴之为病，消渴，气上撞心，心中疼热，饥而不欲食，食则吐蛔，下之利不止。

注：本条揭厥阴病之主证也，惟无脉象。饥而不欲食，及下二句，似属厥阴之变证，因与下各条多不相合，且文字与各经所揭总条亦似不类，其中当有错简，故仅宜以消渴气上撞心、心中疼热，为厥阴必具之主证，以下凡称厥阴病即指此。

解：【厥阴病】谓疾病过程中，出生入死之候，如其人抵抗力逐渐回复者生，反之了无抵抗者死也。

【气上撞心，心中疼热】谓抵抗渐有回复之趋势，生温机能随之增加，血液循环亦见亢进，故有如是之感也。

【饥不欲食】谓胃虽空虚，而消化仍薄弱也。

【食则吐蛔】谓肠中杀菌素衰薄，蛔虫滋生，闻食臭而上出于胃，故吐蛔也。

【下之利不止】谓胃肠官能薄弱，下之则更甚也。

340. 厥阴中风，脉微浮为欲愈，不浮为未愈。

注：厥阴中风者，如见脉浮，知其抵抗渐复，故为欲愈，如不浮，则抵抗尚未回复，故未愈也。

341. 厥阴病，欲解时，从丑至卯上。按：六经病解之时，三阳自寅至亥，三阴解自亥至卯，旧说谓系各解于其旺时，殊觉玄奥。观其各条文中，均有"欲"

字，足见系前人想当然之辞，非肯定之讲也。

注：厥阴与少阴，其解时同在子丑寅之间，盖正邪相持，必藉自身调节
　　机能反抗之力，始解。子至卯，均系人身一日间体力逐渐回复之时，
　　又在清晨朝气之中，故多为抵抗恢复，病邪欲解之时也。

342. 厥阴病，渴欲饮水者，少少与之，愈。

注：此亦厥阴病抵抗逐渐回复之征。新陈代谢之作用既起，如分泌增进，
　　渴欲饮水者，须予之以缓，不可骤进，则本身机能调节，而病自愈矣。

343. 诸四逆厥者，不可下之，虚家亦然。

注：诸四逆厥者，皆生温抵抗薄弱，神经衰微，不能达于四肢，故不可下。
　　此仲景所以特立此戒，虚家亦然者，以下之犯虚虚之戒也。

344. 伤寒先厥，后发热而利者，必自止。见厥复利。

注：伤寒先厥，后发热，是自身抵抗由衰而复，故虽下利，亦能调节而自止。
　　见厥复利者，则抵抗又转衰弱也。

345. 伤寒始发热六日，厥反九日而利。凡厥利者，当不能食，今反能食者，恐为除中。食以索饼，不发热者，知胃气尚在，必愈。恐暴热来出而复去也。后三日脉之，其热续在者，期之旦日夜半愈。所以然者，本发热六日，厥反九日，复发热三日，并前六日亦为九日，与厥相应，故期之旦日夜半愈。后三日脉之而脉数，其热不罢者，此为热气有余，必发痈脓也。

注：此承前条见厥复利之义，而详论病之进退也。发热六日，厥反九日，
　　复热三日等症，足见厥阴病须视其抵抗如何，而定得解与否也。厥
　　利而能食，恐系除中，故以索饼食之。今既能食索饼，而复厥愈热作，
　　又非暴热来而复去，知非除中，而为胃气尚在，必愈之征。故曰后
　　三日脉之，其热续在者，期之旦日夜半愈也。然亦有再后三日未愈，
　　脉之而脉数，其热不罢者，此抵抗过甚，生温升腾，血热壅滞，必
　　发痈脓也。

解：【除中】谓中气消除，虽能食，亦不知饱胀，盖胃之机能，已失其
作用故也。

【索饼】索字疑系"素"字之伪，盖谓素饼淡而无味，乏刺激力，
而无诱起食欲之可能，今既能食，则可知其消化机能尚在也。

346. 伤寒脉迟六七日，而反与黄芩汤彻其热。脉迟为寒，今与黄芩汤，
复除其热，腹中应冷，当不能食；今反能食，此名除中，必死。

注：脉迟者，寒也，反予黄芩汤苦寒之剂，以彻其热，脏温低减，官能衰惫，
故曰应冷不能食。今反能食者，症见除中，是断以必死。仲景谆谆
教人注重胃气，盖人身一切荣养，以及药物，均非胃肠消化转输不可，
若胃肠官能已坏，则非医药所能为力也矣。

347. 伤寒先厥后发热一下利必自止，而反汗出，咽中痛者，其喉为痹。
发热无汗，而利必自止，若不止者，必便脓血。便脓血者，其喉不痹。

注：先厥后发热，下利必自止，其义前已详之。盖亦抵抗渐增之义尔；
反汗出咽中痛者，其喉为痹，亦即抵抗过甚，热有余，必发痈脓，
发于上则为喉痹，发于内，则便脓血也。

348. 伤寒一二日至四五日，厥者必发热。前热者，后必厥。厥深者，
热亦深；厥微者，热亦微，厥应下之，而反发汗者，必口伤烂赤。

注：此言厥阴病，厥冷与发热互见，为其必具之征候，特先揭此示人以
一定之准绳也。厥深者其内脏之热亦深，厥微者其内脏之热亦微，
此由于抵抗之程度如何，而判别其微甚也。热深厥深，体温蓄积于里，
不能外达，故宜下剂以泻其热；不可发汗者，因郁热过深，距肤皮太远，
若发散之，不但不能使体温由表皮放散，反令其上冲而使口伤烂赤也。

349. 伤寒病，厥五日，热亦五日，设六日当复厥，不厥者自愈。厥终不
过五日，以热五日，故知自愈。

注：此以热与厥之日数相较，而定其抵抗之盛衰。抵抗适度，则病将愈也。

350. 凡厥者，阴阳气不相顺接，便为厥。厥者，手足逆冷是也。

注：此释厥之原因。阴阳气不相顺接者，血运不调，神经瘀滞，体温不能达于四肢也。

351. 伤寒脉微而厥，至七八日肤冷，其人躁无暂安时者，此为脏厥，非蛔厥也。蛔厥者，其人当吐蛔。今病者静，而复时烦者，此为脏寒，蛔上入其膈，故烦，须臾复止。得食而呕，又烦者，蛔闻食臭出，其人当自吐蛔。蛔厥者，乌梅丸主之。又主久痢。

乌梅丸方

乌梅三百枚　细辛六两　干姜十两　黄连十六两　当归四两　附子六两（炮，去皮）　蜀椒四两（去汗）　桂枝六两（去皮）　人参六两　黄檗六两

上十味，异捣筛，合治之，以苦酒渍乌梅一宿，去核，蒸之五斗米下，饭熟捣成泥，和药令相得，纳白中，与蜜杵二千下，丸如梧桐子大，先食饮服十丸，日三服，稍加至二十丸。禁生冷滑物臭食等。

注：本条论脏厥与蛔厥之辨。脏厥者不可治，蛔厥者可治也。脉微而厥、肤冷、躁无暂时安者，抵抗将竭，而见神经之虚性兴奋也，此为脏厥，脏厥者死；蛔厥者，胃中寒，必吐蛔，时静时烦，因蛔入膈则烦，吐后则静，非如脏厥之躁无暂时安也，蛔厥者，治以温中杀虫之乌梅丸。

352. 伤寒，热少微厥，指头寒，默默不欲食，烦躁。数日，小便利，色白者，此热除也。欲得食，其病为愈。若厥而呕，胸胁烦满者，其后必便血。

注：指头寒，厥微热少也；默默不欲食，胃气被困也；烦躁，邪正相争；小便利，便白者，排泄机能调节，里热解也；能食则胃亦和，其病当愈。若厥而呕，胸胁烦满，血郁于里，故其后必便血也。

353. 病者手足厥冷，言我不结胸，小腹满，按之痛者，此冷结在膀胱关元也。

注：厥冷不结胸，却无里热，无热而小腹满，按之痛，故知其为冷结也。

354. 伤寒发热四日，厥反三日，复热四日，厥少热多，其病当愈。四日至七日，热不除者，必便脓血也。

注：此言热多厥少，其病当愈。当愈而热不除，是抵抗过甚，热郁于里，故便脓血也。

355. 伤寒厥四日，热反三日，复厥五日，其病为进。寒多热少，阳气退，故为进也。

注：此与前条适成反比，彼为抵抗过甚，故热多，此乃抵抗衰弱也，故热少。

356. 伤寒六七日，脉微，手足厥冷，烦躁，灸厥阴，厥不还者，死。

注：伤寒六七日，见脉微、厥冷、烦躁诸征候，乃正气不足，抵抗衰微，故用灸法回复其阳，以期挽救于万一。若灸之而厥，仍不还者，是毫无抵抗之可言，故死。

357. 伤寒发热，下利厥逆，躁不得卧者，死。

注：厥阴病，身虽发热，而利不止，手足反厥冷，加以躁不得卧，此神经衰微，内竭外越也，故死。

358. 伤寒发热，下利至甚，厥不止者，死。

注：发热而利甚，厥复不止者，乃抵抗将竭，故必死也。

359. 伤寒六七日，不利，便发热而利，其人汗出不止者，死。有阴无阳故也。

注：此亦旧说阴盛格阳之证。伤寒六七日，初不利，忽发热而反下利，复汗出不止者，是正气虚脱，故死。

360. 伤寒五六日，不结胸腹满，脉虚复厥者，不可下。此亡血，下之死。

注：不结胸而腹满，里无热也；脉虚复厥者，血少不能达于四末也。仲景恐人误认为厥深热深之下证，故特立此戒，以垂示后人焉。

361. 发热而厥，七日，下利者，为难治。

注：发热而厥，里寒外热，已属危候。若七日而复下利，则抵抗已无回
复之希望，故为难治。

362. 伤寒脉促，手足厥逆，可灸之。

注：伤寒脉促，热被寒郁也；手足厥逆，郁热不能外达也，故但用灸法，
以通引阳气。

363. 伤寒，脉滑而厥者，里有热，白虎汤主之。

注：伤寒脉滑而厥者，热被寒郁也。热盛于里，反不能达于四肢，此旧
说阳极似阴之象，故以白虎汤主之。

364. 手足厥寒，脉细欲绝者，当归四逆汤主之。若其人内有久寒者，宜
当归四逆加吴茱萸生姜汤。

当归四逆汤方

当归三两　桂枝三两（去皮）　芍药三两　细辛三两　甘草二两（炙）　通
草二两　大枣二十五枚（擘，一法十二枚）

上七味，以水八升，煮取三升，去滓，温服一升。日三服。

当归四逆加吴茱萸生药汤方

当归三两　芍药二两（炙）　通草二两　桂枝三两（去皮）　细辛三两　生
姜半斤（切）　吴茱萸二升　大枣二十五枚（擘）

上九味，以水六升，清酒六升，和煮取五升，去滓，温分五服。

注：手足厥寒，脉细欲绝，乃抵抗衰弱，体温不达，血液凝涩，故主当
归四逆，以温行之，若其人素有里寒，则须更加吴茱萸生姜以温散
之矣。

365. 大汗出，热不去，内拘急，四肢疼，又下利，厥逆而恶寒者，四逆
汤主之。

注：大汗出，热不去，体温外越也。内拘急，四肢疼，厥利恶寒，体温
低降也，予四逆以温中复阳。

366. 大汗，若大下利而厥冷者，四逆汤主之。

注：大汗若大下利而厥冷，阳虚而表里均不固也，与四逆汤急救其阳。

367. 病人手足厥冷，脉乍紧者，邪结在胸中。心中满而烦，饥不能食者，病在胸中，当须吐之，宜瓜蒂散。按："病在胸中"四字疑衍。

注：脉乍紧，身无热，而手足厥冷者，寒结于里也。胸中指膈上言，邪在胸中，故当吐之。

368. 伤寒厥而心下悸，宜先治水，当茯苓甘草汤，却治其厥。不尔，水渍入胃，必作利也。

注：厥而心下悸者，是其人素有水饮之征，故宜先以茯苓甘草汤，治其水，水去乃治其厥，不然则水流肠间，反致作利矣。

369. 伤寒六七日，大下后，寸脉沉而迟，手足厥逆，下部脉不至，喉咽不利，唾脓血，泄利不止者，为难治。麻黄升麻汤主之。

麻黄升麻汤方

麻黄二两半（去节）　升麻一两一分　当归一两一分知母十八铢　黄芩十八铢萎蕤十八铢（一作菖蒲）　芍药六铢　天门冬六铢（去心）　桂枝六铢　茯苓六铢甘草六铢（切）　石膏六铢（碎，绵裹）　白术六铢　干姜六铢

上十四味，以水一斗，先煮麻黄一两沸，去上沫，纳诸药，煮取三升去滓，分温三服。相去如炊，三斗米顷令尽，汗出愈。

注：伤寒六七日误于大下，阴阳两伤，邪盛于上，正脱于下，故为难治之证。麻黄升麻汤，与本证不合，前人已多论及。纵观《伤寒论》全篇，凡言难治者，都无主方，则此方不出于仲景，当无疑矣。

370. 伤寒四五日，腹中痛，若转气下趋少腹者，此欲自利也。

注：伤寒四五日，抵抗渐有回复之机转，正与邪争，腹中故痛，若转气下趋少腹，腐秽有下行之势，故为欲自利也。

371. 伤寒本自寒下，医复吐下之，寒格，更逆吐下。若食入口即吐，干

姜黄芩黄连人参汤主之。

干姜黄芩黄连人参汤方

干姜　黄芩　黄连　人参各三两

上四味，以水六升，煮取二升，去滓，分温再服。

注：伤寒本因寒淫于内而下利，医者不察，复吐下之，正气损伤，寒邪内格，

　　食入则吐，故以甘温苦降之品，扶其正而通其格也。

372. 下利有微热而渴，脉弱者，今自愈。

注：下利有微热，抵抗渐增，调节机能亢进之象。渴而脉弱，病去正虚，

　　故其下利当自愈也。

373. 下利脉数，有微热汗出，今自愈；设复紧，为未解。

注：下利脉数，有微热汗出者，亦抵抗渐增，调节机能亢进，营卫协和，

　　故自愈。如发热而脉紧者，抵抗虽增，寒邪尚盛，故为未解也。

374. 下利手足厥冷，无脉者，灸之不温，若脉不还，反微喘者，死。

注：下利手足厥冷无脉者，体温衰微，抵抗将绝也。若灸之手足温、脉还者，

　　抵抗尚能借以回复，犹可治也；如灸之不温，脉不还，反微喘者，

　　生机已绝，故死。

375. 少阴负趺阳者，为顺也。

注：手少阴气口负趺阳者，上肢动脉弱于下肢动脉，正气犹存，下部充

　　实之象也，故为顺。

376. 下利，寸脉反浮数，尺中自涩者，必清脓血。

注：下利脉当沉迟，今反浮数而涩者，是里热而血运失调，故必清脓血也。

377. 下利清谷，不可攻表，汗出必胀满。

注：下利清谷，胃肠官能已衰，若复发汗，更耗其体温，则胃肠失其温

　　养而官能迟滞，故必胀满也。

378. 下利，脉沉弦者，下重也；脉大者，为未止；脉微弱数者，为欲自止，

虽发热不死。

注：沉为病邪在里，弦为拘急，故主里急下重；大者，正气虚，为病进，
故未止；微弱数者，邪去正虚，故为欲止。曰虽发热不死者，此系
抵抗增加，并非体温外越，故不死也。

379. 下利，脉沉而迟，其人面少赤，身有微热，下利清谷者，必郁冒汗
出而解，病人必微厥。所以然者，其面戴阳，下虚故也。

注：下利脉沉迟，病本在里，今其人面见赤色，身亦微发热者，抵抗渐
复，体温外达，分泌机能亦借以调节，故其下利清谷，必因汗解而愈，
但病人面赤为戴阳，其下必虚，故病解之时，其手足必见微厥也。

解：【戴阳】谓阳戴于上。盖神经衰弱，不能达于四末，血郁于里，体
温上腾，故呈此上盛下虚之象。

380. 下利，脉数而渴者，今自愈；设不差，必清脓血，以有热故也。

注：下利脉数而渴，调节机能回复，病当自愈，今不愈者，因里热郁积，
故必便脓血也。

381. 下利后脉绝，手足厥冷，晬时脉还，手足温者生，脉不还者死。

注：下利后，而见脉绝手足厥冷者，此体温低降，心脏衰微也。如一周时内，
脉还手足温者，尚可施治，脉不还者，生机已绝，不可救药矣。

382. 伤寒下利，日十余行，脉反实者死。

注：伤寒下利日十余行，里虚阳微可知。今其脉反实者，此营养大伤，
血管硬变，脏器将坏也，故死。

383. 下利清谷，里寒外热，汗出而厥者，通脉四逆汤主之。

注：本条与"少阴病，下利清谷，里寒外热，手足厥逆，脉微欲绝，身
反不恶寒……通脉四逆汤主之"义同。

384. 热利下重者，白头翁汤主之。

白头翁汤方

白头翁二两　黄柏三两　黄连三两　秦皮三两

上四味，以水七升，煮取二升，去滓，温服一升。不愈更服一升。

注：热利下重者，因里有郁热，直肠肿滞不通，故里急后重也。故主以
　　白头翁苦寒清泄之剂，本条当与"下利寸脉反浮数，尺中自涩者，
　　必清脓血"，又"下利脉数而渴者，今自愈；设不差，必清脓血，
　　以有热故也"等条参照。

385．下利腹胀满，身体疼痛者，先温其里，乃攻其表。温里宜四逆汤，
攻表宜桂枝汤。

注：下利腹胀满，里寒凝滞也；身体疼痛，放温失调也。其治宜先以四
　　逆汤温里，以治其本，使生温回复。其身体疼痛不愈者，再以桂枝
　　和其营卫，以治表也。

386．下利欲饮水者，以有热故也，白头翁汤主之。

注：厥阴下利，有寒热之分，脏寒者，当温之以四逆；若协热下利，必
　　清脓血，则治宜苦寒，前已分别详论，今重申其辨也。脏寒者不渴，
　　今渴欲饮水，知为协热下利，故以白头翁汤主之。

387．下利谵语者，有燥屎也，宜小承气汤。

注：下利谵语者，此热在胃肠，结有燥屎，虽下利而结自若，即旧说所
　　谓热结旁流是也。治以小承气汤，微和胃气，盖病在厥阴，里气已伤，
　　胃肠易动故也。

388．下利后更烦，按之心下濡者，为虚烦也，宜栀子豉汤。

注：下利后而更烦者，当辨其虚实，按其心下濡而不坚者，此非燥结，
　　但属膈上虚热作烦尔，宜栀子豉汤，以解其虚烦则愈。

389．呕家有痈脓者，不可治呕，脓尽自愈。

注：呕家而内有痈脓，其呕适足以排除腐秽，故不可止呕，以违反其自
　　然疗能，俟其脓尽自愈。虽无方治，然于"脓尽"二字上揣摩之，

足见当随其脉证，以求排脓致尽之法可矣。

390. **呕而脉弱，小便复利，身有微热，见厥者，难治，四逆汤主之。**

注：呕而脉弱，血压低降，胃气上逆也，小便复利，无里热也；身有微热，里虚且寒，体温外越也，急宜主以四逆汤。如见厥者，则脑与心，皆衰微欲绝，为难治矣。

391. **干呕，吐涎沫，头痛者，吴茱萸汤主之。**

注：干呕吐涎沫，脾胃虚寒，水气上泛，影响于脑。致令头痛者，主以吴茱萸汤，温中祛寒之剂。

392. **呕而发热者，小柴胡汤主之。**

注：厥阴病，以有热、无热，为抵抗盛衰之征象。今见呕而发热，是抵抗回复，而有外趋之势，故以小柴胡汤，随其势而达之也。

393. **伤寒大吐下之，极虚，复极汗者，其人外气怫郁。复与之水，以发其汗，因得哕。所以然者，胃中寒冷故也。**

注：伤寒大吐大下，正气业也虚极，复发其汗，生温衰微，胃中寒冷，周身分泌机能障碍，水谷停滞，胃气上逆，因以致哕也。

394. **伤寒哕而腹满，视其前后，知何部不利，利之即愈。**

注：此承前条而言，哕而腹满，以由于胃中寒冷，水谷停滞所致。治之当察其前后二便，究系何部不利，乃随证以利导之，则病霍然矣。

伤寒方解

1. 桂枝汤方

桂枝三两（去皮）　芍药三两　甘草二两（炙）　生姜三两（切）　大枣十二枚（擘）

上五味，吹咀三味，以水七升，微火煮取三升，去滓，适寒温，服一升。服已须臾，啜热稀粥一升余，以助药力。温覆令一时许，遍身絷絷微似有汗者益佳，不可令如水流漓，病必不除。若一服汗出病差，停后服，不必尽剂。若不汗，更服依前法。又不汗，后服小促其间，半日许令三服尽。若病重者，一日一夜服，周时观之。服一剂尽，病证犹在者，更作服。若汗不出者，乃服至二三剂。禁生冷、黏滑、肉面、五辛、酒酪、臭恶等物。

解 本方乃伤寒药方之首选，为调和营卫之主药。其组合应以芍药为主药，桂枝为重要副药。盖适用本法之标准，在皮肤蒸发机能亢奋而自汗出者，故用芍药以调节其亢奋之机转。而桂枝则不过振奋心脏之作用而已，故麻黄汤中亦用之，其非主药可知矣。他如甘草之和中，生姜暖胃，大枣培中，皆所以补偿其自汗之消耗也。

太阳病上 12 条、13 条，皆为桂枝汤所主之证，太阳病中 42 条、44 条、45 条、53 条、54 条、93 条、97 条；阳明病 246 条；太阴病 289 条；厥阴病 3 85 条，皆宜桂枝汤之证。太阳病 15 条，为可与桂枝汤之证。

煮服法中，应注意者有三点。其一，用慢火煮者，恐伤药力也。其二，啜热粥者，使胃中谷水之气充分，而增加其抵抗也。其三，遍身微似有汗，不可令如水流漓者，恐大汗伤液而反牵掣其调节之机转也。

2. 桂枝加葛根汤方

葛根四两　麻黄三两（去节）　芍药二两　生姜三两（切）　甘草二两（炙）　大枣十二枚（瓣）　桂枝二两（去皮）

上七味，以水一升，先煮麻黄、葛根，减二升，去上沫，纳诸药。煮取三升，去滓，温服一升。覆取微似汗，不须啜粥，余如桂枝法将息及禁忌。

解 本方系桂枝汤加入葛根、麻黄二味，唯他本皆无麻黄，是也。盖其适用标准，较桂枝汤证，仅多一项背筋肉麻痹之证象。其他如汗出、恶风、营卫不调等，皆与桂枝证无异。以其汗出，故无用麻黄之必要。加葛根者，在开发腠理，吸收津液，鼓舞胃气上行，以舒其项背筋肉麻痹，故为本方之主要副药也。

煮服法中所云"不须啜粥"者，盖因葛根既能开腠暖津、鼓舞胃气，故不须更借啜粥发助药力也。

3. 桂枝加附子汤方

桂枝三两（去皮）　芍药三两　甘草三两（炙）　生姜三两（切）　大枣十二枚（擘）　附子一枚（炮，去皮，破八片）

上六味，以水七升，煮取三升，去滓，温服一升。本云：桂枝汤，今加附子。将息如前法。

解 本方为桂枝汤加入附子一味。其适用标准，所异于桂枝汤证者，以太阳病发汗太过，致蒸发机能异常兴奋，体温散失，津液消亡，将有虚脱之势。故于调和营卫之主剂中，加附子以温经而挽回其欲绝之阳也。

4. 桂枝去芍药汤方

桂枝三两（去皮）　甘草二两（炙）　生姜三两（切）　大枣十二枚（擘）

上四味，以水七升，煮取三升，去滓，温服一升。本云：桂枝汤，今去芍药。将息如前法。

解 本方于桂枝汤中减去芍药一味。其适用标准，在太阳病误下，中阳被伤，心脏衰弱，而见脉促胸满等证。故不宜于芍药苦泄之品，再促其肠之蠕动，只需桂、甘、姜、枣强心和中，即为对证之药矣。

5. 桂枝去芍药加附子汤方

桂枝三两（去皮）　甘草二两（炙）　生姜三两（切）　大枣十二枚（擘）附子一枚（炮，去皮，破八片）

上五味，以水七升，煮取三升，去滓，温服一升。本云：桂枝汤，今去芍药，加附子。将息如前法。

解 本方于桂枝汤去芍药，方中加入附子一味。其适用标准，在误下后，更见体温低减，微有恶寒症状者。以附子之功用，能温经扶阳也。

6. 桂枝麻黄各半汤方

桂枝一两六铢（去皮）　芍药　生姜（切）　甘草（炙）　麻黄各一两（去节）大枣四枚（擘）　杏仁二十四枚（汤浸，去皮头尖及两仁者）

上七味，以水五升，先煮麻黄一二沸，去上沫。纳诸药，煮取一升八合。去滓，温服六合。本云：桂枝汤三合，麻黄汤三合，并为六合，顿服。将息如上法。

解 本方属桂枝、麻黄二汤合组而成。桂枝汤方义，其诠解已见前。麻黄汤属于麻黄汤中详之。其适用标准，在太阳病欲解未解之间，皮肤蒸发机能微有障碍，汗液欲出而不得，乃生痒感。若于此时而纯用麻黄汤发之，则恐有漏汗之虞。过犹不及，故半之也。

煮服法中所谓"本云：桂枝汤三合，麻黄汤三合，并为六合"者，盖古人用此方时，系二汤分别煮成，而合服之也。今并药味为一方者，乃后人之变通办法也。

7. 桂枝二麻黄一汤方

桂枝一两十七铢（去皮）　芍药一两六铢　麻黄十六铢（去节）　甘草一两二铢（炙）　杏仁十六枚（去皮尖）　生姜一两六铢（切）　大枣五枚（掰）

上七味，以水五升，先煮麻黄一二沸，去上沫。纳诸药，煮取二升。去滓，温服一升，日再服。本云：桂枝汤二份，麻黄汤一份，合为二升，分再服。今合为一方，将息如前法。

解本方仍系桂枝麻黄二汤合并而成。不同之处，乃麻、杏二味较少于各半汤耳。其适用标准，在皮肤蒸发机能时开时关，体热往来如疟状，而自汗出者，饮用桂二麻一以调节之。

煮服法中所谓"本云：桂枝汤二份，麻黄汤一份，合为二升"者。其意义与桂麻各半同，不复释。

8. 白虎加人参汤方

知母六两　石膏一斤（碎，绵裹）　甘草二两（炙）　粳米六合　人参三两

上五味，以水一斗，煮米熟汤成，去滓，温服一升，日三服。

解本方系白虎汤加入人参一味。白虎汤之方义，容于白虎汤中释之。其适用标准，异于白虎汤证者，在大汗出而大消渴不解，脉仍洪大。为生温亢进，心脏之兴奋过度而陷于疲劳性之虚脱者，故加人参以主之。因其功能能益气生津、安神固脱，近世应用，以吉林参为适当，西洋参亦可代之。

太阳病上 26 条、太阳病下 180 条、179 条、180 条，均为本方所主，惟于 178 条，方中人参剂少一两。而煮服法后，有此方立夏后至但可温之当愈一段文字。疑非原文，似宜创之。

9. 桂枝二越婢一汤方

桂枝十八铢　芍药十八铢　甘草十八铢（炙）　石膏二十四铢（碎，绵裹）

麻黄十八铢（去节）　大枣四枚（掰）　生姜一两二铢

上七味，以水五升，煮麻黄一二沸，去上沫。纳诸药，煮取二升，去滓，温服一升。本云：当改为越婢汤、桂枝汤，合之，饮一升。今合为一方，乃桂枝汤二份，越婢汤一份。

解本方系桂枝汤与越婢汤合组而成，桂枝汤方义见前，越婢汤大论无此

方。就本方考之，乃较桂枝汤加麻黄石膏二味。其适用标准，在发热恶寒热多汗少，故于调和营卫之桂枝汤外，当以麻、石之开表解热也。

煮服法中所谓"本云：当改为越婢汤、桂枝汤合之，饮一升"者，其药义同于桂麻各半汤，可参照之。

10. 桂枝去桂加茯苓白术汤方

芍药三两　甘草二两　生姜三两　大枣十二枚（擘）　茯苓三两　白术三两

上六味，以水八升，煮取三升，去滓，温服一升。小便利则愈。本云：桂枝汤，今去桂枝加茯苓、白术。

解本方据《金匮》，去"桂枝"当是去"芍药"。若去桂，将何以治头项强痛、发热无汗之表乎？当从之，然则宜云桂枝去芍药加茯苓白术汤矣。其适用标准，在表未和而胃肠复起障碍。故去芍药之苦泄，增加茯苓以脾而下通膀胱，白术培中而助小肠吸收。与桂、甘、姜、枣合用，则全身分泌协调，解表里并治耳。

煮服法中，所云"小便利则愈"者，可知桂之不当去。若去桂，则膈无以化，焉能使小便利耶？

11. 甘草干姜汤方

甘草四两（炙）　干姜二两

上二味，以水三升，煮取一升五合，去滓，分温再服。

解本方以甘草为主药。其适用标准，因里虚之人误进表里，致将虚阳激动，而有里竭外越之势。故用甘草之甘缓益气，干姜温中扶阳，以救其药误之弊也。

12. 芍药甘草汤方

白芍药　甘草四两（炙）

上二味，以水三升，煮取一升五合，去滓，分温而服。

解本方以芍药为主药，其适用标准，因下肢血冷虚痹，挛而不稳，服甘草干姜汤，虽阳气四达而阴血未和，故进本汤。以芍药能利血除痹，甘草益气缓急也。又本方芍药上冠白字，盖芍药古时无赤、白之分，疑衍。

13. 调胃承气汤方

大黄四两（去皮，清酒洗）　甘草二两（炙）　芒硝半升

上三味，以水三升，煮取一升，去滓。纳芒硝，火微煮令沸，少少温服之。

解本方以大黄为主药。其适用标准，在胃肠不和，水谷壅滞，而未较发于燥结者。大黄有清泄胃肠、推陈致新之功能，芒硝软坚去积，甘草益气缓急，以尽其调和之责，而无过攻之虞也。

太阳病中 110 条，阳明病 261 条，皆为调胃承气所主之证。太阳病中 96 条，为宜调胃承气汤之证。太阳病中 70 条、130 条，阳明病 262 条，皆与调胃承气汤之证。太阳病上 29 条，为少阳调胃承气汤之证。阳明病 130 条，为可与调胃承气汤之证。

14. 四逆汤方

甘草二两　干姜一两半　附子一枚（生用，去皮，破八片）

上三味，㕮咀，以水三升，煮取一升二合，去滓，分温再服。强人可大附子一枚，干姜三两。

解本方以附子为主药。其适用标准，凡脉见沉迟弦微之阳虚脏寒，阳越于外者，皆主之。盖附子生用，系温经逐寒，以其性半热，走而不守，故合甘草干姜汤之甘草以缓其走散之性，干姜以助其温中之力，而直达回阳之目的焉。

太阳病上 29 条，阳明病 238 条，厥阴病 365 条、366 条、390 条，皆为四逆汤所主之证。太阳病中 93 条、94 条，太阴病 290 条，少阴病 336 条、337 条，厥阴病 385 条，皆宜四逆汤之证。煮服法中，所云强人可大附子一枚，干姜三两者，盖因其人身体强壮，而酌予增加其药量耳。

15. 葛根汤方

葛根四两　麻黄三两（去节）　桂枝二两（去皮）　芍药二两　甘草二两（炙）
生姜三两（切）　大枣十二枚（擘）

上七味，以水一斗，先煮麻黄、葛根，减二升，去白沫。纳诸药，煮取三升，
去滓，温服一升。覆取微似汗，余如桂枝法将息及禁忌，诸汤皆如此。

解 本方以葛根为主药，麻黄为重要副药。其适用标准，较桂枝加葛根汤
证所不同者，在无汗，故加入麻黄一味以发之也。于此尤可反证太阳病上 14 条，
桂枝加葛根汤方中，麻黄之当去也。如其不然，则与本方何异？岂有二方之
组织，其药味皆为同一之理也？

煮服法中所云"先煮麻黄、葛根，减二升，去白沫"，《玉函》、《千金翼》、
《外台》，皆作"上沫"。参诸麻黄汤，自应以"去上沫"为是。太阳病 31 条、
32 条，皆为葛根汤所主之证。

16. 葛根加半夏汤方

葛根四两　麻黄三两（去节）　桂枝二两　芍药二两　甘草二两　生姜三
两大枣十二枚（擘）　半夏半升（洗）

上八味，以水一斗，先煮葛根、麻黄，减二升，去白沫。纳诸药，煮取三升，
去滓，温服一升。覆取微似汗。

解 本方即葛根汤方中加入半夏一味。其适用标准，在葛根汤所主证中。
有表里合病，水津不布之下利。如表里不和，胃气上逆，不下利而但呕者，
则为本汤所主，以半夏有降逆止呕之功能也。

煮服法中"去白沫"，例之葛根汤，亦应以"去上沫"为是。

17. 葛根黄芩黄连汤方

葛根半斤　黄连三两　黄芩三两　甘草二两（炙）

上四味，以水八升，先煮葛根，减二升，去上沫。纳诸药，煮取二升，去滓，

分温再服。

解 本方以葛根为主药。其适用标准，因桂枝证误下，表未解而又激动其肠之官能，以致利不止喘而汗出者。盖葛根能吸引津液，鼓舞胃气，芩连清里以减少其肠之蠕动，而甘草则益气缓急也。

18. 麻黄汤方

麻黄三两（去节）　桂枝二两（去皮）　甘草一两（炙）　杏仁七十个（去皮尖）

上四味，以水九升，先煮麻黄，减二升，去上沫。纳诸药，煮取二升半，去滓，温服八合。覆取微似汗，不须啜粥。余如桂枝法将息。

解 本方以麻黄、杏仁为主药。其适用标准，凡太阳病蒸发机能闭止，无汗而喘，身体疼痛及热郁致衄者，皆适用之。因麻黄能发汗利尿而促体温之放散，杏仁下气定喘，桂枝强心，甘草缓急也。

煮服法中所云"不须啜粥"者，以其无汗，津液壅遏，故不须再行啜粥以益水谷之气，更增其壅滞也。

太阳病35条、46条、55条，皆为麻黄汤所主之证。太阳病中36条、51条、52条，阳明病247条，皆宜麻黄汤之证。太阳病中37条，为与麻黄汤之证。

19. 大青龙汤方

麻黄六两（去节）　桂枝二两（去皮）　甘草二两（炙）　杏仁四十个（去皮尖）
生姜三两（切）　大枣十枚（擘）　石膏如鸡子大（碎）

上七味，以水九升，先煮麻黄，减二升，去上沫。纳诸药，煮取三升。去滓，温服一升，取微似汗。汗出多者，温粉扑之。一服汗出，停后服。若复汗多，亡阳遂虚，恶风、烦躁、不得眠也。

解 本方以麻黄为主药，杏仁、石膏为重要副药。其适用标准，因太阳病生温与放温官能同时俱起变化，较之麻黄汤证，多一烦躁之象。故用麻黄之开泄以亟调其放温之闭止，而杏仁辅之。石膏解热除烦，以制止生温亢进。

至若桂、姜、草、枣等，则不过为泄卫和营之补助耳。

煮服法中所云"汗出多者，温粉扑之。一服汗出，停后服"者，盖皆恐汗多伤阳故也。温粉未详，后人之方，多不适用。惟吴氏《医方考》，载有扑粉方，药为龙骨、牡蛎、糯米各等分，为末，殊可采取。

太阳病中 38 条，为大青龙汤所主之证。39 条，系大青龙汤发之。

20. 小青龙汤方

麻黄三两（去节）　桂枝三两（去皮）　芍药三两　甘草三两（炙）　五味子半升　干姜三两　细辛三两　半夏半升（洗）

上八味，以水一斗，先煮麻黄，减二升，去上沫。纳诸药，煮取三升，去滓，温服一升。若渴，去半夏，加栝楼根三两。若微利，去麻黄，加荛花（如一鸡子，熬令赤色）。若噎者，去麻黄，加附子一枚（炮）。若小便不利，少腹满者，去麻黄，加茯苓四两。若喘，去麻黄，加杏仁半升（去皮尖）。且荛花不治利，麻黄主喘。今此语反之，疑非仲景意。

解 本方以甘草、干姜、半夏为主药，麻、桂为重要副药。其适用标准，在伤寒中阳不足，小肠与胸部淋巴管水液潴留，以致营卫失调，肺胃俱起障碍。故以甘草、干姜、半夏温中行水，麻、桂得芍药调和营卫，细辛利窍逐饮，五味止咳降逆也。

本方加减法，前人多以为非仲景原文，有删之者，姑存疑。至加减之药味，就中亦多有不合病情者，故不赘释。

太阳病中 40 条、41 条，皆为小青龙汤所主之证。

21. 桂枝加厚朴杏子汤方

桂枝三两（去皮）　芍药三两　甘草二两（炙）　生姜三两（切）　大枣十二枚（擘）　厚朴二两（炙，去皮）　杏仁五十枚（去皮尖）

上七味，以水七升，微火煮取三升，去滓，温服一升，覆取微似汗。

解本方于桂枝汤方中，加入厚朴、杏子二味。其适用标准，以太阳病误下后，表证仍在，里气壅逆，而见微喘者。故于桂枝汤之调和营卫方中，加厚朴、杏仁以利肺胃之气而和中定喘也。

22. 干姜附子汤方

干姜一两　附子一枚（生用，去皮，破八片）

上二味，以水三升，煮取一升，去滓，顿服。

解本方以干姜为主药，较四逆汤为尤峻，因方中无甘草以缓和之也。其适用标准，在下后复汗，中阳大伤，昼烦躁而夜安静，脉息沉微者。故用干姜、生附，以急救其重虚之阳也。

23. 桂枝加芍药生姜各一两人参三两新加汤方

桂枝三两（去皮）　芍药四两　甘草二两（炙）　生姜四两　大枣十二枚（擘）人参三两

上六味，以水一斗二升，煮取三升，去滓，温服一升。本云：桂枝汤，今加芍药、生姜、人参。

解本方就桂枝汤方中加重芍药、生姜。其适用标准，在汗后阳伤，循环障碍，筋骨失养。故加重芍药、生姜和血温中，更益以人参之益气固脱也。

24. 麻黄杏仁甘草石膏汤方

麻黄四两（去节）　杏仁五十个（去皮尖）　甘草二两（炙）　石膏半斤（碎，绵裹）

上四味，以水七升，煮麻黄，减二升，去上沫。纳诸药，煮取二升。去渣，温服一升。本云：黄耳杯。

解本方以麻黄、石膏为主药。其适用标准，在汗出而喘，生温亢进，放温不能调节。故以麻、石清泄里热，杏仁定喘，甘草缓急也。

煮服法中所云"以水七升，煮麻黄，减二升"，惟本方与小青龙，皆有甚深之含义。所以然者，意在减缓麻黄开表之性耳。本云"黄耳杯"，未详其义。《千金翼》，"杯"作"杯"，有谓系置水器者，待考。

25. 桂枝甘草汤方

桂枝四两（去皮）　甘草二两（炙）

上二味，以水三升，煮取一升，去滓，顿服。

解 本方以桂枝为主药。其适用标准，在发汗太过，中阳被伤，心脏乃陷于虚性兴奋之境地。故用桂枝强心，甘草益气缓急之扶阳轻剂也。

26. 茯苓桂枝甘草大枣汤方

茯苓半斤　桂枝四两（去皮）　甘草二两（炙）　大枣十五枚（擘）

上四味，以甘烂水一斗，先煮茯苓，减二升。纳诸药，煮取三升，去滓，温服一升，日三服。作甘烂水法：取水二斗，置大盆内，以杓扬之，水上有珠子五六千颗相逐，取用之。

解 本方以茯苓为主药，桂枝为重要副药。其适用标准，在过汗伤阳，分泌失调，淋巴壅滞，脐下动悸，将有奔豚之趋势者。故用苓、桂之淡渗行水，通调血运；而辅之以草、枣益气培中也。

煮服法中所云"以甘烂水一斗，先煮茯苓，减二升"，烂，《玉函》作"澜"。甘烂水，又名百劳水。前人见解，各不相同，实则无多深意存焉。先煮茯苓者，盖取其味厚下行之意云尔。

27. 厚朴生姜半夏甘草人参汤方

厚朴半斤（炙，去皮）　生姜半斤（切）　甘草二两　半夏半斤（洗）　人参一两

上五味，以水一斗，煮取三升，去滓，温服一升，日三服。

解 本方以厚朴为主药，生姜、半夏为重要副药。其适用标准，在汗后阳伤，胃肠官能薄弱，水谷不行，而见腹胀满者。厚朴宽中行气，生姜、半夏暖胃降逆，

甘草缓急，人参益气也。

28. 茯苓桂枝白术甘草汤方

茯苓四两　　桂枝三两（去皮）　　白术二两　　甘草二两

上四味，以水六升，煮取三升，去滓，分温三服。

解 本方以茯苓、桂枝为主药。其适用标准，在伤寒吐下后，胃肠俱伤，阳虚失化，水液停聚而成饮证者，故有热满、头眩等之现象。用苓、桂、术、甘以通阳理脾，行水布津。本方又见于《金匮》，此仲景所以视为治饮之主方也。

29. 芍药甘草附子汤方

芍药　　甘草各三两（炙）　　附子一枚（炮，去皮，破八片）

上三味，以水五升，煮取一升五合，去滓，分温三服。

解 本方以芍药、附子为主药。其适用标准，凡表病宜汗，汗之而表仍不解，反加恶寒现象者，是阳气本虚，汗后伤液。故与芍药、附子止汗扶阳，甘草和中也。

30. 茯苓四逆汤方

茯苓四两　　甘草二两（炙）　　干姜一两半　　附子一枚（生用，去皮，破八片）人参一两

上五味，以水五升，煮取三升，去滓，温服七合，日二服。

解 本方以四逆汤加入茯苓、人参二味。乃因汗下伤阳，而见虚阳外越之烦躁证者适用之。于四逆汤中，增加茯苓以除烦满，加人参以益气安神也。所谓除烦满者，良以阳衰则水气不行。茯苓功在行水，水行则阳不受侮，而烦满除矣。盖就其结果言之耳。

31. 五苓散方

猪苓十八铢（去皮）　　泽泻一两六铢　　茯苓十八铢　　桂枝半两（去皮）　　白

术十八铢

上五味，捣为散，以白饮和服方寸匕，日三服。多饮暖水，汗出愈。如法将息。

解 本方以猪苓、泽泻为主药。其适用标准，在太阳病发汗过度，水分消耗而体温未调，分泌机能障碍，小便不利，微热消渴者。故用猪苓、泽泻之消水利尿，茯苓渗湿，白术布津，而桂枝则调节血行也。

煮服法中所云"多饮暖水"者，即代偿消耗水液，以助体温之调节耳。太阳病中 71 条、72 条、73 条、74 条，太阳病下 166 条，皆为五苓散所主之证。阳明病 256 条，为与五苓散之证。

32. 茯苓甘草汤方

茯苓二两　甘草一两（炙）　桂枝二两（去皮）　生姜三两（切）

上四味，以水四升，煮取二升，去滓，分温三服。

解 本方以茯苓、甘草为主药。其适用标准，在伤寒发汗后，汗出小便不利，微热不渴，中焦分泌失调者。故用茯苓、甘草之输津益气，桂枝调血行，生姜暖胃气也。

太阳病中 73 条，为茯苓甘草汤所主之证。厥阴病 372 条，为当服茯苓甘草汤之证。

33. 栀子豉汤方

栀子十四个（擘）　香豉四合（绵裹）

上二味，以水四升，先煮栀子，得二升半。纳豉，煮取一升半。去滓，分温二服。得吐者，止后服。

解 本方以栀子为主药。其适用标准，在汗吐下后，正虚热郁，虚烦不得眠，甚则反复懊侬。栀子苦泄，以解在内之郁热；香豉甘散，而达其被郁之卫气也。

煮服法中"得吐者，止后服"六字，系衍文。盖栀豉均非涌吐之品，或云此因瓜蒂散内用香豉二合而误传之也。殆其然欤？

太阳病中 78 条、79 条、80 条，阳明病 234 条、241 条，均为栀子豉汤所主之证。厥阴病 388 条，为宜栀子豉汤之证。

34. 栀子甘草豉汤方

栀子十四个（擘）　甘草二两（炙）　香豉四合（绵裹）

上三味，以水四升，先煮栀子、甘草，取二升半。内豉，煮取一升半。去滓，分二服，温进一服。得吐者，止后服。

解 本方于栀子豉汤方中，加入甘草一味。其适用标准，较栀子豉汤证，多一少气之证象，故增甘草以益气也。

煮服法中，"得吐者，止后服"六字，亦系衍文，宜删。

35. 栀子生姜豉汤方

栀子十四个（擘）　生姜五两（切）　香豉四合（绵裹）

上三味，以水四升，先煮栀子、生姜，得二升半。内豉，煮取一升半。去滓，分二服，温进一服。得吐者，止后服。

解 本方于栀子豉汤方中，加入生姜一味。其适用标准，较栀子豉汤证，多一呕之证象，故增生姜以暖胃止呕也。

煮服法中，"得吐者，止后服"六字，亦系衍文，宜删。

36. 栀子厚朴汤方

栀子十四个（擘）　厚朴四两（炙，去皮）　枳实四枚（水浸，炙令黄）

上三味，以水三升半，煮取一升半，去滓，分二服，温进一服，得吐止后服。

解 本方以栀子、厚朴为主药。其适用标准，在伤寒下不及时，余热瘀滞，胃肠不和，心烦腹满，卧起不安者。故与栀子、厚朴之泄热宽中，枳实消胀以行肠气也。

煮服法中，所云"得吐者，止后服"，亦系衍文，宜删。

37. 栀子干姜汤方

栀子十四个（擘）　干姜一两

上二味，以水三升半，煮取一升半，去滓，分二服，温进一服。得吐者，止后服。

解本方以栀子为主药。其适用标准，在伤寒误下，胃肠已伤，表热瘀滞，寒气留中而见微烦者。故与栀子泄热，干姜温中，此盖泻心之变法也。煮服法中，所云"得吐者，止后服"，与前同为衍文，宜删。

38. 小柴胡汤方

柴胡半斤　黄芩三两　人参三两　甘草三两（炙）　半夏半升（洗）　生姜三两（切）　大枣十二枚（擘）

上七味，以水一斗二升，煮取六升，去滓，再煎取三升，温服一升，日三服。若胸中烦而不呕者，去半夏、人参，加瓜蒌实一枚。若渴，去半夏，加人参（合前成四两半），瓜蒌根四两。若腹中痛者，去黄芩，加芍药三两。若胁下痞硬，去大枣，加牡蛎四两。若心下悸、小便不利者，去黄芩，加茯苓四两。若不渴，外有微热者，去人参，加桂枝三两。温覆微汗愈。若咳者，去人参、大枣、生姜，加五味子半升、干姜二两。

解本方以柴胡为主药，黄芩、人参、半夏为重要副药。其适用标准，在抵抗不及，淋巴壅滞，邪正相持于表里之间，往来寒热，胸胁苦满者。柴胡刺激腺体，促进分泌，对于液体上有推陈致新之功能；黄芩、人参、半夏，解热益气降逆；大枣培中，甘草缓急，生姜暖胃，而成安中御外、益正达邪之剂也。

煮服法中所云"去滓，再煎取三升，温服一升"者，前人以为在使药性刚柔相济，免碍于和解之旨，实则无甚深意。原其所以去滓再煎者，亦不过增厚其药性之力耳。

加减法中所云云者，须临床斟酌，随证治之，兹不逐加诠解。

太阳病中 98 条、99 条、103 条、104 条，太阳病下 154 条，阳明病 242 条，厥阴病 392 条，皆为小柴胡汤所主之证。太阳病中 109 条，系宜小柴胡汤之证。太阳病中 106 条、108 条，阳明病 244 条，少阳病 280 条，为与小柴胡汤之证。太阳病下 158 条，阳明病 243 条，为可与小柴胡汤之证。

39. 小建中汤方

桂枝三两（去皮）　芍药六两　生姜三两（切）　甘草二两（炙）　大枣十二枚（擘）　胶饴一升

上六味，以水七升，煮取三升，去滓，纳饴，更上微火消解，温服一升，日三服。呕家不用建中汤，以甜故也。

解 本方于桂枝汤方中，加重芍药，更加入饴糖一味。其适用标准，在中气不足，血行障碍，腹痛、心悸而烦者。故用芍药和血，饴糖温培中气，桂、姜、草、枣以通阳益胃也。本方于虚人有表证者颇相宜，但痰湿素盛者则不适用。

煮服法中所云“呕家不用建中汤，以甜故也”，非指普通一般而言。盖谓因有饮证而常呕之人，则不宜于甜，以甘能助湿故也。

太阳病中 107 条，为小建中汤所主之证。104 条，为予小建中汤之证。

40. 大柴胡汤方

柴胡半斤　黄芩三两　芍药三两　半夏半升（洗）　枳实四枚（炙）　生姜五两（切）　大枣十二枚（擘）

上七味，以水一斗二升，煮取六升，去滓，再煎，温服一升，日三服。一方加大黄二两。若不加，恐不为大柴胡。

解 本方于小柴胡汤方中，去人参、甘草，倍生姜，加入芍药、枳实二味。其适用标准，在抵抗不及，热郁于里，将有腑实之可能。而见呕不止，心下急，郁郁微烦者，故去参、草之益气缓急，倍生姜以止呕，增加芍药、枳实下泄热滞，合柴、芩、半、枣等而成表里两解之剂也。

煮服法中所云"一方加大黄二两，若不加，恐不为大柴胡"数语，疑系后人羼入。不知本条证候，并未大满大实，又何须乎大黄之攻下耶？

太阳病下175条，为大柴胡汤所主之证。太阳病中108条，太阳病下144条，为予大柴胡汤之证。

41. 柴胡加芒硝汤方

柴胡二两十六铢　黄芩一两　人参一两　甘草一两（炙）　半夏二十铢　生姜一两切　大枣四枚（擘）　芒硝二两

上八味，以水四升，煮取二升，去滓。纳芒硝，更煮微沸，分温再服。不解，更作。

解 本方于小柴胡汤方中加入芒硝一味。其适用标准，因误下不得其法，病变仍在表里之间，里实而表不和者，故加入芒硝之软坚去积也。

42. 桃核承气汤方

桃仁五十个（去皮尖）　桂枝二两（去皮）　大黄四两　甘草二两（炙）芒硝二两

上五味，以水七升，煮取二升半，去滓。纳芒硝，更上火微沸，下火，先食温服五合，日三服，当微利。

解 本方以桃核、桂枝为主药。其适用标准，在太阳病表不解，而热瘀于里，血液瘀滞，少腹急结者。桃核和血行滞，桂枝调节血行，合调胃承气之大黄、甘草、芒硝，以缓急行滞，推陈致新也。

43. 柴胡加龙骨牡蛎汤方

柴胡四两　人参一两半　半夏二合半(洗)　生姜一两半(切)　大枣六枚(擘)龙骨一两半　牡蛎一两半（熬）　铅丹一两半　桂枝一两半（去皮）　茯苓一两半大黄二两　黄芩一两

上十二味，以水八升，煮取四升。纳大黄切如棋子，更煮一两沸，去滓，温服一升。本云：柴胡汤，今加龙骨等。

解 本方乃小柴胡汤去甘草，加入龙骨、牡蛎、铅丹、桂枝、茯苓、大黄六味。其适用标准，因伤寒外证未解，误与攻下，正气被伤，表热内陷，胸满烦惊，小便不利，谵语身重者。故于小柴胡汤方内，去甘草之满中，而增加龙骨以安神镇惊，牡蛎去烦解虚热，铅丹镇脑除热下气，桂枝、茯苓、大黄通阳行水、推陈致新，合柴、芩、参、枣、姜、半以内外兼治，攻补并施也。

煮服法中，后纳大黄，更煮一两沸者，以本方不必借重于大黄之全力，其意在使胃气下行，故无须多煮。

44. 桂枝去芍药加蜀漆牡蛎龙骨救逆汤方

桂枝三两（去皮） 甘草二两（炙） 生姜三两（切） 大枣十二枚（擘）龙骨四两 牡蛎五两（熬） 蜀漆二两（洗去腥）

上七味，以水一斗二升，先煮蜀漆，减二升。纳诸药，煮取三升，去滓，温服一升。本云：桂枝汤，今去芍药，加蜀漆、牡蛎、龙骨。

解 本方乃桂枝汤去芍药，加入蜀漆、牡蛎、龙骨三味。其适用标准，因伤寒为火邪迫劫，表仍不解，扰乱神经，亡阳惊狂，起卧不安者。故加蜀漆之胜热降逆，龙、牡安神镇脑，桂、甘、姜、枣益阳和中。去芍药者，以其卫气闭塞，无用之以弛缓蒸发机能之必要也。

45. 桂枝加桂汤方

桂枝五两（去皮） 芍药三两 甘草三两（炙） 生姜三两（切） 大枣十二枚（擘）

上五味，以水七升，煮取三升，去滓，温服一升。本云桂枝汤，今加桂满五两。所以加桂者，以能泄奔豚气也。

解 本方于桂枝汤方中，更加桂二两。其适用标准，因烧针迫汗而被寒侵，针处血液凝结成核，致发奔豚者。故加重桂枝分量，以温通阳气而调节营卫也。

煮服法中，所云"所以加桂者，以能泄奔豚气也"，奔豚气，即阴寒袭迫之气如豚之上奔也。

46. 桂枝甘草龙骨牡蛎汤方

桂枝一两（去皮）　甘草二两（炙）　龙骨二两　牡蛎二两（熬）

上四味，以水五升，煮取二升半，去滓，温服八合，日三服。

解 本方以桂枝、甘草为主药。其适用标准，在伤寒凡以火迫劫取汗，神经受扰，虚阳将越而见烦躁者。故以桂、甘通阳缓急，龙、牡安神镇惊。本方与桂枝去芍药加蜀漆牡蛎龙骨救逆汤证，虽同为火逆而有轻重之分，此则属于轻者焉。

47. 抵当汤方

水蛭三十个（熬）　虻虫三十个（熬，去翅足）　桃仁二十个（去皮尖）
大黄三两（酒浸）

上四味，以水五升，煮取三升，去滓，温服一升。不下，更服。

解 本方以水蛭、虻虫为主药。其适用标准，在太阳病表证不解，热瘀血结而发狂者。故用水蛭之逐瘀行水，虻虫破血利窍，桃仁、大黄和血行滞、推陈致新也。

太阳病中 131 条、132 条，皆为抵当汤所主之证。阳明病 249 条、271 条，为宜抵当汤之证。半夏蠲饮，瓜蒌实开痰痹也。煮服法中，所云"先煮瓜蒌"者，以其为整个的，未会哎咀，不易熟腐故耳。

48. 抵当丸方

水蛭二十个（熬）　虻虫二十五个（熬，去翅足）　桃仁二十个（去皮尖）
大黄三两

上四味，捣杵，分四丸。以水一升，煮一丸，取七合服之。晬时当下血，若不下者，更服。

解 本方乃于抵当汤方中减轻水蛭、虻虫，增加桃仁之量，而为丸剂。其适用标准，在热血瘀结，少腹满而不硬，未致发狂者。故减轻攻逐之品，而增加桃仁之量，变汤为丸，以从缓治也。

49. 大陷胸丸方

大黄半斤　葶苈子半升（熬）　芒硝半斤　杏仁半升（去皮尖，熬黑）

上四味，捣筛二味，纳杏仁、芒硝，合研如脂，和散，取如弹丸一枚。别捣甘遂末一钱匕，白蜜二合，水二升，煮取一升，温，顿服之。一宿乃下。如不，更服，取下为效。禁如药法。

解 本方以大黄为主药。其适用标准，因太阳病下不及时，表热内陷，致胸管淋巴壅滞，热与液俱，而成结胸之重在膈上者。故用大黄之推陈致新，葶苈、芒硝、杏仁泻肺消积下气，更增甘遂以攻积水，白蜜以缓其峻行之药力也。

煮服法中，每次取用仅如弹丸一枚，且不下可以更服，盖皆大剂小用之意耳。

50. 大陷胸汤方

大黄六两（去皮）　芒硝一升　甘遂一钱匕

上三味，以水六升，先煮大黄，取二升，去滓。纳芒硝，煮一两沸。内甘遂末，温服一升。得快利，止后服。

解 本方以大黄为主药。其适用标准，重在心下及少腹之硬满而痛。与大陷胸丸证之在膈上者，有高下之不同。在上者，治之宜缓。在下者，祛之应急。此汤丸分主之大较焉。故只以大黄、芒硝、甘遂，直逐热结之水液也。

煮服法，以全方药量，煮取二升，温服一升，得快利，止后服。其量较丸方之仅取如弹丸一枚，且不下可以更服者为剧且急，况又去其白蜜之甘缓者乎？

太阳病下 142 条、143 条、145 条、146 条、159 条，均为大陷胸汤所主之证。

51. 小陷胸汤方

黄连一两　半夏半升（洗）　瓜蒌实大者一枚

上三味，以水六升，先煮瓜蒌，取三升，去滓。纳诸药，煮取二升，去滓，分温三服。

解 本方以黄连为主药。其适用标准，为结胸病之小者，正在心下，按之则痛。故用黄连清解积热，半夏蠲饮，瓜蒌实开痰痹也。

煮服法中，所云"先煮瓜蒌"者，以其为整个的，未会咬咀，不易熟腐故耳。

52. 文蛤散方

文蛤五两

上一味，为散。以沸汤，和一方寸匕。服，汤用五合。

解 本方药即方见。其适用标准，在表证应汗，而反以冷水噀灌，致热被劫不去者，故主以文蛤之止烦利尿也。

按，本方据柯韵伯氏云，此等轻剂，恐难散湿热之重邪，弥更益烦者。《金匮要略》云："渴欲得水而贪饮者，文蛤汤主之。"兼治微风脉紧头痛。审证用方，则移彼方而补入于此可也。其方麻黄汤去桂枝，加文蛤、石膏、姜、枣，此亦大青龙之变局也。柯氏此说颇是。文蛤散或即文蛤汤之误，亦未可知。而在临床实验上言之，亦殊彼善于此。

53. 白散方

桔梗三分　巴豆一分（去皮心，熬黑，研如脂）　贝母三分

上三味，为散。纳巴豆，更于白中杵之，以白饮和服。强人半钱匕，羸者减之。病在膈上必吐，在膈下必利，不利，进热粥一杯。利过不止，进冷粥一杯。身热皮粟不解，欲引衣自覆。若以水噀之洗之，益令热劫不得出，当汗而不汗则烦。假令汗出已，腹中痛，与芍药三两如上法。

解本方以巴豆为主药。其适用标准，在寒实结于胸中而无热证者。故用巴豆之破坚积、逐饮癖，桔梗开结利气，贝母解郁消痰也。

煮服法中所云"不利，进热粥一杯。利过不止，进冷粥一杯"者，以热能助药力，冷可解药力。民间治疗，今尚有宗仲景遗法者，行之颇效。自"身热皮粟不解"以下四十九字，《玉函》、《外台》均无，钱氏、柯氏亦删之，盖以其无意义之可言也。

54. 柴胡桂枝汤方

桂枝去皮　黄芩一两半　人参一两半　甘草一两（炙）　半夏二合半（洗）芍药一两半　大枣六枚（擘）　生姜一两半（切）　柴胡四两

上九味，以水七升，煮取三升，去滓，温服一升。本云：人参汤，作如桂枝法，加半夏、柴胡、黄芩，复如柴胡法。今用人参，作半剂。

解本方为柴胡、桂枝二汤合组而成。其适用标准，在营卫失调，抵抗不及，经络壅滞，心下淋巴支结，外证未除者。故用柴胡、桂枝合方，统营卫表里而并调也。

55. 柴胡桂枝干姜汤方

柴胡半斤　桂枝三两（去皮）　干姜二两　瓜蒌根四两　黄芩三两　牡蛎三两（熬）　甘草二两（炙）

上七味，以水一斗二升，煮取六升，去滓再煎，取三升，温服一升，日三服。初服微烦，复服，汗出便愈。

解本方以柴胡为主药，桂枝、干姜为重要副药。其适用标准，在伤寒汗下不如法，正伤抵抗不及，胸胁间热液微结，小便不利，心烦头汗，渴而不呕，寒热往来者。故用柴胡促进分泌，以达邪于外；桂枝、干姜通阳温中，黄芩、牡蛎、甘草清热去烦和中，瓜蒌根行津解渴也。

56. 半夏泻心汤方

半夏半升（洗）　黄连一两　黄芩三两　干姜三两　人参三两　甘草三两（炙）　大枣十二枚（擘）

上七味，以水一斗，煮取六升，去滓再煎，取三升，温服一升，日三服。须大陷胸汤者，方用前第二法。

解 本汤以半夏为主药，黄连、干姜、甘草为重要副药。其适用标准，在伤寒抵抗不及，呕而发热之柴胡汤证，以他药误下，中虚热郁而成痞满者。故用半夏和胃降逆，黄连、干姜、甘草清热温中益气，更佐以人参、黄芩、大枣泻痞补虚，寒热并用也。

煮服法中"须"以下十二字，成本无。揆其意，乃在可解不可解之间，删之为是。

57. 十枣汤方

大枣　芫花（熬）　甘遂　大戟

上三味，等分，各别捣为散。以水一升半，先煮大枣肥者十枚，取八合，去滓，纳药末。强人服一钱匕，羸人服半钱，温服之，平旦服。若下少，病不除者，明日更服，加半钱。得快下利后，糜粥自养。

解 本方顾名思义，应以十枣为主药。其适用标准，在太阳中风，表解后，水液停聚胸胁，淋巴壅塞，心下痞硬，痛引胁下者。故以大枣固正而缓其药力之峻急，芫花消胸中痰饮，甘遂攻积水，大戟通利水道，此仲景补中寓泻之大法也。

煮服法中所云"上三味等分"者，非言其药之重量相等，乃谓药之体积相等。若云重量相等，则大戟较重于芫花、甘遂多多，乌能等分计之耶？

58. 大黄黄连泻心汤方

大黄二两　黄连一两

上二味，以麻沸汤二升渍之，须臾绞去滓，分温再服。

解本方以大黄为主药。其适用标准，在热邪瘀滞，心下痞满，而正气未伤者。故以大黄推陈致新，黄连清其里热也。

煮服法所云"上二味，以麻沸汤二升渍之，须臾绞去滓"者，因其为无形热邪瘀滞，故无须煮取，仅以麻沸汤渍之。须臾即止，盖取其气味皆薄之意耳。

59. 附子泻心汤方

附子二枚（炮，去皮，破，别煮取汁） 黄连一两 黄芩一两 大黄二两

上四味，切三味，以麻沸汤二升渍之，须臾绞去滓，内附子汁，分温再服。

解本方以附子为主药。其适用标准，在热郁成痞，而有心悸、汗出、恶寒阳虚外卫不固之象者。故重用熟附益阳固表，大黄、黄连、黄芩推陈致新，清热泻痞也。

煮服法，大黄、芩、连三味，以麻沸汤渍之，附子别煮取汁，意在泻痞为轻，扶阳为重也。

60. 生姜泻心汤方

生姜四两（切） 黄连一两 黄芩三两 半夏半升（洗） 干姜一两 人参三两 甘草三两（炙） 大枣十二枚（擘）

上八味，以水一斗，煮取六升，去滓，再煎，取三升，温服一升，日三服。附子泻心汤，本云：加附子。半夏泻心汤、甘草泻心汤，同体别名耳。生姜泻心汤，本云：理中人参黄芩汤，去桂枝术、加黄连，并泻肝法。

解本方乃半夏泻心加人生姜为主药。其适用标准，在伤寒表解后，消化机能薄弱，水气痞塞，干噫食臭，腹中雷鸣下利者。故用生姜暖胃止呕，合芩、连、半夏、干姜、人参、草、枣，以扶正温中，激胃行水也。

煮服法中，"附子泻心汤"以下一段，《玉函》、"成本"俱无，实亦无所取义也，当从之。

61. 甘草泻心汤方

甘草四两（炙）　黄连一两　黄芩三两　半夏半升（洗）　干姜三两　大枣十二枚（擘）

上六味，以水一斗，煮取六升，去滓再煎，取三升，温服一升，日三服。

解 本方乃半夏泻心去人参，加重甘草为主药。其适用标准，因表证误下，消化官能被伤，已成自利痞满，而复下之，其痞益甚者，故重用甘草以益气缓急也。

查古方"伊尹甘草泻心汤"，乃《千金》、《外台》，本方均有人参。盖既下而复下，较之半夏、生姜两泻心证，所伤尤甚，安有复去益正之人参者耶？必系脱简无疑。

62. 赤石脂禹余粮汤方

赤石脂一斤（碎）　禹余粮一斤（碎）

上二味，以水六升，煮取二升，去滓，分温三服。

解 本方以赤石脂为主药。其适用标准，在伤寒误下，大肠蠕动太过，下利不止，予理中益甚者。故用赤石脂厚肠胃，收肛脱；禹余粮镇定肠之蠕动也。

63. 旋覆代赭石汤方

旋覆花三两　代赭石一两　半夏半升（洗）　人参二两　甘草三两（炙）生姜五两　大枣二十枚（擘）

上七味，以水一斗，煮取六升，去滓再煎，取三升，温服一升，日三服。

解 本方以旋覆花、代赭石为主药。其适用标准，在伤寒解后，正气未复，消化官能不健，饮邪积聚，心下痞硬，噫气不除者。故予旋覆花之消痰下气，代赭石降胃除痞，参、姜、半、草、枣等温中逐饮，扶正益胃也。

64. 桂枝人参汤方

桂枝四两（别切）　人参三两　白术三两　甘草四两（炙）　干姜三两

上五味，以水九升，先煮四味，取五升。纳桂更煮，取三升，去滓，温服一升，日再，夜一服。

解 本方以桂枝、甘草为主药。其适用标准，在表证未解，即予攻下，胃肠官能受伤，下利不止，心下痞硬，表里俱病者。故予桂枝、甘草达卫缓急，白术、人参、干姜以温培胃肠之正气也。

煮服法中，后纳桂者，盖恐其易于挥发，多煮则辛香之气散，而达卫之力薄矣。

65. 瓜蒂散方

瓜蒂一分（熬黄）　赤小豆一分

上二味，各别捣筛为散，已，合治之。取一钱匕，以香豉一合，用热汤七合，煮作稀糜，去滓，取汁和散。温，顿服之。不吐者，少少加。得快吐，乃止。诸亡血虚家，不可予瓜蒂散。

解 本方以瓜蒂为主。其适用标准，在寒饮积聚，胃气壅遏，胸中痞硬，上气冲喉咽不得息者。故用瓜蒂涌吐胃中积饮，赤小豆散湿除满也。

煮服法中，用香豉煮作稀糜者，一则豉能开发助吐，一则稀糜留恋中焦，更易于催促药力之上涌也。

66. 黄芩汤方

黄芩三两　芍药二两　甘草二两（炙）　大枣二十枚（擘）

上四味，以水一斗，煮取三升，去滓，温服一升，日再、夜一服。

解 本方以黄芩为主药。其适用标准，在蒸发机能障碍，淋巴壅滞，热淫于内，肠受激迫而自下利者。故用黄芩清热，芍药泄滞，甘草、大枣和中，而缓其津液之下注也。

67. 黄芩加半夏生姜汤方

黄芩三两　芍药二两　甘草二两（炙）　大枣十二枚（擘）　半夏半升（洗）　生姜一两半

上六味，以水一斗，煮取三升，去滓，温服一升，日再、夜一服。

解 本方即黄芩汤加入半夏、生姜二味。其适用标准，在黄芩汤证。其病机仅及于肠，而此则乃更涉于胃矣，故多一呕之证象。而半夏、生姜固为降逆止呕之主药也。

68. 黄连汤方

黄连三两　桂枝三两（去皮）　干姜三两　半夏半升（洗）　人参二两　甘草三两（炙）　大枣十二枚（擘）

上七味，以水一斗，煮取六升，去滓，温服，昼三、夜二。疑非仲景方。

解 本方以黄连为主药，桂枝、干姜为重要副药。其适用标准，在伤寒其人胸中有郁热，胃中有邪气，而见腹中痛、欲呕吐者。故用黄连以清里热，桂枝、干姜通阳温胃，合半、参、草、枣培中降逆，而成寒热相格之证治也。

煮服法后，"疑非仲景方"五字，"成本"、《玉函》俱无。考诸方义，并无可疑之处，删之诚是。

69. 桂枝附子汤方

桂枝四两（去皮）　附子三枚（炮，去皮，破八片）　甘草二两（炙）　生姜三两（切）　大枣十二枚（擘）

上五味，以水六升，煮取二升，去滓，分温三服。

解 本方以桂枝、附子为主药。其适用标准，在伤寒汗出伤风，风与湿搏，经脉痹滞，身体疼烦，不能转侧，而无呕渴之里证者。故用桂枝通阳达卫，附子温经行痹，草、姜、枣等调和中气也。

70. 去桂加白术汤方

附子三枚（炮，去皮，破）　甘草二两（炙）　生姜三两（切）　白术四两　大枣十二枚（擘）

上五味，以水六升，煮服三升，去滓，分温三服。初一服，其人身如痹，半日许复服之，三服都尽，其人如冒状，勿怪。此以附子、术并走皮内，逐水气未得除，故使之耳，法当加桂四两。此本一方二法：以大便硬、小便自利，去桂也；以大便不硬、小便不利，当加桂。附子三枚，恐多也。虚家及产妇，宜减服之。

解 本方即桂枝附子汤去桂，加入白术一味。其适用标准，在桂枝附子汤证而见大便硬、小便自利者。因其小便自利，故去桂之辛通，加白术以理脾布津，使水液不致有偏渗之弊也。

71. 甘草附子汤方

甘草二两（炙）　附子二枚（炮，去皮）　桂枝四两（去皮）　白术二两

上四味，以水六升，煮取三升，去滓，温服一升，日三服。初服得微汗则解。能食汗止复烦者，将服五合，恐一升多者，宜服六七合为始。

解 本方以甘草、附子为主药。其适用标准，在风湿相搏，经脉壅滞，卫阳外泄，汗出短气，小便不利者。故以甘草益气缓急，合桂枝以调卫，附子温经回阳，合白术以布津也。

煮服法中，所云"能食汗止复烦者，将服五合"，《金匮》、"成本"作"汗出"，无"将"字，文字上似较通顺。

72. 白虎汤方

知母六两　石膏一斤（碎）　甘草二两（炙）　粳米六合

上四味，以水一斗，煮米熟汤成，去滓，温服一升，日三服。

解 本方以知母、石膏为主药。其适用标准，在表病抵抗太过，生温亢进，而成阳明经证者。故用知母泻热止渴，石膏解热除烦，甘草、粳米缓急益胃也。

太阳病下 187 条，阳明病 232 条，厥阴病 363 条，均为白虎汤所主之证。

73. 炙甘草汤方

甘草四两（炙）　桂枝三两（去皮）　生姜三两（切）　人参二两　生地黄一斤阿胶二两　麦门冬半升（去心）　麻子仁半升　大枣三十枚（擘）

上九味，以清酒七升，水八升，先煮八味，取三升，去滓。纳胶烊消尽，温服一升，日三服。一名复脉汤。

解 本方以甘草、桂枝为主药，生地黄、麦门冬为重要副药。其适用标准，在伤寒气血两虚，心脏搏动及还流之血液皆起障碍，脉见结代而心动悸者。故用甘草、桂枝益气通阳以畅血运，生地、麦冬生血益津，阿胶育阴，麻仁润燥，参、姜、枣以助桂、甘等调和营卫而复血脉也。（按：本方中之麻子仁，在临床经验上，其功用似较逊于酸枣仁。）

煮服法中，用水酒合煮者，盖取酒之芳香行血以助药力也。

74. 大承气汤方

大黄四两（酒洗）　厚朴半斤（炙，去皮）　枳实五枚（炙）　芒硝三合

上四味，以水一斗，先煮二物，取五升，去滓。纳大黄，煮取二升，去滓。纳芒硝，更上微火一两沸，分温再服。得下，余勿服。

解 本方以大黄、厚朴为主药。其适用标准，在阳明病胃肠俱实，大便硬而有谵语、潮热、腹满痛者。故用大黄、厚朴之推陈致新以行胃肠之气，枳实泄滞，芒硝软坚，为下剂中之最峻猛者也。

阳明病 220 条、225 条，皆为大承气汤所主之证。228 条、230 条、233 条、250 条、253 条、254 条、264 条、265 条、266 条、267 条、268 条、270 条，少阴病 333 条、334 条、335 条，皆宜大承气汤之证。阳明病 252 条，为予大承气汤之证。

75. 小承气汤方

大黄四两　厚朴二两（炙，去皮）　枳实三枚（大者，炙）

上三味，以水四升，煮取一升二合，去滓，分温二服。初服汤当更衣，不尔者，尽饮之。若更衣者，勿服之。

解本方以大黄为主药。其适用标准，在阳明腑实而未至燥结，但胃与小肠间之水谷阻滞，腹满不通者。故用大黄推陈致新，厚朴、枳实行气泄滞也。（按：本方厚朴、枳实，其量皆少于大承气汤，且并无软坚之芒硝。名曰小者，符其实耳。）

阳明病226条、227条，皆为小承气汤所主之证。厥阴病387条，为宜小承气汤之证。阳明病220条，为可与小承气汤之证。221条、264条，为少予小承气汤之证。二六三条，为和以小承气汤之证。

76. 猪苓汤方

猪苓（去皮）　茯苓　泽泻　阿胶　滑石（碎）各一两

上五味，以水四升，先煮四味，取三升，去滓。纳阿胶烊消，温服七合，日三服。

解本方以猪苓为主药。其适用标准，在阳明证生温亢进，渴欲饮水，小便不利者。故用猪苓合茯苓、泽泻以消水利尿，阿胶、滑石育阴泻热，此为热证中之利水剂也。

阳明病236条，少阴病332条，皆为猪苓汤所主之证。

77. 蜜煎方

食蜜七合

上一味，于铜器内，微火煎，当须凝如饴状，搅之勿令焦著。欲可丸，并手捻作挺，令头锐，大如指，长三寸许，当热时急作，冷则硬。以纳谷道中，以手急抱，欲大便时乃去之。疑非仲景意，已试甚良。又大猪胆一枚，泻汁，和少许法醋，以灌谷道内，如一食顷，当大便，出宿食恶物，甚效。

解 本方药即方见。其适用标准，在阳明病汗出、小便自利，津液内竭，大便结硬者。故用蜜煎以润导之也。近世应用之甘油锭，即与此法相通。

煮服法中，"疑非仲景意，已试甚良"九字，其意不属，且亦莫名其怀疑之点安在，系衍文。又猪胆泻汁云者，盖亦取其通润之意耳。

78. 茵陈蒿汤方

茵陈蒿六两　栀子十四枚（擘）　大黄二两（去皮）

上三味，以水一斗二升，先煮茵陈，减六升，纳二味，煮取三升，去滓，分温三服。小便当利，尿如皂荚汁状，色正赤，一宿腹减，黄从小便去也。

解 本方以茵陈蒿为主药。其适用标准，在阳明病发热渴饮，汗出齐颈，小便不利，湿热熏蒸而成黄疸者。故用茵陈蒿清利湿热，栀子、大黄开泄郁热，推陈致新，而成阳明腑实之黄疸主剂也。

阳明病 207 条、274 条，皆为茵陈蒿汤所主之证。

79. 吴茱萸汤方

吴茱萸一升（洗）　人参三两　生姜六两（切）　大枣十二枚（擘）

上四味，以水七升，煮取二升，去滓，温服七合，日三服。

解 本方以吴茱萸为主药。其适用标准，在脾胃虚寒，消化不良，食谷欲呕者。故用吴茱萸温中行气，人参、姜、枣补益胃阳也。太阳病 255 条，少阴病 322 条，厥阴病 391 条，皆为吴茱萸汤所主之证。

80. 麻子仁丸方

麻子仁二升　芍药半斤　枳实半斤（炙）　大黄一斤（去皮）　厚朴一尺（炙，去皮）　杏仁一斤（去皮尖，熬，别作脂）

上六味，蜜和丸，如梧桐子大，饮服十九，日三服。渐加，以知为度。

解 本方以麻子仁为主药，芍药、大黄为重要副药。其适用标准，在小肠吸收太过，小便多而大便硬结者。故用麻子仁润利大肠，合芍药、大黄、枳实、厚朴、杏仁等，而成润燥通结、推陈致新之和剂也。

81. 栀子柏皮汤方

肥栀子十五个（擘）　甘草一两（炙）　黄檗二两

上三味，以水四升，煮取一升半，去滓，分温再服。

解 本方以栀子、黄柏为主药。其适用标准，在热郁身黄，而无表闭、腹满、小便不利等症状者。故用栀子、黄柏以泄郁热，而甘草乃调味药，因栀、柏过苦，恐伤胃气耳。

82. 麻黄连轺赤小豆汤方

麻黄二两（去节）　连轺二两　杏仁四十个（去皮尖）　赤小豆一升　大枣十二枚（擘）　生梓白皮（切）一升　生姜二两（切）　甘草二两（炙）

上八味，以潦水一斗，先煮麻黄，再沸，去上沫。纳诸药，煮取三升，去滓，分温三服，半日服尽。

解 本方以麻黄、连轺、赤小豆为主药。其适用标准，在伤寒皮肤官能障碍，热液郁蒸，身必发黄者。故用麻黄、连轺、赤小豆发汗散利湿热，生梓白皮清血除热，合杏仁、大枣、生姜、甘草以利肺和中也。

83. 桂枝加芍药汤方

桂枝三两（去皮）　芍药六两　甘草二两（炙）　大枣十二枚（擘）　生姜二两（切）

上五味，以水七升，煮取三升，去滓，温分三服。本云：桂枝汤，今加芍药。

解 本方即于桂枝汤方中倍芍药。其适用标准，在表证误下，胃肠被伤，腹满时痛，属于抵抗不足之太阴病者。故倍芍药以和血泄滞，协桂、甘、姜、枣和营调中也。

84. 桂枝加大黄汤方

桂枝三两（去皮）　大黄二两　芍药六两　生姜三两（切）　甘草二两（炙）大枣十二枚（擘）

上六味，以水七升，煮取三升，去滓，温服一升，日三服。

解 本方即于桂枝加芍药汤方中，更增入大黄一味。其适用标准，较桂枝加芍药汤证，多一大实痛之腐秽留滞见象者，故加大黄以推陈致新也。

85. 麻黄附子细辛汤方

麻黄二两（去节）　细辛二两　附子一枚（炮，去皮，破八片）

上三味，以水一斗，先煮麻黄，减二升，去上沫。纳诸药，煮取三升，去滓，温服一升，日三服。

解 本方以麻黄为主药。其适用标准，在伤寒少阴病阳气不足，抵抗衰弱而有发热之表证者。故用麻黄发汗，附子、细辛扶阳逐寒也。

86. 麻黄附子甘草汤方

麻黄二两（去节）　甘草二两（炙）　附子一枚（炮，去皮，破八片）

上三味，以水七升，先煮麻黄一两沸，去上沫。纳诸药，煮取三升，去滓，温服一升，日三服。

解 本方以麻黄为主药。其适用标准，在伤寒少阴病得之二三日，不发热而无里证者。故用麻黄发汗，附子、甘草扶阳缓急而微汗之也。

87. 黄连阿胶汤方

黄连四两　黄芩二两　芍药二两　鸡子黄三枚　阿胶三两

上五味，以水六升，先煮三物，取二升，去滓。纳胶烊尽，小冷，内鸡子黄，搅令相得，温服七合，日三服。

解 本方以黄连、阿胶为主药。其适用标准，在伤寒少阴病抵抗不足，无形之热郁结于里, 扰及神经, 心烦不得卧者。故用黄连、阿胶清热育阴, 合黄芩、芍药、鸡子黄以清里和血而补心液。此盖少阴病中之泻心法也。

88. 附子汤方

　　附子二枚 (炮, 去皮, 破八片)　　茯苓三两　　人参二两　　白术四两　　芍药三两

　　上五味, 以水八升, 煮取三升, 去滓, 温服一升, 日三服。

　　解 本方以附子为主药。其适用标准, 在少阴病抵抗衰弱, 生温低降, 口中和而背恶寒者。故用生附温经逐寒, 茯苓、人参、白术、芍药以益气布津而调血液也。

　　少阴病 317 条、318 条, 皆为附子汤所主之证。

89. 桃花汤方

　　赤石脂一斤 (一半全用, 一半筛末)　　干姜一两　　粳米一升

　　上三味, 以水七升, 煮米令熟, 去滓, 温服七合, 纳赤石脂末方寸匕, 日三服。若一服愈, 余勿服。

　　解 本方以赤石脂为主药。其适用标准, 在少阴病生温低减, 血液沉降, 结肠瘀血, 黏膜溃烂而下利便脓血者。故用赤石脂之固肠生肌, 干姜、粳米温中益胃也。

　　煮服法中所云 "纳赤石脂末方寸匕" 者, 盖以其非固体物不能直达结肠。此本方赤石脂所以一半全用, 一半筛末也。

　　少阴病 319 条、320 条, 皆为桃花汤所主之证。

90. 猪肤汤方

　　猪肤一斤

　　上一味, 以水一斗, 煮取五升, 去滓。加白蜜一升, 白粉五合, 熬香, 和令相得, 温分六服。

解 本方以猪肤为主药。其适用标准，在少阴病生温衰减，津液下泄，营养液伤，下利咽痛，胸满心烦者。故用猪肤益津润燥，更增白蜜以缓调脾胃，白粉（即米粉）以资荣养也。

91. 甘草汤方

甘草二两

上一味，以水三升，煮取一升半，去滓，温服七合，日二服。

解 本方药即汤见。其适用标准，在少阴病至二三日，阳郁咽痛而无他证者。故主以甘草之缓润也。

92. 桔梗汤方

桔梗一两　　甘草二两

上二味，以水三升，煮取一升，去滓，分温再服。

解 本方即于甘草汤方中，加入桔梗一味。其适用标准，在服甘草汤不差者，故加入桔梗以开结利气也。

93. 苦酒汤方

半夏（洗，破如枣核）十四枚　　鸡子一枚（去黄，纳上苦酒，著鸡子壳中）

上二味，纳半夏著苦酒中，以鸡子壳置刀环中，安火上，令三沸，去滓，少少含咽之。不差，更作三剂。

解 本方应以苦酒为主药。其适用标准，在少阴病阴郁，咽中腐化成疮，不能语言者。故用苦酒消肿化腐，半夏、卵白下气涤涎，清热生肌也。

94. 半夏散及汤方

半夏（洗）　　桂枝（去皮）　　甘草（炙）

上三味，等分，各别捣筛，已，合治之。白饮和服方寸匕，日三服。若不能散服者，以水一升，煎七沸，纳散两方寸匕，更煮三沸，下火令小冷，少少咽之。半夏有毒，不当散服。

解本方以半夏为主药。其适用标准，在阴病阳郁涩滞，咽中痛者。故用半夏涤涎，桂枝、甘草通阳缓急也。

煮服法中，易散为汤者，乃为不便于服散者设。"半夏有毒，不当散服"八字，《玉函》、"成本"俱无，按之实际，亦殊不合，似宜从删。

95. 白通汤方

葱白四茎　干姜一两　附子一枚（生，去皮，破八片）

上三味，以水三升，煮取一升，去滓，分温再服。

解本方以葱白为主药。其适用标准，在少阴病抵抗衰弱，阳微失化，小肠官能障碍而下利者。故用葱白通行阳气，干姜、生附扶中阳而温经逐寒也。

96. 白通加猪胆汁汤方

葱白四茎　干姜一两　附子一枚（生，去皮，破八片）　人尿五合　猪胆汁一合

上五味，以水三升，煮取一升，去滓。纳猪胆汁、人尿，和令相得，分温再服。若无胆，亦可用。

解本方即于白通汤方中，加入人尿、猪胆汁二味。其适用标准，在少阴病服白通汤利不止，更见厥逆、无脉、干呕、烦等阴盛格阳之象者。故加人尿、猪胆汁以降火除烦，而导引其药力也。煮服法中，所谓"若无胆，亦可服"者，足征本汤之适用，其注意点乃在人尿耳。

97. 真武汤方

茯苓三两　芍药三两　白术二两　生姜三两切　附子一枚（炮，去皮，破八片）

上五味，以水八升，煮取三升，去滓，温服七合，日三服。若咳者，加五味子半升、细辛一两、干姜一两；若小便利者，去茯苓；若下利者，去芍药，加干姜二两；若呕者，去附子，加生姜足前为半斤。

解 本方以茯苓、白术为主药，附子为重要副药。其适用标准，在少阴病阳气衰微，分泌失调，水液潴留以致腹痛、小便不调、体痛自利、心悸头眩者。故用苓、术之理脾制水，附子扶阳，芍药、生姜，一以维护血液，一以温缓胃气也。本方加减法，前人有谓系后世所增者。即以治疗论，亦多不妥。例如：若呕者，去附子，加生姜。真武若去附子，则不成其为真武矣，且呕加生姜而不加半夏，于法亦有未合，存而不论可也。

太阳病中 84 条，少阴病 329 条，皆为真武汤所主之证。

98. 通脉四逆汤方

甘草二两（炙）　附子大者一枚（生用，去皮破，八片）　干姜三两（强人可四两）

上三味，以水三升，煮取一升二合，去滓，分温再服。其脉即出者愈。面色赤者，加葱九茎。腹中痛者，去葱，加芍药二两。呕者，加生姜二两。咽痛者，去芍药，加桔梗一两。利止、脉不出者，去桔梗，加人参二两。病皆与方相应者，乃服之。

解 本方即于四逆汤方中，加重附子，倍用干姜。其适用标准，在少阴病阴盛格阳，下利清谷，里寒外热，手足厥逆，脉微欲绝者。故增附子、干姜之量，以温经扶阳也。

本方加减法，前人多谓系衍文。惟葱之一味，应列方中。故曰通脉者，加葱之谓。虽通脉之力不在葱，实赖葱为引而效始神。方中无葱，乃传写之漏，不得名通脉也。所见甚是。

少阴病 330 条，厥阴病 3 83 条，皆为通脉四逆汤所主之证。

99. 四逆散方

甘草（炙）　枳实（破，水渍，炙干）　柴胡　芍药

上四味，各十分，捣筛，白饮和服方寸匕，日三服。咳者，加五味子、干姜各五分，并主下利。悸者，加桂枝五分；小便不利者，加茯苓五分；腹

中痛者，加附子一枚，炮令坼；泄利下重者，先以水五升，煮薤白三升，煮取三升，去滓，以散三方寸匕，纳汤中，煮取一升半，分温再服。

解 本方以甘草、柴胡为主药。其适用标准，在少阴病热郁于里，内脏充血，四肢贫血，分泌不调而四逆者。故用甘草、柴胡缓中疏郁而达热于外，枳实宣通胃肠，芍药疏泄血络也。

本方加减法，钱氏云："详推后加减法。"凡原文中每具诸或有之证者，皆有之。如小柴胡汤、小青龙汤、真武汤、通脉四逆汤、四逆散，皆是也。

愚窃揆之以理，恐未必皆出于仲景。与吾人之见，殊觉不谋而合。

100. 乌梅丸方

乌梅三百枚　细辛六两　干姜十两　黄连十六两　当归四两　附子六两（炮，去皮）　蜀椒四两（去汗）　桂枝六两　人参六两　黄柏六两

上十味，异捣筛，合治之，以苦酒渍乌梅一宿，去核，蒸之五斗米下，饭熟捣成泥，和药令相得。纳臼中，与蜜杵二千下，丸如梧桐子大。先食饮服十丸，日三服，稍加至二十丸。禁生冷、滑物、臭食等。

解 本方以乌梅为主药，干姜、黄连为重要副药。其适用标准，在伤寒厥阴病抵抗未复，脏寒吐蛔而厥者。故用乌梅之安胃、除烦痹，干姜、黄连温中杀虫，辛、附、椒、桂宣达诸阳，参、归益气利血，而黄柏则为黄连之辅佐也。按前人以本方为厥阴病正治之主剂，实则非是。盖仲景于本条已有明文，故谓为治蛔厥之主剂则可，若以之为治厥阴病之主剂，则期以为未可也。

煮服法中所云"以苦酒渍乌梅一宿"者，尽以苦酒之能助胃液之消化而制蛔之上逆也，故用之以渍乌梅。

101. 当归四逆汤方

当归三两　桂枝三两（去皮）　芍药三两　细辛三两　甘草二两（炙）　通草二两　大枣二十五枚（擘，一方十五枚）

上七味，以水八升，煮取三升。去滓，温服一升，日三服。

解 本方以当归、桂枝为主药，芍药、细辛为重要副药。其适用标准，在厥阴病抵抗未复，血行障碍，四肢厥寒，脉细欲绝者。故用当归、桂枝和血通阳，而芍药、细辛辅之，通草、草、枣通络益胃。（按：通草即今之木通。其功用，能利血脉、通关节也。）前人多以四逆汤方中必须有姜、附，乃为合法。故有谓本方即系四逆汤加芍、归。但须知四逆不过为一症状，症状虽同，而其原因则有互异者。彼之四逆，在虚阳外越，故须附、姜以温中回阳。此之四逆，乃阳气被郁，血液阻滞，不能达于四末所致，故无用姜、附之必要。此仲景疏方选药之精到处，洵不愧为医中圣手也。

102. 当归四逆加吴茱萸生姜汤方

当归三两　芍药二两（炙）　通草二两　桂枝三两（去皮）　细辛三两　生姜半斤（切）　吴茱萸二升　大枣二十五枚（擘）

上九味，以水六升、清酒六升，和，煮取五升，去滓，温分五服。

解 本方即于当归四逆汤方中，加入吴茱萸、生姜二味。其适用标准，较当归四逆证，其人又素有中寒见象者。故加吴茱萸、生姜，以温中行气、暖胃祛寒也。

103. 麻黄升麻汤方

麻黄二两半（去节）　升麻一两一分　当归一两一分　知母十八铢　黄芩十八铢　萎蕤十八铢（一作菖蒲）　芍药六铢　天门冬六铢（去心）　桂枝六铢　茯苓六铢　甘草六铢（切）　石膏六铢（碎，绵裹）　白术六铢　干姜六铢

上十四味，以水一斗，先煮麻黄一两沸，去上沫。纳诸药，煮取三升，去滓，分温三服。相去如炊三斗米顷，令尽，汗出愈。

解 本方药味复杂，治与证殊，确非仲景手笔。苟欲循文敷衍，则又苦于吾斯之未能信。无已，姑略其方义，而详其谬点焉。按本条症状，因伤寒六七日，

大下后，气口脉见沉迟，趺阳脉又不至，咽不利，唾脓血，泻痢不止，已成下厥上竭、阴阳离绝之候。亟予参、附回阳，尤虞不及，岂治阳实之品所可妄投哉！故仲景以为难治，在大论凡属难治之证，皆不出方，斯则尤可证明本方之非出于仲景也。

104. 干姜黄芩黄连人参汤方

干姜　黄芩　黄连　人参各三两

上四味，以水六升，煮取二升，去滓，分温再服。

解 本方以干姜为主药。其适用标准，在厥阴病里寒自利，误与吐下之剂，寒格更甚，食入即吐者。故用干姜温中，人参扶正，芩、连苦降，以作寒格之向导。盖亦泻心之变法也。

105. 白头翁汤方

白头翁二两　黄柏三两　黄连三两　秦皮三两

上四味，以水七升，煮取二升，去滓，温服一升。不愈，更服一升。

解 本方以白头翁为主药。其适用标准，在厥阴病郁热下陷，直肠充血，热利下重者。故用白头翁之清血解毒，秦皮止涩下利，而柏、连则清泻郁热也。（按：本方为仲景治热利之法，而近世乃有用全方以治今之痢疾者，是殆不明利与之区别使然欤？盖今之所谓痢疾，即古之滞下；而古之下利，乃即今之所谓泄泻也。）

厥阴病 384 条、386 条，皆为白头翁汤所主之证。

医　案

一、内科疾病

1. 肺闭

沈太太

一诊：1 月 9 日

症状：气急痰鸣，神衰，苔白腻，脉息弦芤二指一代，溲秘。

病理：素秉阳虚中湿，寒邪外束，肺气壅遏，心力衰惫，循环已生障碍。

病名：肺闭。

治法：与强心扶阳兼肃肺气。

处方：黄附片 30g（先煎）　生紫菀 12g　制川朴 4.5g　酸枣仁 30g（先煎）
朱茯神 18g　蜜炙麻黄 4.5g　远志 4.5g　姜半夏 18g　姜汁一茶匙（冲服）　先煎二味，煎 40 分钟后再入他药同煎 30 分钟后，取分四次温服，每次间隔二三小时。

2. 肺损兼新感

叶先生

一诊：1941 年 9 月 12 日

症状：咳呛不爽，肌热微有起伏，苔白，脉浮弦。

病理：风邪外干，卫气不和，肺失清肃。

病名：肺损兼新感。

治法：潜阳和营，兼肃肺气。

治法：炙苏子 9g　川桂枝 6g　生白芍 9g　生紫菀 12g　蒸百部 9g　仙半夏
15g　牡蛎 45g　茯神 15g　生三七 4.5g　黑锡丹 4.5g（先煎）

二诊：9 月 14 日

症状：肌热平，咳呛略减，便秘，苔白，脉转沉细而略数。

病理：表邪解，肺气未肃，腑气不行。

治法：再与潜阳肃肺，兼和大肠。

处方：上方去桂枝　白芍　加杏仁 12g　枣仁 24g　麦芽 15g　生白术 15g
　　　橘饼一枚　蜜和芝麻　油和匀开水冲服。

三诊：9 月 17 日

症状：咳呛爽，大便已行，流畅，苔白，脉息沉细而略数。

治法：再与潜阳肃肺。

处方：上方去杏仁　麦芽　白术　蜜和麻油　加炒茅术 15g　炮姜炭 6g　沙
　　　苑子 15g

四诊：9 月 20 日

症状：咳减，二便已顺，白苔渐化，脉息细而略缓。

处方：灵磁石 45g（先煎）　酸枣仁 24g　生牡蛎 30g（先煎）　炙苏子 9g
　　　炙紫菀 12g　蒸百部 9g　生白术 15g　仙半夏 15g　云茯神 15g　仙灵
　　　脾 9g　淡干姜 4.5g　生三七 4.5g　黑锡丹 6g（先煎）

五诊：9 月 25 日

症状：眠食俱安，二便亦调，咳减苔化，脉息沉细略缓。

治法：再予潜阳摄肾，兼肃肺气。

处方：上方去仙灵脾　三七　白术改为茅术　加覆盆子 12g　炙款冬 6g。

3. 结胸

张先生　外滩

一诊：2 月 23 日

症状：胸痞，纳呆，下利，脉细紧。

病理：中阳不足，寒邪阻遏。

病名：结胸。

治法：当与泻心汤法。

处方：姜半夏 18g　川桂皮 9g　粉葛根 9g　酒连 2.4g　瓜蒌壳 12g　生姜 12g　淡干姜 6g　黄附片 18g（先煎）

4. 气郁

罗女士　道德里

一诊：3 月 15 日

症状：关节肿痛，潮热自汗，胸肋痞痛、呕血，食后泛恶，脉息虚缓。

病理：气瘀经阻，风邪外干，关节壅滞，胃络破损。

病名：风湿历节兼气郁。

治法：当与辛温淡化，佐以苦降。

处方：旋复花 9g（包）　黄郁金 9g　炮姜炭 9g　代赭石 30g　生牡蛎 30g（先煎）　生薏仁 18g　姜半夏 24g　生三七 6g（磨冲）　桑寄生 15g　川桂皮 9g　生白芍 15g　制香附 9g　酒军 3g（泡冲）

5. 肺风

张童

一诊：1941 年 2 月 24 日

症状：肌热旬余未解，咳呛不爽，胸胁引痛，苔腻，脉虚缓。

病理：寒邪外干，肺气壅遏，营卫失其调节。

病名：肺风。

治法：当与温潜辛开。

处方：蜜炙麻黄 6g　白苏子 9g　白芥子 6g　白杏仁 12g　黄附片 15g（先煎）　灵磁石 45g（先煎）　仙半夏 12g　生紫菀 12g　黄郁金 9g　云茯神 15g　酸枣仁 18g　制川朴 4.5g　生姜 9g

二诊：2月28日

症状：肌热渐平，咳呛痰多气促，苔白腻，脉虚细。

病理：表和，肺气未肃，中阳不足。

治法：再与温中肃肺。

处方：灵磁石30g（先煎）　云茯神18g　蜜炙麻黄4.5g　蒸百部9g　姜半夏

　　　15g　黄附片15g（先煎）　酸枣仁24g　白苏子9g　白杏仁12g　炒

　　　茅术15g　淡干姜6g　远志4.5g

三诊：3月3日

症状：肌热平，咳呛气逆，苔白，脉虚细。

病理：表和，心肾不足，气肺未肃。

治法：再与前法损益。

处方：磁石30g（先煎）　茯神15g　炒茅术15g　炙苏子9g　炙紫菀12g

　　　黄附片18g（先煎）　酸枣仁30g　姜半夏12g　蒸百部9g　淡干姜6g

　　　炙远志4.5g　黑锡丹12g（先煎）

6. 肺痿

沈先生　戈登路

一诊：

症状：咳呛不已，潮热痰多，舌苔厚腻，纳呆食少，脉来虚细。

病理：肺肾两虚，心脾不足，痰饮中聚，肺叶虚痿。

病名：肺痿。

治法：当与温养三阴，兼肃肺气。

处方：炙苏子6g（包）　蒸百部9g　炙紫菀12g　云茯神18g　酸枣仁24g（打，

　　　先煎）　仙半夏15g　炒茅术15g　菟丝饼15g　补骨脂15g　生谷芽

　　　15g　淡干姜6g　橘饼半枚

二诊：

症状：潮热已减，舌苔渐化，胃纳略醒，脉仍虚细。

治法：仍宗前意，兼调营卫。

处方：炙苏子6g（包）　蒸百部9g　炙紫菀12g　云茯神18g　酸枣仁24g（打，先煎）　姜半夏15g　炒茅术15g　菟丝饼15g　黄附片12g（先煎）　灵磁石30g（先煎）　淡干姜6g　白芍9g（桂枝3g同炒）

三诊：

症状：肌热已平，仍有咳呛，痰多。腻苔未退，脉息虚缓。

病理：营卫已调，脾肾仍衰之象。

治法：再以前法损益。

处方：灵磁石45g（先煎）　黄附片15g（先煎）　云茯神18g　黑锡丹12g（包，先煎）　巴戟天24g　姜半夏15g　酸枣仁24g（打，先煎）　仙灵脾12g　炒茅术15g　炙苏子9g　蒸百部9g　炙紫菀12g　淡干姜6g

四诊：

症状：痰嗽减，胃纳渐增，乏力，脉虚缓。

病理：中气不足，脾肾尚衰。

治法：再与扶阳益脾，兼培心肾。

处方：灵磁石45g（先煎）　黄附片21g（先煎）　云茯神18g　川杜仲15g（酒炒）　姜半夏15g　仙灵脾12g　酸枣仁24g（打，先煎）　炒茅术15g　巴戟天18g　补骨脂18g　炙苏子9g　生谷芽15g　蒸百部9g　淡干姜9g

郭先生　戈登路

症状：咳呛咽痛，音喑，脉虚细。

病理：肝肾不足，肺痿喉癣。

病名：肺痿。

治法：当与温调。

处方：炙紫菀 12g　玉蝴蝶 12g　炒白术 15g　炙苏子 9g　仙半夏 15g　淡干
　　　姜 6g　蒸百部 9g　菟丝饼 18g　朱茯神 15g　橘饼一枚

7. 黄疸

邱先生　新闸路仁济里

一诊：

症状：初病头痛发热，继以呕吐，吐止复呃，肤黄，脘痛拒按，苔黑而干，
　　　不多饮，脉缓大。

病理：食湿中阻，寒邪外束，营卫不和，胃肠壅滞，三焦失化，湿邪郁蒸而
　　　成黄疸，伤寒太阴太阳合病疸症。

病名：黄疸。

治方：（原缺）

处方：水炙麻黄（后入）6g　旋复花 9g　乌附块 15g（先煎）　川桂枝 6g（后入）
　　　淡干姜 9g　柿蒂七个　姜半夏 24g　灵磁石 60g（先煎）　丁香 2g
　　　带皮槟榔 12g　黄郁金 9g　藿梗 9g　代赭石 24g

二诊：

症状：呃止黄退，肌热亦平，心悸，纳呆，脉息虚缓。

病理：表和湿化，中阳伤而不复，脾失健运，心力亦衰。

治法：再与潜阳益脾。

处方：灵磁石 60g（先煎）　炒茅术 15g　北茵陈 12g　朱茯神 18g　仙半夏
　　　12g　乌附块 15g（先煎）　酸枣仁 24g（打先煎）　大腹皮 12g　藿
　　　梗 9g　带皮砂仁 9g　生谷芽 12g　生姜 9g

三诊：

症状：忽见厥热，心悸，白㾦叠叠，脉息虚细。

病理：正虚邪恋，心力衰惫，卫阳不达。

治法：再与扶阳强心，兼调营卫。

处方：灵磁石 60g（先煎）　川桂枝 6g　乌附块 18g（先煎）　朱茯神 18g　蜜炙麻黄 4.5g　姜半夏 18g　酸枣仁 24g（打先煎）　粉葛根 4.5g　炒茅术 15g　黄郁金 9g　藿梗 9g　大腹皮 12g　生姜 12g（检血有回归热，打一针而热渐平）

四诊：

症状：汗出，肌热渐平，心悸亦差，脉转缓。

病理：表气渐和，中阳较复。

治法：再与扶阳强心，佐以淡化。

处方：灵磁石 60g（先煎）　川桂枝 9g　北茵陈 12g　朱茯神 18g　姜半夏 18g　黄附片 18g（先煎）　酸枣仁 24g（打，先煎）　炒茅术 15g　藿梗 9g　大腹皮 12g　西砂壳 9g　北柴胡 4.5g　生姜 12g

五诊：

症状：热平，纳醒，微咳，脉缓。

病理：表和，中阳渐复，肺气未肃。

治法：再与前法损益。

处方：灵磁石 45g（先煎）　姜半夏 18g　金黄附片 18g（先煎）　朱茯神 18g　炒茅术 15g　白杏仁 12g　酸枣仁 24g（打，先煎）　北茵陈 15g　白苏子 9g　大腹皮 12g　川桂木 9g　西砂壳 9g　生姜 12g

六诊：

症状：咳呛，腰酸，纳呆，苔白，脉缓。

病理：中寒，肺气不肃，脾失健运。

治法：再与温中肃肺。

处方·灵磁石 45g（先煎）　姜半夏 24g　蜜炙麻黄 4.5g　朱茯神 18g　炒茅

术 15g　生紫菀 12g　酸枣仁 24g（打，先煎）　金黄附片 24g（先煎）

白杏仁 9g　毛狗脊 15g　白苏子 6g　淡干姜 9g　带皮砂仁 9g　大腹皮

12g

七诊：

症状：咳呛、腰酸稍差，苔化，纳醒，脉虚缓。

病理：中阳渐复。

治法：再与前法损益。

处方：灵磁石 45g（先煎）　炒茅术 15g　仙灵脾 12g　金黄附片 24g（先煎）

巴戟天 24g　川杜仲 15g　酸枣仁 24g（打，先煎）　姜半夏 18g　淡

干姜 9g　毛狗脊 15g　带皮砂仁 9g　大腹皮 12g　生谷芽 15g

胡童

一诊：1941 年 3 月 6 日

症状：发热后，苔腻，纳呆，肤黄，脉缓。

病理：阳虚中寒，三焦失化。

病名：湿邪郁蒸发黄。

治法：当与温化。

处方：北茵陈 15g　乌附块 12g（先煎）　生茅术 15g　黄郁金 9g　川桂木 9g

藿梗 9g　炒泽泻 12g　带皮苓 18g　姜半夏 15g　大腹皮 12g　北柴胡

4.5g　生姜 9g

二诊：3 月 11 日

症状：纳少肤黄，脉息细而缓。

病理：中阳不足，心力亦衰。

治法：再与温渗。

处方：北茵陈 15g　安桂 4.5g（后入）　黄附块 15g（先煎）　淡干姜 6g　生

白术 15g　赤苓 15g　炒泽泻 15g　北柴胡 4.5g　黄郁金 9g　带皮砂仁

9g　云茯神 15g　酸枣仁 24g

王先生　金神父路

一诊：1 月 15 日

症状：面色黑暗，目皆黄，苔腻溲迟，脉息虚细。

病理：湿邪遏阻，三焦失化，心肾亦衰。

病名：黄疸。

治法：与扶阳益肾，兼理三焦。

处方：黄附片 18g（先煎）　北茵陈 15g　黄郁金 9g　川桂枝 9g　漂苍术 15g

　　　大腹皮 16g　带皮苓 18g　仙灵脾 16g　淡干姜 6g　北柴胡 4.5g

8. 亡阳

李某

一诊：

症状：自汗形寒，苔腻作呕，月事再至，脉虚细。

病理：阳亡于外，气虚失统，心肾不足。

病名：自汗亡阳。

治法：当与温潜淡化。

处方：灵磁石 60g（先煎）　酸枣仁 24g（打，先煎）　淡干姜 9g　紫石英 45g（先
　　　煎）　姜半夏 15g　黄附片 24g（先煎）　朱茯神 18g　炒茅术 15g

　　　仙灵脾 12g　黄郁金 9g

二诊：

症状：自汗止，肢温，苔白，咳呛体痛，脉息虚缓。

病理：阳虚中寒，湿邪遏阻，经络壅滞。

治法：再与扶阳强心，通络化湿。

处方：灵磁石 60g（先煎）　川羌活 9g　姜半夏 15g　紫石英 45g（先煎）

酸枣仁 30g（打，先煎）　川独活 9g　川桂枝 12g　朱茯神 18g　生薏仁 24g　炒茅术 15g　石楠藤 15g　仙灵脾 12g　淡干姜 9g

三诊：

症状：体痛较差，咳减，腹痛下利，脉息转缓。

病理：表和中寒，湿盛，心力不足。

治法：再与前法损益。

处方：灵磁石 45g（先煎）　漂苍术 15g　姜半夏 24g　川桂枝 12g　朱茯神 18g　炒薏仁 18g　川羌活 9g　酸枣仁 30g（打，先煎）　仙灵脾 12g　淡干姜 9g　大腹皮 12g　石楠藤 15g　宣木瓜 15g

四诊：

症状：腹痛下利稍差，体酸下肢清冷，脉息沉缓。

病理：中焦寒湿尚盛，阳失健运。

治法：再与辛温淡化。

处方：灵磁石 45g（先煎）　漂苍术 15g　姜半夏 15g　乌附块 24g（先煎）　朱茯神 15g　炒薏仁 18g　川桂枝 9g　酸枣仁 30g（打，先煎）　仙灵脾 12g　陈艾叶 9g　淡干姜 9g　大腹皮 12g　广木香 4.5g　石楠藤 12g

五诊：

症状：体倦，耳鸣，头昏，痰多，苔腻，纳果，脉细缓。

病理：病去正虚，中湿尚盛。

治法：再与温潜淡化。

处方：灵磁石 30g（先煎）　漂苍术 15g　淡干姜 12g　乌附块 24g（先煎）　姜半夏 24g　酒连 1.8g　酸枣仁 18g（打，先煎）　云茯神 18g　带皮槟榔 15g　炒川椒 9g（开口去目）　上安桂 3g（后入）　霍梗 9g　带皮砂仁 9g

六诊：

症状：耳鸣痰多，泛恶，苔白，脉沉细。

病理：中寒，脾阳未化。

治法：再与前法损益。

处方：灵磁石 60g（先煎）　姜半夏 24g　酸枣仁 24g（打，先煎）　乌附块 24g（先煎）　淡干姜 9g　芜荑 9g　云茯神 18g　漂苍术 15g　胡黄连 18g　带皮砂仁 9g　另服使君子 30g（炒）　官桂 6g（后入）

9. 伤寒坏症

樊先生

一诊：1939 年 8 月 1 日

症状：病经月余，肌热复炽，神衰语乱，筋惕肉瞤，腹硬满，脉微欲绝。

病理：伤寒正虚邪恋，心力衰惫已呈虚脱之象。

病名：伤寒坏症。

治法：姑予潜阳强心。

处方：黄附片 24g（先煎）　别直参 12g　上安桂 3g（研冲）　炮姜炭 6g　生龙齿 30g（先煎）　灵磁石 60g（先煎）　酸枣仁 45g　朱茯神 18g　甘枸杞 15g　龙眼肉 15g

二诊：8 月 2 日

症状：筋惕稍瘥，已得寐，大便舒，腹部略软，脉息虚细而略缓。

病理：心力稍佳，腑气已行。

治法：再予前法损益。

处方：上方别直参改用 9g　加紫贝齿 45g　仙半夏 15g　鸡子黄一枚（打冲）

10. 伤寒阳越

王先生

一诊：

症状：自汗气促，鼻煽，脉息虚缓，舌润无苔。

病理：伤寒已达二候，心肾水虚，真阳泄越。

病名：伤寒阳越。

治法：与摄肾潜阳为主。

处方：乌附块 15g（先煎）　朱茯神 15g　仙半夏 12g　生龙齿 30g（先煎）

　　　炒白术 12g　鸡子黄一枚　生牡蛎 30g（先煎）　炮姜 9g　黑锡丹 15g

　　　（先煎）

二诊：

症状：自汗气促稍瘥，脉息仍虚缓。

病理：真阳已见潜藏之势，气衰。

治法：仍当摄阳益肾为主。

处方：乌附块 15g（先煎）　朱茯神 15g　破故纸 15g　生牡蛎 30g（先煎）

　　　生龙齿 30g（先煎）　覆盆子 9g　黑锡丹 15g（先煎）　巴戟天 18g

　　　仙半夏 15g　炮姜 6g

三诊：

症状：脉象缓而敛。

病理：连进益阳补肾，吸气亦深，肾之摄纳渐复。

治法：再与前意出入。

处方：乌附块 15g（先煎）　朱茯神 15g　破故纸 18g　灵磁石 30g（先煎）

　　　巴戟天 18g　炮姜 9g　制川朴 6g　生龙齿 30g（先煎）　炒白术 12g

　　　仙半夏 15g

四诊：

症状：脉缓而虚，耳聋眠少。

病理：邪去正虚，肾气不固。

治法：再与益肾潜阳为治。

处方：乌附块 15g（先煎）　大熟地 18g　仙半夏 18g　生龙齿 30g（先煎）
　　　破故纸 18g　炮姜 16g　生谷芽 15g　朱茯神 15g　炒于术 16g　灵磁石
　　　30g（先煎）

11. 伤寒夹湿

李宝宝

一诊：

症状：身热两周未解，神志渐昏，舌黑而润，汗出齐颈，脉息虚浮。

病理：伤寒夹湿，中阳衰惫，卫气不达。

病名：伤寒夹湿。

治法：当与温中和表。

处方：川桂枝 3g　乌附块 6g（先煎）　　灵磁石 18g（先煎）　白杏仁 9g　大
　　　豆卷 9g　仙半夏 9g　朱茯神 12g　生姜 3 片

二诊：

症状：与温中和表，身热渐平，脉亦指（疑脱字）。

病理：伤寒太少合病，中渐复，卫气渐达。

治法：再与前法出入。

处方：川桂枝 4.5g　乌附块 6g（先煎）　　灵磁石 18g（先煎）　　生白芍 9g 大
　　　豆卷 9g　炒竹茹 3g　白杏仁 9g　水炙甘草 2.4g　生姜 3 片

三诊：

症状：身热平，脉虚细，舌仍中黑，不时泛恶。

病理：表气虽和，中寒未罢。

治法：再与益阳和中。

处方：川桂枝 3g　炒白术 9g　灵磁石 15g（先煎）　　生白芍 9g　乌附块 6g（先
　　　煎）　带皮苓 12g　藿梗 3g　仙半夏 9g　淡干姜 3g　陈皮 3g

四诊：

症状：身热起伏，舌黑泛恶，脉虚紧。

病理：略受寒侵，营卫复失调节。

治法：再与调和营卫。

处方：炙麻黄 1.5g　川桂枝 3g　远志 2.4g　白杏仁 9g　生白芍 9g　灵磁石 15g（先煎）　陈皮 4.5g　仙半夏 9g　乌附块 6g（先煎）　生姜 9g

五诊：

症状：身热平，脉息渐和，头部尚而微热，苔仍黑腻，作恶。

病理：中焦遏阻。

治法：再与益阳和中。

处方：乌附块 9g（先煎）　生龙齿 18g（先煎）　白杏仁 9g　生姜 9g　仙半夏 9g　白苏子 4.5g　制川朴 3g　炒六曲 6g　灵磁石 18g（先煎）　带皮苓 16g　远志 2.4g

六诊：

症状：脉静身凉，黑苔渐化，唇干溲少。

病理：津液未复。

治法：仍当温中和胃。

处方：乌附块 9g（先煎）　仙半夏 9g　生龙齿 18g（先煎）　灵茯苓 16g　福泽泻 16g　生牡蛎 18g（先煎）　焦谷芽 16g　生白术 9g　川桂枝 3g　陈皮 4.5g

七诊：

症状：溲浊苔腻，咳嗽不爽。

病理：肺胃未和。

治法：再与温调。

处方：生白芍 9g　制川朴 4.5g　生白术 9g　云茯苓 16g　炙苏子 3g　陈皮 4.5g

生姜 9g　仙半夏 9g　乌附块 9g（先煎）　生谷芽 16g

程先生　卜邻里 14 号

一诊：2 月 25 日

症状：肌热汗出及颈，肢体酸楚，苔腻胸闷，气短，腹膨，溲浊而少，脉息虚数。

病理：湿蕴于中，寒风外束，营卫不和，三焦滞壅，肺络损伤。

病名：伤寒兼湿。

治法：当与温潜辛化。

处方：灵磁石 60g（先煎）　水炙麻黄 4.5 g　白杏仁 12g　川羌湉 9g　朱茯神 18g　仙半夏 12g　川桂枝 9g　生薏仁 24g　大腹皮 12g　炙苏子 9g　生紫菀 9g　附片 15g（先煎）　生姜 9g　桑枝 15g

二诊：2 月 26 日

症状：汗出仍未爽，体痛稍差，脉息虚而略缓。

病理：表犹未和。

治法：再与前法损益。

处方：灵磁石 60g（先煎）　川桂枝 9g（后入）　炒茅术 15g　黄附片 15g（先煎）川羌活 9g　姜半夏 18g　水炙麻黄 4.5 g　北茵陈 15g　生紫菀 12g　蒸百部 9g　炙苏子 9g　朱茯神 18g　生姜 9g　桑枝 15g

三诊：2 月 27 日

症状：肌热稍减，体痛渐差，便溏溲少，脉转虚缓。

病理：表气较和，中湿尚盛。

治法：再与温潜辛化。

处方：灵磁石 60g（先煎）　川羌活 9g　蒸百部 9g　朱茯神 15g　川桂枝 9g　北茵陈 15g　酸枣仁 18g　生紫菀 12g　泽泻 9g（炒）　炒茅术 15g　炙苏子 9g　黄附片 15g（先煎）　大腹皮 12g　姜半夏 24g　生姜 12g　28 日改方，去枣仁，加龙齿。

四诊：2 月 29 日

症状：肌热平，咳呛减，苔腻，溲浊便溏，脉息虚缓。

病理：表和中湿尚盛，三焦遏阻。

治法：再与扶阳化湿。

处方：灵磁石 60g（先煎）　酸枣仁 24g（打，先煎）　茅术 15g（炒）　生
　　　牡蛎 45g（先煎）　川桂木 9g　泽泻 9g（炒）　朱茯神 24g　黄附片
　　　15g（先煎）　姜半夏 18g　淡干姜 6g　炙苏子 9g　蒸百部 9g

五诊：3 月 3 日

症状：咳呛未已，苔腻，溲少而浊，不思饮，脉虚缓。

病理：心脾肾三阳俱衰，湿邪遏阻，分泌不良。

处方：再与温化三焦为主。

处方：灵磁石 45g（先煎）　带皮苓 24g　茅术 18g（炒）　牡蛎 45g（先煎）
　　　上安桂 6g　北茵陈 15g　枣仁 24g　黄附片 15g（先煎）　仙灵脾 12g
　　　西砂壳 9g　大腹皮 12g　淡干姜 9g　姜夏 18g　远志 4.5g　桂枝改作
　　　肉桂，为了化气行湿。

12. 湿温

单先生

一诊：1941 年 9 月 13 日

症状：肌热已近两周，胸闷，苔腻，肢酸头痛，脉息弦细。

病理：湿蕴于中，凉风干表，中阳不足，营卫失调。

病名：湿温。

治法：当予辛温淡化。

处方：灵磁石 30g（先煎）　枣仁 18g　川桂枝 9g　附片 15g（先煎）　姜半
　　　夏 18g　水炙麻黄 4.5g　茯神 12g　生茅术 15g　大腹皮 12g　黄郁金

9g 生姜 12g

二诊：9 月 15 日

症状：汗出肌热已减，项强背痛，脉仍弦细。

处方：上方去麻黄、郁金，加羌独活各 9g 杏仁 12g 炒薏仁 18g

三诊：9 月 17 日

症状：肌热平，项背强痛已瘥，下肢酸麻，舌苔白腻，脉转细缓。

病理：表和湿邪尚盛，中阳不足。

处方：灵磁石 45g（先煎） 桂枝 9g 巴戟天 24g（酒炒） 附片 18g（先煎） 独活 9g 茅术 15g 酸枣仁 18g 炒薏仁 18g 姜半夏 15g 桑枝 15g 仙灵脾 12g 宣木瓜 12g 生姜 12g

沈先生

一诊：

症状：肌热未平，苔腻，咳嗽气逆，脉息浮弦。

病理：湿温已及两候。

治法：当与温中达表。

处方：活磁石 30g（先煎） 川羌活 6g 蜜炙麻黄 3g 厚附片 15g（先煎） 炒茅术 12g 白芥子 9g 川桂枝 6g 仙半夏 12g 大腹皮 16g 陈皮 4.5g 生姜 9g

二诊：

症状：肌热稍平，脉息略缓，咳呛气逆。

治法：再与潜阳和表。

处方：活磁石 45g（先煎） 川羌活 6g 白芥子 9g 厚附片 18g（先煎） 炒茅术 15g 大腹皮 12g 陈皮 6g 川桂枝 6g 姜半夏 15g 制川朴 4.5g 生姜 9g

三诊：

症状：肌热平，脉息虚缓。

病理：营卫不和。

治法：再与前法损益。

处方：厚附片 24g（先煎）　姜半夏 15g　朱茯神 15g　活磁石 30g（先煎）
川桂枝 6g　酸枣仁 18g　陈皮 6g　炒白术 15g　白芥子 9g　陈枳壳 6g
生姜 9g

周某，男童　新首安里 56 号

一诊：

症状：肌热起伏，汗出不解，腹满纳逊，将近三周，苔白，脉浮弦。

病理：此乃湿蕴于中，寒风干表，营卫不和，三焦失化。

病名：湿温。

治法：当与温潜辛解。

处方：灵磁石 30g（先煎）　酸枣仁（打，先煎）18g　姜半夏 12g　黄附片 12g（先
煎）　川桂枝 6g　鲜藿香 6g　云茯神 12g　粉葛根 6g　黄郁金 6g　蜜
炙麻黄 4.5g　大腹皮 9g　生茅术 12g　砂仁壳 6g　生姜 6g

二诊：

症状：肌热起伏，腹满较差，苔白，脉略缓。

治法：再予温潜辛化。

处方：灵磁石 30g（先煎）　酸枣仁（打，先煎）18g　姜半夏 12g　黄附片 12g（先
煎）　川桂枝 6g　鲜藿香 6g　云茯神 12g　粉葛根 6g　黄郁金 6g　蜜
炙麻黄 4.5g　大腹片 9g　生茅术 12g　砂仁壳 6g　生姜 6g

三诊：

症状：肌热稍减，寐稍安，苔白腻而剥，脉息转缓。

病理：中阳渐复，营卫犹未调节。

治法：再与辛温淡化。

处方：灵磁石45g（先煎）　酸枣仁18g（打，先煎）　藿梗6g　金黄附片15g（先煎）　川桂枝6g　生茅术12g　云茯神12g　粉葛根6g　姜半夏12g　白蔻仁6g　大腹皮6g　川羌活4.5g　生姜6g

四诊：

症状：肌热渐平，腻苔较化，微咳，脉虚缓。

处方：灵磁石45g（先煎）　酸枣仁18g（打，先煎）　白苏子（包）6g　藿梗6g　金黄附片15g（先煎）　川桂枝6g　生茅术12g　云茯神12g　姜半夏12g　白杏仁9g　大腹皮6g　生姜6g　蜜炙麻黄4.5g

五诊：

症状：肌热平，苔剥，微咳，溲黄，脉虚缓。

病理：表和，中阳衰惫，心力未复。

治法：再与建中法加味。

处方：灵磁石30g（先煎）　酸枣仁18g（打，先煎）　炒茅术12g　金黄附片15g（先煎）　川桂枝6g　仙半夏12g　云茯神12g　炒白芍6g　大腹皮9g　炙苏子6g（包）　蒸百部6g　陈皮6g　生姜6g

六诊：

症状：咳呛差，胃纳亦醒，脉息虚缓，参伍不调。

病理：病去正虚，中阳未复，心气犹衰。

治法：再与建中法。

处方：灵磁石30g（先煎）　云茯神12g　生白芍9g　黄厚附片15g（先煎）　酸枣仁24g（打，先煎）　炒茅术15g　生西芪6g　川桂枝6g　姜半夏12g　大腹皮9g　龙眼肉十枚生谷芽12g　生姜6g

七诊：

症状：眠食俱安，胃纳略醒，脉息缓大。

病理：中阳渐复，心力仍衰。

治法：再与温养心脾。

处方：灵磁石 30g（先煎）　酸枣仁 18g（打，先煎）　炒茅术 15g　黄厚附

　　　片 15g（先煎）　巴戟天 18g　土炒当归 6g　云茯神 15g　生西芪 15g

　　　姜半夏 12g　大腹皮 9g　生谷芽 12g　龙眼肉十枚生姜 6g

八诊：

症状：纳醒，寐安，苔白，脉虚缓。

治法：再与扶阳益气，兼培心脾。

处方：灵磁石 45g（先煎）　酸枣仁 18g（打，先煎）　巴戟天 18g　黄厚附

　　　片 15g（先煎）　炒茅术 15g　生西芪 15g　云茯神 15g　生鹿角 12g（打，

　　　先煎）　姜半夏 15g　制首乌 15g　大腹皮 12g　生谷芽 12g　生姜 6g

瞿少灵　儿　西藏北路

一诊：2 月 23 日

症状：神昏不语，角弓反张，苔白腻，肌热无汗，白痦始见，遗溲瞳散，脉

　　　息虚缓。

病理：湿热表未和而邪内陷，已入慢途矣，属恶候。

病名：湿温转入慢途。

治法：姑与潜阳镇惊，兼调营卫。

处方：灵磁石 60g（先煎）　紫石英 30g　酸枣仁 24g　远志 3g　明天麻 6g

　　　黄附片 15g（先煎）　川桂枝 6g　姜半夏 15g　石决明 30g　朱茯神

　　　12g　川羌活 6g　玉枢丹 0.9g　姜汁半茶匙粉葛根 6g

13. 感冒

王栗　男

一诊：1939 年 11 月 3 日

症状：鼻塞微呛，苔润，脉息弦细。

病理：正虚阳浮，风邪外干。

病名：感冒。

治法：潜阳和表。

处方：灵磁石 45g（先煎）　石决明 45g（先煎）　川桂枝 9g　生白芍 9g

白杏仁 12g　仙半夏 15g　赤苓 15g　黄附片 12g（先煎）　竹茹 9g

桑寄生 15g　生姜 9g

二诊：11 月 6 日

症状：前恙渐瘥，苔腻，脉沉细。

病理：浮阳较敛，表邪未清。

治法：再予前法损益。

处方：上方去赤苓、桑寄生。加炒茅术 15g　朱茯神 18g　制川朴 4.5g　牛膝

炭 9g　半夏改用 24g　附片改用 15g

三诊：11 月 8 日

症状：鼻塞已除，二便调，睡眠不熟，苔腻，脉虚细。

治法：再与前法损益。

处方：灵磁石 45g（先煎）　生龙齿 30g（先煎）　黄附片 15g（先煎）　朱

茯神 18g　姜半夏 24g　炒茅术 15g　酸枣仁 24g　大腹皮 12g　夜交藤

12g　皮砂仁 9g　巴戟天 18g　淡干姜 4.5g

王某　南洋路

一诊：3 月 29 日

症状：头胀，鼻塞，苔白，脉弦大而浮。

病理：心肾不足，风邪外干。

病名：感冒。

治法：当与温潜辛解。

处方：灵磁石 60g　川桂枝 9g　白杏仁 12g　酸枣仁 24g　生白芍 9g　黄附片

15g（先煎）　朱茯神 15g　仙半夏 15g　竹茹 9g　陈皮 6g　生姜 9g

郭少奶　徐家汇路 1213 号

一诊：1929 年 1 月 15 日

症状：妊娠咳呛不已，胸胁引痛，肌酸，苔白，脉沉紧。

病理：寒邪外干，肺气壅遏。

病名：感冒。

治法：当与辛开。

处方：蜜炙麻黄 4.5g　仙半夏 12g　白芥子 4.5g　白杏仁 9g　朱茯神 15g　炙
　　　细辛 1.5g　生紫菀 12g　酸枣仁 18g　淡干姜 1.5g　北五味 1.5g　陈枳
　　　壳 6g　桂枝 3g

1 月 19 日改方：蜜炙麻黄 3g　去白芥子　加炙射干 4.5g　炒白术 15g

郭太太

一诊：1 月 15 日

症状：头痛咳呛，痰多苔白，脉息虚细。

病理：肝肾下虚，肺损有年，新感风邪，肺卫失调。

病名：新感。

治法：当与潜阳益肾，兼调肺卫。

处方：灵磁石 45g　酸枣仁 24g（先煎）　炙紫菀 12g　生牡蛎 30g　炒白术
　　　15g　炙苏子 9g（包）　朱茯神 18g　蒸百部 9g　川桂枝 6g　生白芍
　　　6g　淡干姜 4.5g　炙款冬花 9g　橘饼半枚

1 月 19 日改方：去白术、桂枝、白芍，加菟丝饼 12g，破故纸 12g

沈小姐

症状：咳呛夜甚，苔白，脉虚缓。

病理：阳虚中寒，复为寒侵。

病名：感冒。

治法：当与温中。

处方：蜜炙麻黄 3g　淡干姜 4.5g　生白术 12g　白杏仁 9g　炙细辛 1.2g　云
　　　苓 12g　生紫菀 9g　仙半夏 12g　黄附片 12g（先煎）　远志 4.5g

陶小君

一诊：

症状：头痛发热，苔腻作呕，脉息浮缓。

病理：风邪外感，食物中阻。

病名：外感。

治法：当与和中达表。

处方：川桂枝 6g　蔓荆子 9g　川羌活 6g　炒茅术 12g　姜半夏 15g　炒六曲
　　　9g　炒枳壳 9g　厚附片 12g（先煎）　活磁石 30g（先煎）　藿梗 9g
　　　生姜 12g

二诊：

症状：脘闷便秘，脉息虚缓。

病理：表气和，肠胃不清。

治法：再与和荣调中。

处方：川桂枝 6g　生白芍 9g　白杏仁 12g　姜半夏 15g　制川朴 4.5g　炒六
　　　曲 9g　炒谷芽 15g　活磁石 45g（先煎）　厚附片 12g（先煎）　生姜
　　　9g

三诊：

症状：消化不良，脉息细缓。

病理：表里俱和。

治法：再与建中法。

处方：黄厚附 12g（先煎）　炒茅术 12g　朱茯神 6g　生姜 9g　生白芍 12g
　　　姜半夏 15g　炒六曲 6g　活磁石 30g（先煎）　川桂枝 6g　酸枣仁 12g

炙鸡金 9g

四诊：

症状：脉息细缓。

病理：胃纳醒，中气虚寒。

治法：再与扶阳培中。

处方：黄厚附 12g（先煎）　生白芍 12g　朱茯神 15g　活磁石 30g（先煎）

生西芪 6g　炒茅术 12g　酸枣仁 12g　生姜 9g　川桂枝 6g　姜半夏

12g　西砂仁 9g

王小姐　白光路德仁坊

一诊：2 月 4 日

症状：恶寒发热，呕吐，便秘，胸闷，苔腻，脉息浮弦。

病理：食滞于中，寒邪外束，营卫不和，胃肠壅滞。

病名：感冒兼滞。

治法：与两解。

处方：水炙麻黄 3g　藿梗 9g　白杏仁 12g　川桂枝 6g　黄郁金 9g　大腹皮

12g　姜半夏 15g　炙射干 6g　生茅术 12g　麦芽 15g(炒)　六曲 9g(炒)

陈皮 6g　生姜 9g

14. 感冒下利

王女士　白光路

一诊：3 月 19 日

症状：孕四月余，脘痛形寒，鼻塞咽干，苔腻，脉浮缓。

病理：暴寒外干，胃气壅遏，水谷失化。

病名：感冒。

治法：当与辛温淡化。

处方：制川乌 12g（先煎）　白杏仁 9g　苏梗 6g　蜜炙麻黄 4.5g　仙半夏 12g　大腹皮 12g　炙射干 6g　藿梗 9g　良姜炭 9g　陈皮 6g　焦白术 12g　制川朴 4.5g

二诊：3 月 21 日（出诊）

症状：下利，脉转缓。

处方：加郁金 6g　枳实 9g　山楂炭 9g　广木香 4.5g　陈薤白 12g　去陈皮、射干、麻黄、杏仁

孙先生

一诊：2 月 23 日

症状：腹痛下利，不爽，苔腻，脉细缓。

病理：寒邪外干，肠胃不和。

病名：感冒。

治法：当与温导。

处方：羌活 9g　白杏仁 12g　熟军 3g　漂苍术 15g　制草乌 9g（先煎）　山楂炭 9g　姜半夏 18g　生军 3g　广木香 4.5g　水炙甘草 4.5g　生姜 9g

二诊：2 月 24 日

症状：腹痛差，下利已爽，苔化咽痛，脉细缓。

治法：再与辛温淡化。

处方：炙射干 6g　仙半夏 12g　大腹皮 12g　白杏仁 12g　漂苍术 15g　山楂炭 9g　玉桔梗 9g　陈薤白 9g　广木香 4.5g　炒防风 9g　生姜 9g

陈女士

一诊：1939 年 7 月 1 日

症状：恶寒发热，汗出不彻，下利腹满，苔白腻，脉沉紧。

病理：凉风犯表，生冷伤中，营卫不和，脾失运化。

病名：感冒。

治法：当予辛温淡化。

处方：漂苍术 15g　川羌活 9g　粉葛根 9g　广香薷 3g（后入）　带皮苓 18g　姜半夏 15g　大腹皮 12g　陈薤白 9g　川桂枝 6g　黄附片 15g　淡干姜 9g　灵磁石 30g　炒泽泻 9g

二诊：7 月 4 日

症状：肌热平，下利亦瘥，苔腻，汗多，肢麻，脉息细缓。

治法：再予温潜淡化。

处方：灵磁石 30g　黄附片 18g（先煎）　朱茯神 18g　酸枣仁 24g　带皮苓 18g　姜半夏 15g　大腹皮 12g　仙灵脾 12g　淡干姜 6g　上安桂 4.5g　炒茅术 15g　西砂仁 9g　生牡蛎 30g

荣先生　平江里 52 号

一诊：

症状：肌热旬日，疹瘖俱见，神乏苔白，下利，脉浮缓。

病理：阳虚中寒，湿邪内蕴，寒风外干，营卫不和，中阳失化。

治法：当与辛温淡化。

处方：灵磁石 45g（先煎）　姜夏 15g　蜜炙麻黄 4.5g　黄附片 18g（先煎）　云茯神 18g　藿梗 9g　炒茅术 15g　川桂枝 6g　带皮砂仁 9g　炒泽泻 9g　粉葛根 6g　生姜 12g

二诊：

症状：下利不化，肌热如故，苔白，脉浮缓。

病理：中阳下陷，营卫不调。

治法：再与前法损益。

处方：灵磁石 45g（先煎）　酸枣仁 24g（打，先煎）　川桂枝 9g　黄附片 18g（先煎）　炒茅术 15g　蜜炙麻黄 4.5g　云茯神 18g　粉葛根 9g　赤石脂 30g　大腹皮 12g　炮姜 9g　益智仁 9g　带皮砂仁 9g

三诊：

症状：下利止，肌热起伏，苔腻，白㾦四肢俱见，脉息转缓。

病理：中阳渐化，营卫未调。

治法：再与前法损益。

处方：灵磁石 45g（先煎）　酸枣仁 24g（打，先煎）　川羌活 6g　金黄附片 24g（先煎）　炒茅术 15g　粉葛根 6g　云茯神 18g　川桂枝 6g　赤石脂 30g　干姜 6g　紫石英 30g　大腹皮 12g　带皮砂仁 9g　姜半夏 18g

四诊：

症状：肌热平，二便亦调，苔白，脉虚缓。

病理：营卫和，中阳不足，湿邪尚盛。

治法：再与温潜淡化。

处方：灵磁石 45g（先煎）　酸枣仁 24g（打，先煎）　大腹皮 12g　金黄附片 24g（先煎）　炒茅术 15g　淡干姜 6g　云茯神 18g　姜夏 18g　带皮砂仁 9g　川桂木 6g　藿梗 9g　仙灵脾 12g　陈皮 6g

15.脾虚兼感

周先生　福煦路

一诊：1 月 27 日

症状：咳呛，纳呆，苔剥，脉细缓。

病理：脾虚饮聚，寒风外干。

病名：脾虚兼感。

治法：与和中肃肺。

处方：炙苏子 9g　川桂枝 9g　朱茯神 15g　蒸百部 9g　生白芍 9g　茅术 15g　白杏仁 12g　仙半夏 15g　陈枳壳 6g　远志 4.5g　生姜 9g　生紫菀 12g

16. 伤寒

密夫人　九江路 75 号

一诊：12 月 25 日

症状：肌热三日起伏，无汗，头胀，肌酸，胸闷，苔腻，脉息浮弦。

病理：湿蕴于中，寒风干表，营卫失调，三焦不化。

病名：伤寒。

治法：当与温潜辛化。

处方：灵磁石 45g（先煎）　生茅术 15g　黄郁金 9g　川桂枝 9g（后入）
　　　姜半夏 15g　藿梗 9g　水炙麻黄 4.5g（后入）　大腹皮 12g　桑枝 15g
　　　黄厚附片 15g（先煎）　生姜 9g

二诊：12 月 27 日

症状：肌热平，纳呆，苔化，脉息虚缓。

病理：表和，中阳不足，阴阳失交。

治法：再与潜阳和中。

处方：灵磁石 45g（先煎）　酸枣仁 18g（先煎）　炒茅术 15g　生牡蛎 30g（先
　　　煎）　黄厚附片 15g（先煎）　川桂枝 9g　云茯神 15g　姜半夏 15g
　　　生白芍 9g　生谷芽 15g　藿梗 9g　陈皮 6g　生姜 9g

三诊：12 月 29 日

症状：便秘，溲少，苔腻，寐不安，自汗，脉虚缓。

病理：脾胃未和，虚阳上浮。

治法：再与潜阳和营。

处方：灵磁石 45g（先煎）　酸枣仁 18g（打，先煎）　白杏仁 12g（打）
　　　紫石英 30g　川桂枝 6g　炒茅术 15g　云茯神 15g　生白芍 9g　姜半夏
　　　15g　大腹皮 12g　炒麦芽 15g　陈皮 9g　生姜 9g

四诊：12 月 31 日

症状：寒热间日时作，苔黑润，脉细缓。

病理：阳虚中寒，三焦失化，营卫犹未能调节。

治法：再与温潜辛化。

处方：灵磁石 45g（先煎）　北柴胡 9g　淡干姜 6g　生牡蛎 30g（先煎）
姜半夏 15g　大腹皮 12g　川桂枝 9g　炒茅术 15g　酒炒当归 9g　草果
壳 6g　藿梗 9g　陈皮 6g　桑寄生 12g

五诊：1931 年 1 月 2 日

症状：肌热平，黑苔已化，胃纳亦醒，脉息虚细而缓。

病理：营卫已调，中阳渐化，正气未复。

治法：再与温潜养心脾为主。

处方：灵磁石 45g（先煎）　川桂枝 9g　酒炒当归 9g　云茯神 18g　酒炒白
芍 9g　炒茅术 12g　酸枣仁 24g（打，先煎）　姜半夏 18g　淡干姜 6g
大腹皮 12g　桑寄生 12g　生谷芽 15g　西砂壳 9g

六诊：1 月 4 日

症状：苔化，纳醒，力乏，自汗，脉虚缓。

病理：中气未复，气血不足。

治法：再与温养心脾，佐以和营之品。

处方：生西芪 9g　云茯神 18g　炒茅术 15g　黄厚附片 15g（先煎）　生白芍
15g　淡干姜 6g　酸枣仁 24g（打，先煎）　火麻仁 15g　大腹皮 12g
巴戟天 15g　川桂枝 6g　炒谷芽 15g　西炒壳 9g

七诊：1 月 7 日

症状：胃纳醒，大便行，自汗已差，脉虚缓。

病理：气虚中寒，心肾不足。

治法：再与温养三阴为主。

处方：生西芪 12g　酸枣仁 18g（打，先煎）　制首乌 15g　黄厚附片 15g（先煎）　姜半夏 15g　巴戟天 18g　云茯神 15g　炒茅术 15g　仙灵脾 12g　灵磁石 30g（先煎）　炒麦芽 15g　淡干姜 6g　陈皮 9g

八诊：1月10日

症状：眠食俱安，二便亦调，神乏体倦，脉息虚缓。

病理：正气未复，中阳不足。

治法：再与温养为主。

处方：灵磁石 30g（先煎）　生西芪 15g　巴戟天 12g　云茯神 15g　秦归身 9g（土炒）　仙灵脾 15g　酸枣仁 18g（打，先煎）　甘枸杞 12g　炒茅术 15g　姜半夏 15g　淡干姜 6g　龙眼肉 12g　生谷芽 15g

刘女士　蒲柏坊

一诊：

症状：头痛，肌热，恶寒，体酸，胸闷，苔腻，无汗，脉息浮弦。

病理：寒湿交阻，营卫不和，三焦失化遏阻，心力亦感不足。

病名：伤寒。

治法：当与辛温淡化。

处方：灵磁石 60g（先煎）　黄附片 18g（先煎）　生薏仁 18g　朱茯神 18g　生茅术 15g　川桂枝 9g　酸枣仁 24g（打，先煎）　姜夏 18g　水炙麻黄 4.5g　大腹皮 12g　藿梗 9g　黄郁金 9g　生姜 9g

二诊：

症状：头痛稍差，恶寒已罢，苔腻，胸闷，体酸，汗出不彻，脉浮弦。

治法：再与温潜辛开。

处方：灵磁石 60g（先煎）　黄附片 18g（先煎）　制川朴 6g　云茯神 18g　水炙麻黄 4.5g　生茅术 15g　酸枣仁 24g　川桂枝 9g　姜夏 24g　白杏仁 12g　黄郁金 9g　藿梗 9g　生姜 9g

229

三诊：

症状：汗出热解，咳呛痰多，苔腻，脉息细缓。

病理：表和，中湿尚盛。

治法：再与温潜淡化。

处方：生牡蛎 45g（先煎）　白杏仁 12g（打）　生茅术 15g　黄附片 18g（先煎）　白芥子 6g　朱茯神 18g　炙苏子 9g　姜夏 15g　酸枣仁 24g（打，先煎）　蒸百部 9g　大腹皮 12g　远志 4.5g　生姜 9g

四诊：

症状：咳呛不爽，肢酸胸闷，纳呆，脉沉细。

病理：邪去正虚，中湿当盛，肺气不肃。

治法：再与温中肃肺。

处方：生牡蛎 30g（先煎）　酸枣仁 24g（打，先煎）　生薏仁 24g　黄附片 18g　姜夏 24g　黄郁金 9g　朱茯神 18g　炒茅术 18g　淡干姜 6g　炙苏子 9g（包）　远志 4.5g　陈薤白 9g　白杏仁 12g（打）

梁先生　忆定盘路大新村

一诊：

症状：肌热经旬，汗出疹透，体酸头痛，腹满便溏，脉息略紧。

病理：寒邪外来，营卫不和，三焦遏阻，阳浮于上。

病名：伤寒。

治法：当与温潜辛解。

处方：灵磁石 60g（先煎）　酸枣仁 24g（打，先煎）　粉葛根 6g　生龙齿 30g（先煎）　水炙麻黄 4.5g　仙夏 15g　朱茯神 18g　川桂枝 9g　炒茅术 15g　黄郁金 9g　大腹皮 12g　黄附片 15g（先煎）　生姜 9g

二诊：

症状：头痛稍差，肢酸，便溏，肌热起伏，脉息转缓。

病理：营卫未调，三焦遏阻。

治法：再与温潜辛解。

处方：灵磁石 60g（先煎）　　生牡蛎 30g（先煎）　　水炙麻黄 6g　云茯神 18g

　　　黄附片 18g（先煎）　　川羌活 6g　酸枣仁 24g　川桂枝 9g　仙半夏 15g

　　　生茅术 15g　大腹皮 12g　桑寄生 15g　藿梗 9g

三诊：

症状：头痛体酸俱差，肌热渐平，苔白，脉缓。

病理：正盛邪衰，营卫渐调。

处方：灵磁石 60g（先煎）　　黄附片 18g（先煎）　　姜半夏 18g　酸枣仁 24g（打，

　　　先煎）　桂枝 9g　炒茅术 15g　藿梗 6g　大腹皮 9g　白杏仁 12g　茯

　　　神 18g　川羌活 9g　大腹子 12g　陈皮 9g　生姜 9g

四诊：

症状：肌热已平，寐已安，二便俱郁，苔腻纳少，脉虚缓。

病理：邪去正虚，中湿尚盛。

治法：再与前法损益。

处方：灵磁石 60g（先煎）　　川桂枝 9g　姜夏 18g　云茯神 18g　炒白芍 9g

　　　大腹皮 12g　酸枣仁 24g　炒茅术 15g　黄附片 18g（先煎）　　藿梗 9g

　　　西砂壳 9g　淡干姜 6g　炒麦芽 15g

徐夫人　愚园路

一诊：11 月 29 日

症状：肌热二周，无汗而炽，神衰，不得寐，苔白，脉息虚数。

病理：气阳素虚，心力不足，寒邪外干，营卫不调，虚阳上浮。

病名：伤寒。

治法：当与扶阳强心，兼调营卫。

处方：灵磁石 60g（先煎）　　酸枣仁 30g（打，先煎）　　川桂枝 6g（后下）青

龙齿 30g（先煎） 黄厚附片 18g（先煎） 姜半夏 18g 朱茯神 18g

水炙麻黄 4.5g 生茅术 15g 藿梗 9g 大腹皮 12g 干姜 6g 黄郁金

9g

二诊：11 月 30 日

症状：汗出热减，胸闷泛恶，苔腻，脉息虚而略缓。

病理：营卫较和，中阳未化。

治法：再与强心和营，兼理三焦。

处方：酸枣仁 30g（打，先煎） 灵磁石 60g（先煎） 川桂枝 6g（后入）

青龙齿 30g（先煎） 朱茯神 15g 姜半夏 24g 黄厚附片 18g（先煎）

川朴花 4.5g 生茅术 15g 水炙麻黄 4.5g 黄郁金 9g 白蔻仁 6g（后入）

淡干姜 6g

翁先生

一诊：1941 年 3 月 9 日

症状：肌热一周未解，无汗，寐不安，苔腻，脉浮缓。

病理：寒邪外束，中湿遏阻，营卫不和，三焦失化。

病名：伤寒湿阻。

治法：当予温潜辛化。

处方：灵磁石 30g（先煎） 水炙麻黄 6g 紫石英 10g 姜半夏 12g 苏梗 6g

大腹皮 9g 云茯神 12g 川桂枝 6g 黄附片 12g（先煎） 生茅术 12g

黄郁金 9g 白杏仁 9g 生姜 9g

二诊：3 月 10 日

症状：汗犹未彻，苔腻，泛呕，脉浮缓。

治法：再予温潜辛化。

处方：灵磁石 30g（先煎） 云茯神 12g 水炙麻黄 4.5g 酸枣仁 15g 大腹

皮 9g 黄郁金 6g 乌附块 12g（先煎） 姜半夏 18g 川桂枝 6g 生

茅术 12g　苏梗 6g　白蔻仁 6g　生姜 9g

三诊：3 月 12 日

症状：肌热平，苔腻，作呕，脉息沉缓。

病理：表和中阳未化，食物阻滞。

治法：再予温潜淡化。

处方：上方去麻黄、郁金、白豆蔻，加焦枳实 9g　淡干姜 6g　炒白芍 6g
　　　炒麦芽 12g。

四诊：3 月 14 日

症状：热平，苔化，纳呆，便秘，脉息虚缓。

病理：病去正虚，心脾不足。

治法：再予潜阳益脾。

处方：灵磁石 30g（先煎）　酸枣仁 15g　炒茅术 12g　云茯神 12g　带皮砂
　　　仁 6g　炒麦芽 12g　乌附块 15g（先煎）　生牡蛎 30g　姜半夏 18g
　　　苏梗 6g　淡干姜 4.5g　大腹皮 9g

于少灵　蒲柏坊

一诊：3 月 17 日

症状：肌热一周已过，胸闷，腹胀痛，苔白脉浮，红疹遍布，小腹煅肿。

病理：寒邪外来，营卫失调。

病名：伤寒。

治法：当与温潜辛解。

处方：水炙麻黄 4.5g（后下）　仙半夏 24g　黄郁金 6g　粉葛根 6g　生茅术
　　　12g　藿梗 6g　川桂枝 6g（后下）　大腹皮 12g　灵磁石 30g（先煎）
　　　黄附片 12g（先煎）　白杏仁 9g　生姜 6g

二诊：3 月 18 日

症状：肌热稍减，腹痛亦差，脉浮缓。

治法：再与温潜辛散。

处方：上方加生苡仁 15g　生紫菀 9g　改附片 4.5g　郁金 9g　仙半夏 15g
　　　生姜 6g　19 日改方加赤苓 12g　葛根减 4.5g

三诊：3 月 20 日

症状：肌热渐平，腹痛已差，苔化脉缓。

治法：再与潜阳和表。

处方：灵磁石 30g（先煎）　白芍 18g　白杏仁 9g　炒茅术 12g　黄附片 15g（先
　　　煎）　水炙麻黄 3g　朱茯神 12g　黄郁金 9g　川桂枝 6g　仙半夏 15g
　　　酸枣仁 15g　大腹皮 9g　生姜 9g　粉葛根 4.5g

3 月 21 日 3 月 20 日方去葛根。

毛先生　重庆路

一诊：1 月 12 日

症状：肌热一周已过，头痛，体酸无汗，咳呛不爽，胸痞，苔白，脉息弦大。

病理：阳虚中湿，风邪外干，营卫失调，三焦阻遏。

病名：伤寒。

治法：当与温阳辛化。

处方：水炙麻黄 6g　明天麻 9g　仙半夏 15g　川桂枝 9g　生薏仁 18g　灵磁
　　　石 45g　川羌活 6g　白杏仁 9g　黄附片 15g　生紫菀 12g　黄郁金 9g
　　　制川朴 4.5g　生姜 9g

三诊：1 月 15 日（出诊）

症状：肌热稍减，体酸已瘥，咳呛不爽，口腻，脉浮大。

病理：表气较和，肺失清肃。

治法：再与温潜辛化。

处方：灵磁石 60g　白杏仁 12g　黄郁金 9g　生龙齿 30g　生紫菀 12g　川桂
　　　枝 9g　水炙麻黄 4.5g　生薏仁 18g　仙半夏 15g　白芥子 6g　黄附片

15g（先煎）　枳壳 6g　生姜 9g

四诊：1 月 16 日

症状：肌热渐平，头痛亦差，咳爽，脉息转缓。

病理：表气渐和。

治法：再与前法损益。

处方：灵磁石 60g（先煎）　生白芍 9g　仙半夏 15g　生龙齿 30g（先煎）
蜜炙麻黄 4.5g　酸枣仁 18g　川桂枝 9g　云茯神 15g　黄郁金 9g　生
紫菀 12g　黄附片 15g（先煎）　生薏仁 18g　大腹皮 12g

五诊：1 月 17 日

症状：肌热平，咳呛渐差，脉息缓大，腹泻溲短。

病理：表解里犹未和。

治法：再与扶阳和中。

处方：灵磁石 30g（先煎）　茅术 15g　川桂枝 9g　黄附片 18g（先煎）　姜
半夏 18g　大腹皮 12g　朱茯神 24g　泽泻 9g　炙苏子 9g　生紫菀 12g
煨粉葛 6g　带皮砂仁 9g　生姜 9g

八诊：1 月 24 日

症状：纳呆便闭，寐不安，苔腻，脉沉缓。

病理：表解肠胃未和。

治法：再与潜阳和中。

处方：灵磁石 60g（先煎）　姜半夏 24g　生白芍 12g　生龙齿 30g（先煎）
茅术 15g　川桂枝 6g　黄附片 15g（先煎）　朱茯神 18g　大腹皮 12g
麦芽 15g　六曲 9g　生姜 9g

洪先生　鲁班路蒲柏坊

一诊：1 月 21 日

症状：病经五日，汗出肌热，起伏不解，咳呛胸腹引痛，苔腻头痛、肢冷，脉浮缓。

病理：寒邪外来，营卫不和。

病名：素秉下虚，阳浮。

病名：伤寒太阳病。

治法：与温阳辛解。

处方：水炙麻黄 4.5g　川桂枝 6g　灵磁石 60g（先煎）　生紫菀 12g　白芍 9g（炒）　黄附片 15g（先煎）　白杏仁 12g　朱茯神 15g　仙半夏 15g　生茅术 15g　大腹皮 12g　远志 4.5g　生姜 9g

二诊：2 月 2 日

症状：肌热略浅，咳仍未爽，苔腻，脉缓。

治法：再与温潜辛开。

处方：灵磁石 60g　朱茯神 18g　白芍 9g（炒）　紫贝齿 30g（先煎）　酸枣仁 24g　仙半夏 18g　蜜炙麻黄 4.5g　川桂枝 6g　后紫菀 12g　黄附片 15g（先煎）　白杏仁 12g　蒸百部 9g　远志 4.5g　生姜 9g

三诊：2 月 4 日

症状：肌热渐平，咳减而仍不爽，苔腻，口臭，脉缓。

病理：表气较和，肺气未肃，肺胃不和。

治法：再与和中肃肺。

处方：灵磁石 60g（先煎）　蜜炙麻黄 3g　炙细辛 3g　紫贝齿 45g（先煎）　朱茯神 18g　北五味 3g　生牡蛎 30g　酸枣仁 30g　淡干姜 4.5g　姜半夏 15g　白杏仁 9g　附片 15g（先煎）　茅术 12g

四诊：2 月 6 日

症状：肌热起伏，咳仍不爽，苔腻，脉弦。

病理：新感寒邪。

治法：再与辛开温摄。

处方：灵磁石 60g（先煎）　蒸百部 9g　朱茯神 18g　生牡蛎 45g（先煎）

蜜炙麻黄 4.5g　酸枣仁 30g　生紫菀 12g　白杏仁 12g　姜半夏 15g

大腹皮 12g　茅术 15g（炒）　附片 15g（先煎）　生姜 9g　黑锡丹

12g（先煎）

五诊：2 月 8 日

症状：肌热已平，咳较爽，苔化，脉略缓。

治法：再与摄肾肃肺。

处方：灵磁石 60g（先煎）　朱茯神 18g　姜半夏 15g　生牡蛎 45g（先煎）

酸枣仁 30g　炙苏子 9g　黄附片 15g（先煎）　茅术 15g（炒）　蒸百

部 9g　白杏仁 12g　生紫菀 12g　大腹皮 12g　黑锡丹 12g（先煎）

生姜 9g

芮先生　29 岁

一诊：3 月 19 日

症状：肌热二周未解，汗出齐颈，苔白，胃痞，便溏，脉缓大。

病理：寒风干表，营卫失调，中阳不足，表邪留恋。

病名：伤寒症。

治法：当与温潜辛解。

处方：灵磁石 45g（先煎）　姜半夏 15g　水炙麻黄 4.5g　朱茯神 18g　炒茅

术 15g　大腹皮 9g　酸枣仁 24g　川桂枝 6g　黄郁金 9g　藿梗 9g　粉

葛根 4.5g　生姜 9g　白芍（炒）6g

李先生　四明医院

一诊：2 月 28 日

症状：肌热，汗出不解，神昏，苔腻，唇烂，目开不得寐，溲秘，脉息浮大。

病理：寒邪外干，中湿遏阻，营卫不和，心力已衰，阳浮不潜，三焦失化。

病名：伤寒。

治法：当与温潜辛化。

处方：蜜炙麻黄 4.5g　生龙齿 45g（先煎）　茅术（炒）15g　川桂枝 6g　黄
　　　郁金 9g　仙半夏 18g　灵磁石 60g（先煎）　白芍 6g（炒）　生紫菀
　　　12g　黄附片 15g（先煎）　生姜 9g　酒连 1.5g（泡冲）　朱茯神 24g
　　　白杏仁 12g　远志 4.5g

二诊：2 月 29 日

症状：神清得寐，溲行、便秘，肌热已平，脉息缓大。

病理：表和浮阳已敛，腑气未行。

治法：再与前法损益。

处方：灵磁石 60g（先煎）　黄附片 18g（先煎）　茅术（炒）15g　生龙齿 30g（先
　　　煎）　薏仁 18g（炒）　白杏仁 15g（打）　云茯神 24g　姜半夏 18g
　　　大腹皮 12g　川桂木 6g　生紫菀 9g　远志 4.5g　生姜 9g

三诊：3 月 2 日

症状：寐已安，胃纳醒，大便不行，脉息缓。

病理：腑气未通。

治法：再与前法损益。

处方：灵磁石 60g（先煎）　炒茅术 15g　大腹皮 12g　生牡蛎 30g（先煎）
　　　黄附片 18g（先煎）　麦芽 12g（炒）　朱茯神 18g　仙半夏 15g　白
　　　杏仁 12g（打）　炙苏子 9g　生紫菀 12g　黄郁金 9g　生姜 9g

17. 肺损

黄先生　小东门

一诊：1 月 24 日

症状：咯血，一再发作，寐少遗泄，脉息虚而微数。

病理：肺损，下虚精关不固。

病名：肺损。

治法：当与温固三焦，兼肃肺气。

处方：蒸百部 9g　酸枣仁 24g　生龙骨 30g（先煎）　沙苑 18g　炙苏子 9g

灵磁石 45g（先煎）　菟丝饼 18g　炒姜炭 6g　朱茯神 15g　生牡蛎

30g　破故纸 18g　淮山药 15g　生三七（磨冲）

庄先生　徐家汇

一诊：1 月 25 日

症状：咯血，上气、下利、肢浮、脉绝。

病理：肺损有日，心脾衰脱。

病名：肺损。

治法：姑以人参四逆加味以救脱亡。

处方：太子参 9g　朱茯神 18g　黄附片 30g（先煎）　酸枣仁 30g　炮姜炭 6g

18. 咳呛

范小君

一诊：

症状：肌热起伏，咳呛苔白，溲涩长，脉虚。

病理：中气虚寒，卫气不达，表邪留恋。

病名：咳呛。

治法：当与温中达表。

处方：黄厚附 15g（先煎）　活磁石 45g（先煎）　陈皮 6g　生龙齿 30g（先

煎）　酸枣仁 18g　炙细辛 1.2g　川桂枝 4.5g　水炙麻黄 6g　淡干姜

4.5g　仙半夏 12g　生白术 12g

二诊：

症状：表气较和，咳呛略爽，脉仍虚数。

治法：再与前法损益。

处方：生龙齿 30g（先煎）　活磁石 45g（先煎）　黄厚附 15g（先煎）　酸
　　　枣仁 15g　朱茯神 12g　川桂枝 6g　蜜炙麻黄 3g　白杏仁 9g　生白术
　　　6g　炙细辛 1.5g　淡干姜 4.5g　陈枳壳 4.5g

三诊：

症状：咳呛减，脉息虚数。

病理：表当未和，营气不足。

治法：再与温中达表。

处方：生龙齿 30g（先煎）　活磁石 90g（先煎）　黄厚附 15g（先煎）　酸
　　　枣仁 12g　朱茯神 12g　白杏仁 9g　川桂枝 9g　北柴胡 4.5g　仙半夏
　　　12g　白芥子 6g　陈皮 6g　生姜 9g　蜜炙麻黄 3g

四诊：

症状：脉息虚略缓。

病理：肌热渐平。

治法：再与前法损益。

处方：生龙齿 30g（先煎）　活磁石 30g（先煎）　朱茯神 15（先煎）　酸
　　　枣仁 18g　仙半夏 12g　蜜炙麻黄 1.5g　川桂枝 4.5g　白杏仁 9g　白芥
　　　子 6g　黄厚附 15g（先煎）　陈枳壳 6g　陈皮 9g　生姜 0.9g

五诊：

症状：表气和，肌热平，脉息虚缓。

病理：正虚中湿。

治法：再与温调。

处方：生龙齿 30g（先煎）　活磁石 30g（先煎）　朱茯神 12g　酸枣仁 18g
　　　炒茅术 12g　仙半夏 12g　白芥子 6g　川桂枝 4.5g　生白芍 9g　生姜
　　　9g　炙百部 6g　黄厚附 15g（先煎）　陈皮 6g

六诊：

处方：白芍加重一钱，因汗之故。

七诊：

处方：生姜改为干姜。

八诊：

症状：脉息转缓，咳呛未已。

治法：再与温中开肺。

处方：黄厚附 15g（先煎）　炒白术 12g　酸枣仁 18g　朱茯神 12g　蜜炙麻
　　　黄 2.4g　淡干姜 6g　炙细辛 3g　北五味 2.4g　生谷芽 12g　炙苏子 6g
　　　陈皮 6g　活磁石 30g（先煎）

九诊：

处方：去麻黄 0.6g　加生首乌　生谷芽各 12g。

苏先生

一诊：

症状：头昏痰嗽，恶寒，脉浮。

病理：中寒痰盛，寒邪外干。

病名：咳嗽。

治法：治以温解。

处方：白苏子 9g　炙细辛 15g　带皮苓 24g　姜半夏 15g　川桂枝 6g　橘红
　　　6g　白杏仁 9g　制川朴 3g　生姜 9g

二诊：

症状：咳嗽瘥。

病理：表邪解，宿痰尤盛。

治法：再与温化。

处方：白芥子 9g　炒白术 12g　橘红 6g　姜半夏 15g　陈枳壳 9g　川楝子 4.5g

　　　　云茯苓 18g　远志 3g　生姜 9g

郭女士　徐家汇路

一诊：1 月 24 日

症状：咳呛瘥而复发，苔白，脉紧。

治法：再与前法损益。

处方：白术 15g　云茯神 15g　白杏仁 12g　制川朴 4.5g　姜半夏 15g　淡干
　　　姜 6g　蜜炙麻黄 3g　生紫苑 12g　炙细辛 4.5g　北五味 4.5g（打）
　　　远志 4.5g

19. 哮喘

丁小姐　山海关路

一诊：

症状：咳哮夜甚不得卧，脉虚细。

病理：暴寒外侵，肺气壅遏，中阳失化。

病名：哮。

治法：当与温中肃肺。

处方：黄厚附片 18g（先煎）　蜜炙麻黄 4.5g　白苏子 9g　云茯神 12g　川桂
　　　枝 6g　白芥子 6g　酸枣仁 18g（打，先煎）　生白芍 6g　蒸百部 6g
　　　姜半夏 15g　干姜 6g　灵磁石 30g（先煎）　竹茹 4.5g

二诊：

治法：再与前法损益。

处方：黄厚附片 18g（先煎）　酸枣仁 24g（打，先煎）　白苏子 6g（包）
　　　灵磁石 30g（先煎）　川桂枝 6g　白芥子 6g　云茯神 12g　生白芍 6g
　　　姜半夏 12g　蒸百部 6g　炒茅术 12g　淡干姜 6g　陈枳壳 3g

三诊：

症状：肌热无汗，呕恶，脉息虚细。

病理：气虚中寒，复为寒侵，营卫不和，中阳失化。

病名：新感。

治法：当与辛温淡化。

处方：灵磁石 30g（先煎）　酸枣仁 24g（打，先煎）　姜半夏 24g　黄厚附片 18g（先煎）　川桂枝 6g（后入）　生茅术 15g　云茯神 15g　水炙麻黄 4.5g　白蔻仁 6g（后入）　霍梗 6g　丁香 4.5g（后入）　淡干姜 6g　大腹皮 9g

四诊：

症状：肌热稍减，呕恶如故，脘痛拒按，苔白脉虚细。

病理：营卫较和，中焦遏阻，胃气不降。

治法：再与辛开温降。

处方：灵磁石 30g（先煎）　川桂枝 6g　带皮槟榔 12g　黄厚附片 18g（先煎）　炒茅术 15g　云茯神 15g　酸枣仁 18g（打，先煎）　姜半夏 30g　淡干姜 6g　川连 1.2g（姜汁炒）　代赭石 24g（先煎）　霍梗 6g　炒川椒 1.8g

五诊：

症状：呕恶、肌热渐平，咳呛，苔白，脉虚细。

病理：表和，胃气已降，气虚脉虚，中阳失化。

治法：再与温中肃肺。

处方：灵磁石 30g（先煎）　川桂枝 6g　白苏子 6g（包）　黄厚附片 18g（先煎）　炒茅术 15g　淡干姜 6g　酸枣仁 18g（打，先煎）　姜半夏 18g　白芥子 4.5g　蒸百部 6g　霍梗 6g　大腹皮 9g　炒麦芽 12g

20. 正虚痰饮

庄先生　中年大沽路

一诊：

症状：肌热起伏，咳呛痰多不爽，胸胁痞闷，苔绛，脉弦细。

病理：气阳素虚，痰饮方聚，近为风外干，肺气不肃，营卫失调。

病名：阳虚痰饮兼感。

治法：当与扶阳肃肺，理脾涤饮。

处方：白苏子 9g（包）　蜜炙麻黄 3g　生牡蛎 30g（先煎）　白芥子 6g　云茯神 15g　黄附片 15g（先煎）　白杏仁 9g　酸枣仁 24g（打，先煎）　仙半夏 15g　蒸百部 9g　远志 4.5g　生姜 9g

二诊：

症状：肌热减，咳呛略爽，胸胁引痛，脉息略缓。

病理：中阳略化，肺卫犹未调节。

治法：再与温养心脾，兼调肺卫。

处方：生牡蛎 45g（先煎）　酸枣仁 24g（打，先煎）　白苏子 9g（包）　黄附片 18g（先煎）　炒茅术 15g　白芥子 6g　云茯神 15g　仙半夏 15g　白杏仁 9g　生紫苑 12g　远志 4.5g　黄郁金 9g　生姜 9g

三诊：

症状：肌热复有起伏，咳犹未爽，左边胸膺尚觉引痛，脉息微弦。

病理：风邪未清，中阳失化。

治法：再与湿潜辛化。

处方：生牡蛎 45g（先煎）　黄附片 18g（先煎）　炙苏子 6g（包）　云茯神 18g　仙夏 15g　白芥子 6g　酸枣仁 18g（打，先煎）　蜜炙麻黄 3g　炒茅术 15g　冬瓜子 12g　黄郁金 9g　远志 4.5g　生姜 9g

四诊：

症状：肌热仍有起伏，痰浊中满，足冷，苔腻，纳呆，脉息弦细。

病理：心脾两虚，肺气不肃。

治法：再与温养心脾，兼肃肺气。

处方：灵磁石 45g（先煎）　酸枣仁 24g（打，先煎）　黄附片 18g（先煎）

生牡蛎 30g（先煎）　炒茅术 15g　炙苏子 9g（包）　云茯神 18g　姜

半夏 18g　蒸百部 6g　制川朴 4.5g　生紫苑 12g　淡干姜 4.5g　白芥子

4.5g　白杏仁 12g

五诊：

症状：肌热尚有起伏，浊痰未尽，自汗，寐不安，脉虚细。

病理：浮阳未敛，肺卫不和。

治法：再与前法出入。

处方：灵磁石 45g（先煎）　酸枣仁 24g（打，先煎）　黄附片 18g（先煎）

生牡蛎 30g（先煎）　川桂枝 4.5g　姜半夏 18g　云茯神 18g　生白芍

6g　炙苏子 9g　黄郁金 9g　蒸百部 9g　生紫苑 12g　炒茅术 15g　淡

干姜 6g

六诊：

症状：肌热渐平，浊痰未净，自汗而寐不安，脉息虚细而略缓。

治法：再与前法出入。

处方：灵磁石 45g（先煎）　酸枣仁 24g（打，先煎）　生白芍 9g　生牡蛎 30g（先

煎）　黄附片 18g（先煎）　姜半夏 18g　云茯神 18g　川桂枝 4.5g

茅术 15g　蒸百部 9g　炙苏子 9g（包）　白芥子 4.5g　莱菔子 4.5g

淡干姜 6g

七诊：

症状：肌热渐平，浊痰亦化，寐安力乏，脉息虚缓。

治法：再与潜阳理脾，和营肃肺。

处方：灵磁石 45g（先煎）　云茯神 18g　生白芍 9g　生龙齿 30g（先煎）

酸枣仁 24g（打，先煎）　黄附片 18g（先煎）　生牡蛎 30g（先煎）

川桂枝 4.5g　姜半夏 18g　淡干姜 6g　炒茅术 15g　炙苏子 9g（包）
白芥子 4.5g　莱菔子 4.5g

八诊：

症状：肌热平，痰爽，寐安，食后泛饱，脉息虚缓。

病理：营卫和，心脾俱衰，肺犹未肃。

治法：再与温养心脾，兼肃肺气。

处方：灵磁石 45g（先煎）　云茯神 18g　姜半夏 18g　生龙齿 30g（先煎）
酸枣仁 24g（打，先煎）　黄附片 18g（先煎）　生牡蛎 30g（先煎）
炒茅术 15g　川桂枝 6g　大腹皮 9g　带皮砂仁 9g　炙苏子 9g（包）蒸
百部 9g　淡干姜 6g

九诊：

症状：泛、饱已瘥，痰咳不爽，右边肩臂引痛，脉息虚缓。

病理：暴寒外侵，经络壅滞，中阳失其运化。

治法：再与辛温淡化。

处方：灵磁石 30g（先煎）　酸枣仁 24g（打，先煎）　酒炒白芍 9g　生牡
蛎 30g（先煎）　黄附片 18g（先煎）　川羌活 9g　云茯神 18g　川桂
枝 6g　炒茅术 15g　淡干姜 6g　姜半夏 15g　炙苏子 9g　白芥子 6g
白杏仁 12g

十诊：

症状：痰爽，肢酸，肌热微有起伏，脉息虚缓。

病理：正虚邪留。

治法：再与扶阳和络，兼肃肺气。

处方：灵磁石 30g（先煎）　酸枣仁 24g（打，先煎）　川桂枝 4.5g　生牡蛎
30g（先煎）　仙灵脾 12g　川羌活 4.5g　云茯神 18g　巴戟天 18g（酒
炒）　炒茅术 12g　黄附片 18g（先煎）　姜半夏 15g　炙苏子 9g（包）

白芥子 6g　淡干姜 6g

十一诊：

症状：痰薄不爽，胸膺微觉引痛，神倦，脉息虚缓。

病理：中气不足，心脾俱衰。

治法：再与黄芪建中汤加味。

处方：灵磁石 60g（先煎）　酸枣仁 24g（打，先煎）　炒白术 9g　生牡蛎 45g（先

　　　煎）　生芪皮 9g　炒茅术 15g　云茯神 18g　川桂枝 6g　姜半夏 18g

　　　淡干姜 6g　仙灵脾 12g　白苏子 6g（包）　黄附片 18g（先煎）白芥子 4.5g

　　　蒸百部 9g

十二诊：

症状：胸膺痛楚已差，纳呆，肌热微有起伏，脉息虚缓。

治法：再与补中益气法加减。

处方：灵磁石 30g（先煎）　酸枣仁 24g（打，先煎）　炒茅术 15g　生牡蛎 45g（先

　　　煎）　生西芪 9g　姜半夏 18g　云茯神 18g　北柴胡 45g　制川朴 4.5g

　　　黄附片 18g（先煎）　白苏子 9g（包）　蒸百部 9g　白杏仁 9g　淡干

　　　姜 6g

潘先生　霞飞路

一诊：1 月 17 日

症状：咳呛上气，苔剥而糜，溲短，脉息虚数，肌削神乏。

病理：下虚痰饮，脾气衰。

病名：下虚痰饮。

治法：与温养三阴，兼肃肺气。

处方：炙苏子 9g（包）　朱茯神 18g　生白术 15g　仙灵脾 12g　蒸百部 9g

　　　酸枣仁 24g（打，先煎）　黄附片 15g（先煎）　蜜炙麻黄 6g　炙紫

　　　菀 12g　姜半夏 15g　淡干姜 4.5g　黑锡丹 12g　生谷芽 15g

郑先生

一诊：1941 年 2 月 12 日

症状：咳呛上气，痰多，苔腻，脉息芤而微数。

病理：痰饮中聚，肺气不肃，肾失摄纳，心力亦感不足。

病名：下虚痰饮。

治法：当予强心摄肾，兼肃肺气。

处方：紫苏子 9g　白芥子 4.5g　蜜炙麻黄 3g　姜半夏 15g　北五味 2.4g　酸枣仁 24g（打，先煎）　炒茅术 15g　淡干姜 4.5g　黄附片 15g（先煎）　炙细辛 3g　仙灵脾 12g　灵磁石 60g（先煎）　黑锡丹 18g（先煎）　云茯神 18g

二诊：2 月 16 日

症状：咳呛上气较瘥，脉息转缓而软。

处方：上方去细辛、五味子、磁石，加巴戟天 24g　黄附片改为 24g　酸枣仁改为 30g

21. 慢性支气管炎

茅先生

一诊：1 月 22 日

病名：慢性气管炎。

处方：黄附片 24g（先煎）　炙细辛 1.5g　姜半夏 15g　灵磁石 30g（先煎）　淡干姜 6g　炙紫菀 12g　生牡蛎 30g　北五味 4.5g（打）　炙款冬 6g　炙苏子 6g（包）　云茯神 15g

三、四诊改方，喉音哑。上方加玉桔梗 6g，炙射干 6g，蜜炙麻黄 3g，去五味、款冬。

22. 脾约

刘先生　洋衣街

一诊：3 月 25 日

症状：胸闷，便秘，气促，肤痒，脉浮弦。

病理：中阳不足，三焦失化，脾约湿阻。

病名：脾约。

治法：当与温导。

处方：白杏仁 15g（打）　大腹皮 12g　油当归 9g　姜半夏 15g　黄附片 15g（先
　　　煎）　藿梗 9g　炒苍术 15g　生白芍 15g　黄郁金 9g　炒麦芽 15g　焦
　　　枳实 9g

23. 伤食

沈宝宝　贝勒路

一诊：

症状：腹痛泻，脉纹红细。

病理：食伤肠胃，复受寒气。

病名：食伤。

治法：当与理中。

处方：白术 9g　大腹皮 15g　桂木 3g　山楂炭 4.5g　防风 3g　陈艾叶 3g　带
　　　皮苓 9g　泽泻 6g　炮姜 3g　赤砂糖一匙调服

24. 滞下

李女士

一诊：1939 年 8 月 2 日

症状：发热，头痛，体酸，腹痛，滞下，苔腻，脉弦细。

病理：湿浊内蕴，风寒外束，营卫不和，三焦失化。

病名：滞下。

治法：当与辛开温导。

处方：川羌活 6g　广香薷 3g　白杏仁 12g　大腹皮 12g　漂苍术 15g　姜半夏 15g　制草乌 6g　山楂炭 9g　莱菔子 9g　酒军 4.5g　广木香 4.5g　生姜 9g

二诊：8月3日

症状：肌热汗出较平，滞下略爽，腹痛，苔腻，脉息转缓。

病理：表气较和，内邪未清。

治法：再与辛开。

处方：上方去香薷、莱菔子、生姜，加鲜藿香 9g　淡干姜 6g　陈薤白 9g　桔梗 9g　姜汁炒酒川连 1.5g。

三诊：8月4日

症状：肌热已平，腹痛滞下未瘥，苔腻，胸痞，脉息虚缓。

病理：表已和，正虚内邪未除。

治法：再与扶正导滞。

处方：黄附块 15g（先煎）　灵磁石 45g（先煎）　朱茯神 18g　酸枣仁 30g　姜半夏 24g　黄郁金 6g　淡苁蓉 12g　莱菔子 15g　山楂炭 9g　广木香 4.5g　陈薤白 15g　炒茅术 15g　炮姜炭 9g

四诊：8月6日

症状：滞下渐瘥，苔浊，中满，寐不安，脉沉缓。

病理：胃气不和，饮邪格拒。

治法：再与潜阳和中。

处方：黄附片 18g（先煎）　灵磁石 60g（先煎）　生龙齿 45g（先煎）　生牡蛎 45g（先煎）　姜半夏 15g　云茯神 18g　破故纸 15g　炒茅术 15g　覆盆子 12g　炒莱菔子 9g　大腹皮 12g　山楂炭 9g　炮姜炭 9g

五诊：8月8日

症状：滞下已瘥，苔化，寐稍安，脉沉缓。

治法：再与前法损益。

处方：黄附片 24g（先煎）　灵磁石 60g（先煎）　生龙齿 45g（先煎）　姜
　　　半夏 24g（先煎）　云茯神 18g　炒茅术 15g　巴戟天 18g　仙灵脾 12g
　　　大腹皮 12g　胡芦巴 12g　藿梗 9g　制川朴 6g　生姜 12g

六诊：8月10日

症状：胃纳见苏，溲少，脉沉缓。

　治法：再与温潜淡化。

处方：上方去胡芦巴、川朴，加酸枣仁 24g　炒麦芽 15g　茅术改于术，半夏
　　　改为 15g。

七诊：8月12日

处方：上方加紫石英 30g，生首乌 15g，淡干姜 6g

邹先生

一诊：

症状：腹如寒侵，痛下不爽，欲作滞象，脉细濡。

病理：下虚中寒。

病名：滞下。

治法：当与温通。

处方：制川乌 15g（先煎）　淡干姜 9g　川羌活 6g　漂苍术 15g　生军 6g（后
　　　下）　大腹皮 12g　川桂枝 6g　广木香 4.5g

二诊：

症状：痛下瘥，脉息细迟。

治法：再与前法损益。

处方：制川乌 15g（先煎）　川桂枝 6g　大腹皮 12g　漂苍术 15g　生谷芽

15g　陈艾绒 4.5g　酒军 3g　淡干姜 9g　广木香 4.5g　仙半夏 12g

王宝宝

一诊：

症状：滞下已近旬日，肌热未清，腹痛后重，苔白腻，脉虚细。

病名：滞下。

治法：当与温中和表。

处方：川羌活 3g　制川乌 6g（先煎）　淡干姜 6g　漂苍术 12g　莱菔子 6g

大腹皮 9g　酒军 3g　白杏仁 6g　川桂枝 6g　广木香 6g

二诊：

症状：口干欲热，腹痛后重，脉仍虚细。

病理：中阳伤而未复。

处方：黄厚附片 9g（先煎）　淡干姜 6g　广木香 9g　仙半夏 15g　漂苍术 6g

粉葛根 4.5g　淡吴萸 6g　护肠血炭 15g　陈皮 6g　生谷芽 15g　大腹

皮 9g

三诊：

症状：滞下腹痛稍瘥，脉息虚细。

病理：气阳两衰。

治法：再与温中理脾。

处方：黄厚附 9g（先煎）　淡干姜 6g　大腹皮 16g　炒党参 9g　淡苁蓉 6g

仙半夏 16g　带皮苓 15g　漂苍术 12g　巴戟天 12g　川桂枝 6g　生谷

芽 15g

四诊：

症状：腹痛瘥，下痢爽，脉息虚缓。

治法：再与扶阳理脾。

处方：炒潞党参 6g　淡苁蓉 6g　西砂仁 6g　黄厚附 15g（先煎）　巴戟天 9g

淡干姜 6g　生谷芽 12g　漂苍术 12g　破故纸 9g　大腹皮 12g

五诊：

症状：眠食俱安，腹泻未已，脉息虚细。

治法：再与前法损益。

处方：炒潞党参 6g　破故纸 12g　大腹皮 9g　香谷芽 12g　黄厚附 15g（先煎）淡干姜 6g　西砂仁 6g　肉桂 2.4g　炒白术 12g　仙半夏 9g　巴戟天 12g

王太太

一诊：

症状：腹痛下痢，不爽，脉息濡细。

病理：寒邪外感。

病名：下痢。

治法：与温导。

处方：制川乌 15g（先煎）　淡干姜 3g　陈薤白 9g　漂苍术 15g　广木香 4.5g　带皮槟榔 9g　川羌活 4.5g　川桂枝 9g　酒军 4.5g　姜半夏 15g

二诊：

症状：滞下稍瘥，脉仍濡细。

病理：表解热平。

治法：再与温中行滞。

处方：制川乌 15g（先煎）　淡干姜 12g　玉桔梗 9g　漂苍术 15g　酒军 3g　姜半夏 15g　广木香 4.5g　川桂枝 6g　陈薤白 9g　制川朴 4.5g

三诊：

症状：滞下瘥，中满泛恶，月事淋漓，脉息虚细。

治法：再与温调脾肾。

处方：制川乌 15g（先煎）　漂苍术 15g　朱茯神 12g　活磁石 45g（先煎）

巴戟天 18g　淡干姜 12g　大腹皮 12g　生谷芽 15g　川杜仲 15g　姜半夏 24g　广木香 16g

四诊：

症状：身热起伏，舌黑泛恶，脉虚紧。

病理：略受寒侵，营卫失调。

治法：再与调和营卫。

处方：灸麻黄 1.5g　川桂枝 3g　远志 2.4g　白杏仁 9g　生白芍 9g　灵磁石 15g（先煎）　陈皮 4.5g　仙半夏 9g　乌附块 6g（先煎）　生姜 9g

五诊：

症状：身热平，脉息渐和，头部尚微热，苔仍黑腻，作恶。

病理：中焦遏阻。

治法：再与益阳和中。

处方：乌附块 9g（先煎）　生龙齿 18g（先煎）　白杏仁 9g　生姜 9g　仙半夏 9g　白苏子 4.5g　制川朴 3g　炒六曲 6g　灵磁石 18g（先煎）　带皮苓 16g　远志 2.4g

六诊：

症状：脉静身凉，黑苔渐化，唇干溲少。

病理：津液未复。

治法：仍当温中和胃。

处方：乌附块 9g（先煎）　仙半夏 9g　生龙齿 18g（先煎）　茯苓 16g　福泽泻 16g　生牡蛎 18g（先煎）　焦谷芽 16g　生白术 9g　川桂枝 3g　陈皮 4.5g

七诊：

症状：溲浊苔腻，咳嗽不爽。

病理：肺胃未和。

治法：再与温调。

处方：生白芍 9g　制川朴 4.5g　生白术 9g　云茯苓 16g　炙苏子 3g　陈皮 4.5g　生姜 9g　仙半夏 9g　乌附块 9g（先煎）　生谷芽 16g

陈君

一诊：

症状：腹痛滞下，舌黄腻，脉结。

病理：湿滞于中，凉风外袭。

病名：滞下。

治法：治以温通。

处方：川羌活 4.5g　制川乌 12g（先煎）　广木香 4.5g　陈薤白 9g　漂苍术 6g　酒军 4.5g　炮姜炭 9g　大腹皮 9g

二诊：

症状：滞下瘥，腹痛，苔白，脉细迟。

病理：中气虚寒。

病名：同前。

治法：再与温中理脾。

处方：黄厚附片 15g（先煎）　淡干姜 9g　西砂仁 9g　炒白术 15g　淡吴萸 5g　广木香 3g　川桂枝 6g　姜半夏 15g　大腹皮 12g　陈薤白 9g　带皮苓 9g

裘老太太

一诊：

症状：滞下腹痛，新病宿痰，中满为害，里急后重，脉息虚数。

病理：寒蕴于中，凉风外束，营卫遏阻，郁积而成，互相为害。

病名：滞下。

治法：当与温化。

处方：漂苍术 12g　炒乌头 4.5g（先煎）　仙半夏 18g　姜汁炒川连 0.6g　陈
薤白 9g　炮姜炭 9g　带皮槟榔 9g　橘红 6g

二诊：

症状：数脉转缓，腹痛稍瘥，脘闷后重。

病理：积滞未清，饮邪中阻。

治法：再与温中。

处方：藿梗 9g　川桂枝 6g　草乌头 4.5g（先煎）　姜半夏 18g　姜汁炒川连 1.2g
陈薤白 9g　橘红 6g　大腹皮 9g　漂苍术 12g　淡干姜 9g　制川朴 3g

三诊：

症状：滞下瘥而微，痞闷吐酸，口干。

病理：中焦水邪泛滥，心阳遏阻，脾精不布，表亦不和。

治法：泻心法加减。

处方：姜半夏 18g　炒白术 12g　带皮槟榔 9g　姜汁炒川连 1.2g　藿梗 6g
川桂枝 4.5g　炮姜炭 9g　西洋参 6g

25. 休息痢

顾先生

一诊：1940 年 1 月 23 日

症状：腹泻经年不已，时见赤白，苔白腻，脉沉细。

病理：中寒湿盛，痢后湿邪未清。

病名：休息痢。

治法：当与温中化滞。

处方：漂苍术 15g　黄附块 15g（先煎）　炮姜 9g　上安桂 4.5g（后下）　赤
石脂 24g　大腹皮 12g　姜半夏 15g　油当归 9g　煨诃子肉 9g　破故纸
15g　肉豆蔻 9g　淡苁蓉 9g　苦参子 3 粒（桂圆肉包吞）

二诊：1 月 26 日

处方：上方去当归、苁蓉，加西砂仁 9g　淡吴萸 9g

三诊：1 月 29 日

症状：前恙稍瘥，脉仍虚细。

处方：上方去破故纸、肉豆蔻、吴萸，加玉桔梗 9g　益智仁 9g　陈薤白 9g

四诊：2 月 1 日

处方：上方去益智仁、诃子肉、砂仁、苦参子，加广木香 4.5g　油当归 12g

姚女士　40 岁　白尔路和里

一诊：

症状：滞下经年不已，成漏症，目花力乏，脉息沉缓。

病理：久痢脾肾俱伤，消化不良，脏器俱失营养。

病名：肠澼，痔漏。

治法：当与温固脾肾为主。

处方：云茯神 18g　菟丝饼 18g　肉豆蔻 9g　酸枣仁 24g　巴戟天 18g　诃子
肉 12g　破故纸 18g　赤石脂 24g　炒白术 15g　炮姜炭 9g　姜半夏
12g　另服卡白松每服 5 天停 1 天

二诊：

症状：前恙较差，脉息虚缓。

治法：再与前法损益。

处方：云茯神 18g　破故纸 18g　赤石脂 24g　酸枣仁 24g（打，先煎）　菟
丝饼 18g　肉豆蔻 9g　灵磁石 45g（先煎）　仙灵脾 12g　炒白术 15g
诃子肉 12g　煨益智 12g　姜半夏 12g　带皮砂仁 9g

三诊：

症状：便血止，腹膨，纳呆，寒热日作，汗出即罢，脉息虚数。

病理：寒邪外来，营卫不和。

治法：再与标本兼理。

处方：云茯神 18g　川桂枝 9g　炒茅术 15g　酸枣仁 24g（打，先煎）　北柴
　　　胡 9g　赤石脂 24g　生牡蛎 30g　姜夏 18g　益智仁 12g　破故纸 18g
　　　肉豆蔻 9g　淡干姜 9g　大腹皮 9g

四诊：

症状：寒热已无，泄泻，腹胀稍差，脉息转缓。

病理：表邪解。

治法：再与益气理脾，兼培心肾。

处方：生西芪 15g　灵磁石 30g（先煎）　破故纸 18g　云茯神 18g　生白术
　　　15g　肉豆蔻 12g　酸枣仁 24g（打，先煎）　姜半夏 15g　益智仁 12g
　　　赤石脂 24g　炮姜 9g　带皮砂仁 9g　北柴胡 4.5g

26. 脱肛

陈先生

一诊：1940 年 2 月 2 日

症状：痔痛，肛脱，纳呆，脉虚缓。

病理：气虚下陷。

病名：脱肛。

治法：当予补中益气汤法。

处方：生西芪 15g　生白术 15g　潞党参 9g　陈皮 6g　土炒当归 6g　大腹皮
　　　9g　桑寄生 15g　炙升麻 4.5g　北柴胡 4.5g　槐角炭 12g

27. 遗精

徐先生　同孚路

一诊：1 月 15 日

症状：纳少，便不爽，神衰遗泄，脉息虚细。

病理：正气不足，心脾两衰，精关亦不固秘，心脾肾三脏俱衰。

病名：遗泄。

治法：与温养。

处方：生龙骨 30g　酸枣仁 24g　破故纸 18g　生牡蛎 30g　川桂枝 9g　益智仁 12g　朱茯神 15g　生白芍 9g　白术 15g　仙半夏 12g　西砂仁 9g　白莲须 12g　生姜 9g

方先生　壮年

症状：宿有咯血，近期遗精，失目民，苔白，脉弦而芤。

病理：证属精关不固。

病名：遗精。

治法：当与桂枝加龙骨牡蛎法。

处方：生牡蛎 30g（先煎）　生龙骨 24g（先煎）　川桂枝 9g　生白芍 9g　生白术 15g　白莲须 12g　大芡实 15g　姜半夏 15g　云茯神 15g　酸枣仁 18g（打，先煎）　灵磁石 45g（先煎）　沙苑子 12g

二诊：遗精已少，夜已得寐，舌苔渐化，脉转沉细。

治法：再与前法损益。

处方：生牡蛎 30g（先煎）　生龙骨 24g（先煎）　黄附片 12g（先煎）　川桂枝 9g　云茯神 15g　酸枣仁 18g（打，先煎）　沙苑子 18g　覆盆子 12g　生白术 15g　姜半夏 15g　灵磁石 45g（先煎）　炒苍术 12g　生白芍 9g

28. 心肾两亏

吴先生

一诊：1941 年 2 月 20 日

症状：耳鸣目眩，心悸，肢麻，脉息弦芤。

病理：心肾阳气不足，神衰脾弱，消化不良。

病名：心肾两亏。

治法：当与温养为主。

处方：生鹿角 18g　巴戟天 30g　紫石英 45g　仙灵脾 12g　川杜仲 15g　黄附片 45g（先煎）　酸枣仁 24g　朱茯神 18g　灵磁石 45g（先煎）　炒茅术 15g　姜半夏 18g　淡干姜 9g　棉籽霜 15g

二诊（2月25日）：诸恙渐瘥，脉仍弦。再予温养。

　　上方去茯神、紫石英，加桂枝 9g，炒牛膝 9g，磁石改为 60g。

三诊（3月11日）：头胀瘥，腰酸，脉息仍缓。再以扶阳益肾。

　　生鹿角 18g，灵磁石 60g，仙灵脾 12g，狗脊 15g，炒茅术 15g，黄附片 45g，巴戟天 30g，千年健 15g，川杜仲 15g，姜半夏 18g，淡干姜 18g，小茴香 4.5g，棉籽霜 15g。

徐小姐　19岁　鲁班路

一诊：2月14日

症状：月事过期，腹痛肢酸，头晕心悸，脉虚细。

病理：气阳不足，心力衰惫，冲任失调。

病名：心肾不足，冲任失调。

治法：当与温养。

处方：灵磁石 45g（先煎）　全当归 15g　黄附片 15g（先煎）　朱茯神 15g　乌贼骨 15g　破故纸 15g　酸枣仁 30g　茜草根 4.5g　杜仲 15g（炒）　仙灵脾 12g　桑寄生 15g　炒白术 15g　炮姜 9g

二诊：2月17日

症状：腹痛瘥，心悸肢乏，脉息虚细。

治法：再与前法损益。

处方：灵磁石 45g（先煎）　白术 15g（炒）　茜草根 4.5g　朱茯神 18g　黄

附片 15g（先煎）　　巴戟天 18g　酸枣仁 30g　乌贼骨 12g　仙灵脾 12g

破故纸 15g　生鹿角 15g（打，先煎）　　毛狗脊 15g　炮姜 9g

29. 阳虚

童女士　青年　勒裴德路

一诊：

症状：中满暖气，心悸腰酸，脉沉细。

病理：阳虚少气，少肾两亏。

病名：阳虚。

治法：当与温培心肾。

处方：附片 18g（先煎）　　云茯神 18g　川杜仲 15g（酒炒）　　生白术 15g

姜半夏 15g　小茴香 6g　酸枣仁 24g　破故纸 18g　毛狗脊 15g　陈皮

6g　西砂仁 9g　灵磁石 30g（先煎）

30. 骨痨

陆儿

一诊：1941 年 3 月 1 日

症状：背叠胸高，足痿不能行，疼痛不得寐，肌热起伏，脉息虚数。

病理：痨瘵伤及督脉，颇为棘手。

病名：骨痨

治法：当与甘温为主。

处方：生鹿角 12g　巴戟天 18g　仙灵脾 9g　狗脊 12g　川杜仲 12g　炒白术

12g　制草乌 6g（先煎）　　川羌活 4.5g　云茯神 12g　酸枣仁 18g　灵

磁石 60g（先煎）

二诊：3 月 4 日

症状：肌热渐平，寐稍安，脉仍如故。

处方：上方去茯神，加水炙南星 12g 骨碎补 9g 生谷芽 12g 巴戟天改用
　　　24g 仙灵脾改用 12g。

31. 脚肿

安先生

一诊：1939 年 12 月 15 日

症状：脚肿，苔腻，脉息缓大。

病理：阳虚，心脾不足，湿邪下注。

病名：湿气脚肿。

治法：当与温化淡渗为主。

处方：生茅术 15g 黄附片 18g（先煎） 川桂枝 9g 生苡仁 24g 木防己
　　　12g 灵磁石 45g（先煎） 川独活 6g 宣木瓜 15g 大腹皮 12g 姜
　　　半夏 15g

二诊：12 月 26 日

症状：脚肿渐消，脉仍缓大。

治法：再与通阳化湿，以丸剂缓调。

处方：黄附块 90g（先煎） 生苡仁 120g 灵磁石 120g（先煎） 川牛膝
　　　45g 木防己 90g 仙灵脾 60g 宣木瓜 120g 老松节 60g 巴戟天 90g
　　　川桂枝 60g 川独活 60g 桑寄生 120g 生三七 30g 棉籽霜 90g 上
　　　药如法炮制，炼蜜为丸如绿豆大，每服 15 粒，日三服，饭前白汤下。

32. 水肿

朱先生

一诊：1941 年 1 月 12 日

症状：气促痰多，溲少，腹膨，下肢肿胀，脉沉细而虚。

病理：心肾两虚，脾湿复盛，肝气瘀而不达，三焦俱失疏化。

病名：水肿。

治法：当与扶阳强心益肾，兼理三焦。

处方：黄附片 18g（先煎）　生牡蛎 45g（先煎）　带皮苓 24g　大腹皮 12g

炒茅术 15g　安桂 4.5g（后下）　川椒目 12g　炒青皮 4.5g　生姜皮 9g

西砂壳 9g　刺蒺藜 12g　姜半夏 18g　仙灵脾 12g

二诊：1 月 14 日

症状：逆气稍瘥，痰爽，囊肿渐消，大便行，溲亦增，脉仍虚缓。

病理：中阳稍化，心脾仍衰。

治法：再与前法损益。

处方：上方去半夏、青皮、刺蒺藜，茅术改白术，附片改为 24g 加葫芦巴

9g，灵磁石 45g，酸枣仁 24g。

三诊：1 月 16 日

症状：全身浮肿渐消，忽增咳呛，脉仍虚缓。

病理：心力稍佳，中阳未化，新感外邪，肺气不肃。

治法：再与扶阳强心，兼肃肺气。

处方：蜜炙麻黄 4.5g　白杏仁 12g　黄附块 30g（先煎）　带皮苓 24g　白苏

子 9g　川桂木 9g　仙灵脾 12g　灵磁石 60g（先煎）　酸枣仁 24g　生

白术 15g　大腹皮 12g　川椒目 12g　生姜 12g

张先生　老年　大华医院

一诊：

症状：肤浮，溲血，消化不良，呃逆，神衰，脉细沉。

病理：肾水肿，阳失健运，脾运不良，横膈膜相挛，肾气不能摄纳。

病名：水肿虚呃逆。

治法：当与温中降逆。

处方：生白术 15g　丁香 2.1g　生牡蛎 30g（先煎）　带皮苓 2.4g　柿蒂九枚

川桂木 6g　旋覆花 12g　姜半夏 24g　淡干姜 6g　代赭石 30g（先煎）

泽泻 10g

33. 寒湿痹

康小君

一诊：

症状：左偏环跳痹痛，脉息虚缓。

病理：骨痨初期，体质虚寒，阳气不能温养筋骨。

病名：痹痛。

治法：当与温养。

处方：川桂枝 4.5g　巴戟天 15g　桑寄生 12g　生西芪 9g　土炒当归 6g　川
　　　独活 3g　仙灵脾 9g　乌附块（先煎）

二诊：

治法：骨痨初期，与温养尚安。再守前法为治。

处方：川桂枝 4.5g　炒杜仲 9g　土炒当归 3g　生西芪 12g　生龙骨 24g（先煎）
　　　独活 3g　焦续断 9g　仙灵脾 9g　乌附块 9g（先煎）　巴戟天 4.5g

三诊：

症状：连进温养，脉息沉缓，眠食尚安，溲前见泻。

病理：虚寒夹杂。

治法：仍以前法损益。

处方：乌附块 9g（先煎）　生西芪 12g　川牛膝 4.5g　生苡仁 18g　土炒当归
　　　6g　川独活 3g　川桂枝 4.5g　生龙齿 24g　巴戟天 15g　仙灵脾 9g

四诊：

症状：连进温养，脉息转缓和，左腿动作亦进佳。

病理：正气渐充。

治法：仍守前法为主。

处方：巴戟天 15g　川杜仲 12g　生龙骨 24g（先煎）　仙灵脾 3g　炒西芪

　　　12g　炒当归 6g　炮姜 4.5g　乌附块 6g（先煎）　川桂枝 3g　桑寄生

　　　15g

沈小姐　青年　霞飞路

一诊：3 月 29 日

症状：头昏体痛，恶风胸闷，苔白作呕，脉息沉紧。

病理：湿邪内蕴，寒风外干。

病名：痹症。

治法：当与辛温淡化。

处方：川桂枝 12g　生薏仁 24g　姜半夏 15g　川羌活 9g　制川乌 15g（先煎）

　　　白杏仁 12g　水炙麻黄 6g　木防己 12g　桑寄生 15g　生香附 9g　生姜

　　　12g　黄郁金 9g

芮先生　白尔路

四诊：1 月 24 日

症状：痹痛瘥，脚仍酸软，脉息沉缓。

病名：痹。

治法：辛温淡化。

处方：灵磁石 30g（先煎）　川独活 9g　姜半夏 15g　黄附片 24g（先煎）

　　　川杜仲 15g　生白术 15g　川桂枝 9g　巴戟天 24g　棉籽霜 12g　千年

　　　健 12g　仙灵脾 12g　宣木瓜 15g　桑寄生 15g

孙某

一诊：4 月 13 日

症状：下虚湿痹，连进温养之品，稍瘥。

病名：湿痹。

治法：辛温淡化。

处方：黄附片 30g（先煎）　炒薏仁 24g　杜仲 15g　生西芪 15g　桂枝 12g　仙灵脾 15g　茅术 15g（炒）　大腹皮 12g　川独活 9g　巴戟天 24g　磁石 45g（先煎）　姜半夏 18g　生鹿角 24g

二诊：

症状：脉息转缓。

治法：再与前法损益。

处方：附片 90g（先煎）　鹿角 24g（先前）　桂枝 15g　生白术 15g　巴戟天 30g　酒当归 9g　白芍 15g　怀牛膝 12g　仙灵脾 12g　杜仲 15g　独活 9g　半夏 15g　淡干姜 9g　羊胫骨一对烧汤煎药

三诊：

治法：再与温养三焦，佐以和络。

处方：附片 60g（先煎）　酒当归 9g　生薏仁 18g　磁石 45g（先煎）　巴戟天 24g　桂枝 12g　半夏 15g　千年健 15g　仙灵脾 12g　独活 9g　鹿角 24g　羊胫骨 30g　西砂仁 9g

34. 风湿

王先生　格罗希路

一诊：1 月 17 日

症状：肌热起伏，腺肿，苔腻，脉沉细。

病理：阳虚中湿，风邪外干。

病名：风湿。

治法：当与辛温淡化。

处方：生牡蛎（先煎）30g　茅术 15g　藿梗 9g　姜半夏 18g　北柴胡 6g　黄郁金 9g　赤苓 18g　大腹皮 12g　白杏仁 12g　陈枳壳 9g　生姜 9g

竹节白附子 9g（先煎）

邹女士　重广路

一诊：2 月 17 日

症状：乳胁引痛，湿疮瘙痒，脉息细缓。

病理：风湿相搏，经络壅滞。

病名：风湿。

治法：当与辛温淡化。

处方：川羌活 9g　生香附 9g　防风 9g（炒）　赤苓皮 15g　漂苍术 15g　荆
　　　芥 9g（炒）　生薏仁 18g　赤豆 18g　当归 6g（酒炒）　大腹皮 24g
　　　夏枯草 24g　生姜皮 9g

孙女士

一诊：2 月 23 日

症状：胸闷，纳少，风块时发，脉息沉细。

病理：风湿相搏，胃气不和。

病名：风湿。

治法：当与辛温淡化。

处方：炒荆芥 9g　漂苍术 15g　酒连 18g　炒防风 9g　赤苓 18g　大腹皮 12g
　　　川桂枝 6g　姜半夏 18g　淡干姜 6g　麦芽 15g（炒）　海桐皮 9g

35. 白虎历节

朱女士

一诊：2 月 20 日

症状：四肢肿痛，寒热间作近增，胸痞气逆，咳呛纳呆，脉缓大。

病理：风湿交阻，营卫不和，经络壅滞，而成历节，中气不足，心脏缓大。

病名：白虎历节。

治法：与强心和营，佐以通阳和络。

处方：川桂枝 12g　酸枣仁 30g（打、先煎）　黄附片 18g（先煎）　生白芍 12g　宣木瓜 15g　川羌活 6g　朱茯神 18g　桑寄生 15g　远志 4.5g　黄郁金 6g　灵磁石 60g（先煎）　柏子霜 12g（包）　薏仁 18g（炒）

二诊：2 月 21 日

症状：胸痞气逆稍瘥，寒减热仍炽，眠食销安，脉缓大。

治法：再与强心和表。

处方：川桂枝 12g　朱茯神 18g　黄附片 21g（先煎）　水炙麻黄 4.5g　酸枣仁 30g（先煎）　仙灵脾 12g　川羌活 9g　灵磁石 60g（先煎）　生薏仁 24g　柏子霜 12g（包）　桑寄生 15g　黄郁金 6g　大腹皮 12g

36. 痿证

陶先生　蒲石路

一诊：2 月 29 日

症状：苔腻，下利，四肢不仁，脉息虚大。

病理：阳虚失养，不能束骨而利机关。

病名：阳虚肢痿。

治法：当与温潜为主。

处方：磁石 45g（先煎）　巴戟天 24g（炒）　棉籽霜 9g（冲服）　附片 24g（先煎）　白术 18g（炒）　川桂枝 6g　仙灵脾 12g　姜半夏 18g　朱茯神 18g　桑寄生 15g　带皮砂仁 9g　炮姜 6g　生鹿角 15g（先煎）

37. 厥证

樊女士

一诊：1937 年 4 月 15 日

症状：本病腹水，骤见昏厥，肢温、面赤、目反，四肢强直，脉息弦芤而数。

病理：气血上并。

病名：厥证。

治法：当予资寿解语汤法。

处方：羚羊尖 4.5g（判、先煎 1 小时）　上安桂 3g（后入）　黄附片 15g（先煎）　水炙南星 12g　酸枣仁 24g　灵磁石 60g　朱茯神 15g　川羌活 4.5g　火麻仁 15g　仙半夏 18g　竹沥一汤匙（冲服）　生姜汁一茶匙（冲服）

二诊：4 月 16 日

症状：厥稍定，已能发言，但错乱无度，脉仍芤数。

病理：神志仍未清明。

病名：同前。

治法：再予前法损益。

处方：黄附片 18g（先煎）　灵磁石 60g（先煎）　生龙齿 30g（先煎）　酸枣仁 30g　朱茯神 18g　仙半夏 18g　水炙南星 12g　上安桂 3g　仙灵脾 12g　巴戟天 18g　竹沥 30g（冲服）　生姜汁一茶匙（冲服）

38. 水饮

严女士　老年　北江西路安庆里 4 号

一诊：

症状：脘痛，苔白，二便不调，食后胀饱，色萎神衰，寐不安、脉息虚迟。

病理：气虚血少，消化不良，饮邪中聚，阳失潜藏。

病名：水饮。

治法：当与温养心脾，兼培气血。

处方：生西芪 15g　姜半夏 24g　当归身 6g　云茯神 18g　炒茅术 15g　大腹皮 12g　酸枣仁 24g（打，先煎）　金黄附片 18g（先煎）　良姜炭 9g

生谷芽 15g　陈皮 9g　生牡蛎 30g　灵磁石 45g（先煎）

二诊：

症状：白苔化，腹满，二便不调，脉虚缓。

治法：再与前法损益。

处方：灵磁石 45g（先煎）　云茯神 18g　生西芪 15g　金黄附片 18g（先煎）
酸枣仁 24g（打，先煎）　仙灵脾 12g　上安桂 4.5g（后入）　炒茅术
15g　巴戟天 18g　姜半夏 24g　大腹皮 12g　西砂壳 9g　良姜炭 9g

三诊：

症状：胃纳略醒，腹满亦差，二便已调，苔化，脉虚细而缓。

病理：心脾之阳稍复，气血仍衰。

治法：再与温养心脾为主。

处方：灵磁石 45g（先煎）　酸枣仁 24g（打，先煎）　巴戟天 18g　生西芪
18g　金黄附片 24g（先煎）　炒茅术 15g　云茯神 15g　仙灵脾 12g
葫芦巴 12g　淡干姜 9g　大腹皮 12g　川桂枝 6g　西砂壳 9g

四诊：

症状：苔化，纳醒，食后胀饱，二便调，脉息虚缓。

病理：气血两虚，脾运不良。

治法：再与扶阳益气，兼培心脾。

处方：灵磁石 45g（先煎）　甘枸杞 15g　仙灵脾 12g　生西芪 18g　葫芦巴
15g　巴戟天 18g　金黄附片 24g（先煎）　酸枣仁 24g（打，先煎）
炒茅术 15g　大腹皮 12g　带皮苓 18g　川桂枝 6g　带皮砂仁 9g

五诊：

症状：纳谷渐增，腹满较差，二便调，睡眠不熟，脉虚缓。

治法：再与温培心脾为主。

处方：灵磁石 45g（先煎）　制首乌 15g　云茯神 18g　生西芪 18g　金黄附

片 24g（先煎）　巴戟天 24g（酒炒）　当归身 6g　酸枣仁 24g（打，

先煎）　炒白术 15g　淡干姜 6g　仙灵脾 12g　带皮砂仁 9g　葫芦巴

12g　香谷芽 15g

六诊：

症状：腹满已瘥，纳增，睡眠较安，脉虚缓。

病理：气血仍衰，脾运尚薄。

治法：再与温培气血。

处方：灵磁石 45g（先煎）　酸枣仁 24g（打，先煎）　生西芪 24g　巴戟天 4g（酒

炒）　生鹿角 15g（打，先煎）　云茯神 18g　金黄附片 24g（先煎）

制首乌 18g　炒白术 15g　龙眼肉 15g（先煎）　川杜仲 15g　破故纸

15g　带皮砂仁 9g　淡干姜 9g

39. 胸痞

章先生　壮年　麦赛尔蒂路

一诊：

症状：胸痞气逆、头昏寐不安，苔腻，便溏，脉息虚缓。

病理：肝肾下虚，气湿交阻，中阳失化。

病名：胸痞。

治法：当与湿潜淡化。

处方：生牡蛎 45g（先煎）　炒青皮 4.5g　金黄附片 15g（先煎）　姜半夏

15g　云茯神 15g　北柴胡 4.5g　陈薤白 9g　黄郁金 9g　炒茅术 15g

霍梗 9g　川朴花 4.5g　青橘叶 6g　生姜 9g

二诊：

症状：前恙稍瘥，脉仍虚细。

治法：再与前法损益。

处方：生牡蛎 30g（先煎）　酸枣仁 18g（打，先煎）姜半夏 18g　灵磁石 45g（先煎）　金黄附片 15g（先煎）　黄郁金 9g　云茯神 15g　炒茅术 15g　陈薤白 9g　霍梗 9g　瓜蒌壳 12g（炒）炒青皮 6g　川朴花 6g　生姜 12g

三诊：

症状：胸痞稍宽，苔腻，脉缓。

治法：再与前法损益。

处方：生牡蛎 30g（先煎）　霍梗 9g　陈薤白 9g　姜半夏 24g　乌附块 18g（先煎）　瓜蒌壳 12g 黄郁金 9g　炒茅术 15g　云茯神 15g　淡干姜 9g　炒筚菝 6g　大腹皮 12g　炒青皮 6g

四诊：

症状：诸恙较瘥，苔腻脉缓。

病理：气阳较和，中湿尚盛。

治法：再与温法。

处方：乌附块 18g（先煎）　炒茅术 15g　大腹皮 12g 带皮苓 18g　姜半夏 24g　生牡蛎 30g（先煎）西砂壳 9g　陈薤白 9g　淡干姜 9g　霍梗 9g　黑锡丹 4.5g（研吞）　黄郁金 9g

40. 肝大

沈先生

一诊：1940 年 1 月 27 日

症状：右胁痞硬，嗳气肢浮，脉息虚而微数。

病理：气虚湿盛，肝脏肿大，血行障碍。

病名：肝肿。

治法：当与温化为主。

处方：生牡蛎 30g（先煎）　北柴胡 9g　酒炒当归 9g　陈枳壳 9g　黄郁金 9g
　　　炒茅术 15g　赤苓皮 15g　大腹皮 12g　黄附片 12g（先煎）　水炙南
　　　星 12g　生姜 9g

二诊：1 月 31 日

治法：再与舒肝理脾。

处方：生牡蛎 45g　北柴胡 6g　酒炒当归 12g　炒茅术 15g　炒青皮 6g　大腹
　　　　皮 12g　水炙南星 12g　仙半夏 18g　藿梗 9g　青木香 4.5g　生姜 9g

41. 单腹胀

施女士

一诊：1939 年 5 月 25 日

症状：病已经年，初起全身肿胀，近年四肢尽消，单腹肿胀，口干，纳呆，泛恶，
　　　溲水，脉沉微。

病理：心脾两虚，水津失布，水聚于中，已成膨胀。

病名：单腹胀。

治法：当与强心益脾。

处方：黄厚附片 18g（先煎）　川椒目 18g　生白术 15g　带皮苓 18g　大腹
　　　皮 12g　砂蔻壳各 9g　上安桂 4.5g（冲服）　仙灵脾 12g　生谷芽 15g
　　　酸枣仁 30g（打，先煎）

二诊：5 月 30 日

症状：前方服后，腰部稍宽，略能进食，脉仍微细。

病理：脾运稍动，但正气未复。

治法：再予强心理脾。

处方：黄附块 24g（先煎）　带皮苓 24g　生白术 15g　上安桂 4.5g　仙灵脾
　　　12g　酸枣仁 30g（打，先煎）　桑寄生 15g　川椒目 9g　大腹皮 12g

西砂壳 9g　生姜 9g

42. 胃痞

谭小姐

一诊：胃痞，面浮，溲短，脉细迟。

病理：中寒脾弱，三焦失化。

病名：胃痞

治法：温中。

处方：黄厚附 12g（先煎）　仙灵脾 15g　西砂壳 6g　上安桂 2.4g　炒白术 15g　带皮砂仁 9g　黄郁金 6g　带皮苓 15g　淡干姜 6g　霍梗 9g

二诊：

症状：溲增，胸痞，纳少。

病理：脾运未复。

治法：温中理脾，仍与前法损益。

处方：黄厚附 15g（先煎）　生牡蛎 30g　生白芍 12g　大腹皮 12g　姜半夏 12g　带皮苓 15g　上安桂 3g　霍梗 6g　淡干姜 3g　西砂壳 6g　炒白术 15g

三诊：

症状：溲行较增，浮肿减，纳食增，脉仍细迟。

治法：再与扶阳理脾。

处方：黄厚附 15g（先煎）　仙灵脾 12g　淡干姜 6g　生白术 15g　带皮苓 9g　带皮砂仁 18g　生谷芽 15g　霍梗 6g　土安桂 3g　大腹皮 12g　川椒目 6g

43. 湿阻

朱奶奶

一诊：

症状：头昏便秘。苔腻，脉沉滑。

病理：中湿遏阻。

病名：湿阻。

治法：当与温化。

处方：霍梗 9g　炒茅术 15g　制川朴 4.5g　仙半夏 24g　大腹皮 12g　陈皮 6g　生姜 9g　白杏仁 12g　括蒌皮 9g　明天麻 9g

二诊：

症状：诸恙稍瘥，脉息沉缓，苔腻中满。

治法：再与温化为主。

处方：活磁石 30g（先煎）　炒茅术 15g　霍梗 15g　陈皮 6g　生牡蛎 30g（先煎）　带皮苓 18g　黄厚附 12g（先煎）　生姜 9g　姜半夏 18g　大腹皮 12g　川桂枝 9g

44. 中满腹痛

罗先生

一诊：

症状：身热头痛，中满腹痛，脉息濡迟。

病理：食物动中，风邪干表。

病名：中满腹痛。

治法：当温化。

处方：霍苏梗 9g　川桂枝 4.5g　大腹皮 9g　超茅术 12g　带皮苓 15g　白杏仁 9g　仙半夏 15g　制川朴 3g　生姜 9g

二诊：

症状：中满腹痛俱瘥，脉缓苔腻。

病理：水湿渐化，正气不足。

治法：再与温化。

处方：炒茅术 12g　制川朴 4.5g　川桂枝 4.5g　仙半夏 15g　乌附块 9g（先煎）

　　　陈皮 4.5g　生姜 9g　带皮苓 18g　白杏仁 9g　霍梗 6g

三诊：

症状：中满腹痛俱瘥，阳虚眠少，脉细迟。

病理：营卫和。

治法：与温潜。

处方：乌附块 15g（先煎）　炒白术 12g　炮姜 6g　抱茯神 15g　生龙齿 24g

　　　陈皮 4.5g　酸枣仁 15　仙半夏 12g　生谷芽 15g　生姜 15g

45. 痞

陈女士

一诊：3 月 28 日

症状：腹部胀硬如卵，时现时隐，寐少，脉虚细。

病理：阳虚气滞。

病名：痞。

治法：当与温化。

处方：牡蛎 60g　水炙南星 12g　大腹皮 12g　附片 15g（先煎）　制香附 9g

　　　北柴胡 4.5g　姜夏 18g　官桂 6g　灵磁石 15g（先煎）　生姜 9g

46. 脾虚中寒

祝女士

一诊：1 月 13 日

症状：胸闷纳呆，苔滑中黑，脉息沉缓。

病理：中寒水聚，脾运不良，气机郁滞。

病名：脾虚中寒。

治法：当与温化。

处方：霍梗 9g　姜半夏 24g　制川朴 6g　黄郁金 9g　带皮苓 15g　白蔻仁 6g（后

下）　茅术 15g　大腹皮 12g　麦芽 15g　淡干姜 6g

47. 心脾两虚

沈少灵　小沙渡路

一诊：1 月 23 日

症状：肢浮便溏，溲水，脉虚缓，苔剥，食后腹痛。

病理：阳气不足，心脾两虚

病名：心脾两虚

治法：再与扶阳强心，兼培脾胃

处方：生西芪 12g　酸枣仁 18g（打，先煎）　带皮砂仁 9g　黄附片 15g（先煎）

白术 15g　安桂 1.5g（后下）　朱茯神 15g　姜半夏 12g　灵磁石 45g（先

煎）　胡芦巴 9g　淡干姜 6g　大腹皮 9g

48 脾病

吴奶奶　哈同路 333 号

一诊：2 月 9 日

症状：腺肿，纳呆，中满，便溏，苔腻，脉紧

病理：少阳三焦失化，脾运不良，水谷失化

病名：脾病。

治法：当与温化三焦

处方：生牡蛎 45g（先煎）　北柴胡 4.5g　西砂壳 9g　竹节白附 9g（先煎）

姜半夏 24g　黄郁金 9g　水炙南星 12g　霍梗 9g　云茯神 18g　淡干姜

6g　大腹皮 12g　茅术 12g　青皮 4.5g

二诊：2 月 11 日

症状：胃纳稍醒，口腻溲少，脉略缓。

治法：再与前法损益。

处方：灵磁石 60g（先煎）　　北柴胡 4.5g　茅术 15g　生牡蛎 45g（先煎）

水炙南星 12g　云茯神 15g　竹节白附 9g（先煎）　　姜皮 24g　刺蒺藜

15g　淡干姜 9g　川桂木 4.5g　西砂壳 9g　大腹皮 12g

49. 宿饮

李先生　康脱路

一诊：

症状：纳呆，呕酸，便秘，饥而不能食，脉息弦大。

病理：中阳不足，水谷不化，饮聚于中。

病名：宿饮

治法：当与温中涤饮。

处方：生牡蛎 30g（先煎）　　姜半夏 30g　生白芍 15g　云茯神 18g　良姜炭

9g　霍梗 9g　茅术 15g（炒）　　黄附片 15g（先煎）　　黄郁金 9g　带

皮砂仁 9g　桂木 6g　麦芽 15g（炒）　　陈皮 9g

50. 呕恶

邓先生

一诊：

症状：中满呕恶，间日寒热，苔白脉细。

病理：风寒相搏，客于小肠。

病名：呕恶

治法：当与温化。

处方：北柴胡 4.5g　制川朴 3g　霍梗 9g　川桂枝 4.5g　草果 3g　威灵仙 9g

生姜 9g　姜半夏 12g　炒茅术 16g　陈皮 4.5g

二诊：

症状：寒热虽作，较前减轻，苔白纳呆。

病理：少阳寒热不解。

治法：再守前法出入。

处方：生牡蛎 24g（先煎）　炒茅术 12g　草果 3g　北柴胡 6g　制川朴 3g

　　　威灵仙 15g　生姜 9g　仙半夏 15g　带皮苓 15g　川桂枝 4.5g

三诊：

症状：寒热已减，胸腹已宽，苔白脉紧。

病理：少阳枢机渐达，而虚寒仍盛，脾肾阳虚。

治法：再与温化。

处方：川桂枝 4.5g　生牡蛎 24g　超茅术 12g　乌附块 9g（先煎）　北柴胡 4.5g

　　　姜半夏 15g　草果 12g　大腹皮 9g　陈皮 4.5g　生姜 9g

四诊：

症状：纳增脉和

病理：正气渐调，体质虚寒。

治法：再与温养。

处方：乌附块 9g（先煎）　姜半夏 12g　川桂枝 3g　炒白术 12g　炒西芪 9g

　　　西砂仁 4.5g　生谷芽 15g　朱茯神 12g　炒白芍 9g　陈皮 4.5g

傅宝宝　威斯路

一诊：3 月 20 日

症状：吐利交作，肌热，苔白脉沉细。

病理：暴寒外干，中阳不足，营卫失调。

病名：胃肠障碍。

治法：当与温中和表。

处方：黄附片 15g（先煎）　带皮苓 15g　川羌活 6g　漂苍术 12g　炒泽泻 6g

　　　大腹皮 9g　半夏 12g　川桂枝 6g　陈皮 6g　霍梗 6g　生姜 6g

51. 呃逆

连先生　中年　山东路

一诊：

症状：呃逆不已，苔腻，纳呆，溲赤，脉息虚细。

病理：表虽解而中阳大伤，三焦失化，胃气上逆，肾不摄纳。

病名：呃逆。

治法：扶阳强心，降逆摄肾。

处方：金黄附片 24g（先煎）　云茯神 18g　酸枣仁 24g　姜半夏 18g　炒茅

　　　术 15g　丁香 2.1g（后入）　柿蒂 9 枚　淡干姜 9g　黑锡丹 15g（先煎）

　　　大腹皮 12g　仙灵脾 12g　上安桂 4.5g（后入）

二诊：

症状：呃逆稍减，腻苔略化。

治法：再与温中降逆。

处方：金黄附片 30g（先煎）　姜半夏 18g　云茯神 18g　酸枣仁 24g（打，

　　　先煎）炒茅术 12g　淡干姜 9g　灵磁石 30g（先煎）　黑锡丹 15g（先

　　　煎）　仙灵脾 12g　柿蒂 7 枚　上安桂 4.5g（后入）　丁香 2.1g（后入）

　　　制川朴 4.5g

三诊：

症状：呃逆止，苔白腻，脉虚缓。

病理：中阳未复，湿邪尚盛。

治法：再与扶阳和中。

处方：灵磁石 60g（先煎）　金黄附片 30g（先煎）　云茯神 18g　酸枣仁 24g（打，

先煎）　姜半夏 18g　炒茅术 15g　仙灵脾 12g　黑锡丹 15g（先煎）

淡干姜 9g　川桂木 6g　大腹皮 12g

四诊：

症状：呃止，苔仍腻，已得寐，脉虚缓。

病理：中阳渐复，寒湿尚盛。

处方：灵磁石 30g（先煎）　金黄附片 30g（先煎）　云茯神 18g　酸枣仁 24g（打，

先煎）　胡芦巴 12g　仙灵脾 12g　巴戟天 18g（后下）　炒茅术 15g

姜半夏 18g　淡干姜 6g　大腹皮 12g　西砂壳 6g　炙苏子 9g

五诊：

症状：黑苔已化，溲长纳醒，头昏，脉缓。

治法：再与潜降理脾，兼扶阳气。

处方：灵磁石 30g（先煎）　金黄附片 30g（先煎）　云茯神 18g　酸枣仁 24g（打，

先煎）　胡芦巴 12g　仙灵脾 12g　炒茅术 15g　巴戟天 18g（后入）

明天麻 6g　姜半夏 15g　淡干姜 9g　大腹皮 12g　炙苏子 9g。

52. 泄泻

施先生　中年忆定盘路

一诊：

症状：痢后泄泻不已，完谷不化，自汗，腹鸣，溲少，苔腻，脉息虚大。

病理：痢后脾肾两虚，消化不良，肾关失固。

病名：泄泻。

治法：当与扶阳益气，兼固脾肾。

处方：生西芪 15g　姜半夏 15g　仙灵脾 12g　炒白术 15g　破故纸 18g　云茯

神 18g　漂苍术 12g　肉豆蔻 9g　炒泽泻 9g　黄附片 12g（先煎）　诃

子肉 9g　川桂木 6g　煨益智 12g

二诊：

症状：食物已化，泄泻未已，自汗溲少，脉仍虚大。

病理：心力稍佳，脾肾阳仍未复。

治法：再与前法损益。

处方：灵磁石 45g（先煎）　破故纸 18g　生西芪 15g　云茯神 24g　黄厚附片 24g（先煎）　肉豆蔻 9g　漂苍术 18g　姜半夏 15g　煨益智 12g　菟丝饼 18g　仙灵脾 12g　赤石脂 24g　炮姜炭 9g　桂木 9g

症状：泄泻止，腻苔已化，脉息虚缓。

病理：脾运渐复，肾气能纳。

治法：再与温培三阴，兼以潜阳之品。

处方：灵磁石 60g（先煎）　仙灵脾 12g　菟丝饼 18g　朱茯神 24g　生龙齿 45g（先煎）　生西芪 12g　生茅术 18g　酸枣仁 24g（打先煎）　破故纸 18g　黄厚附片 24g（先煎）　巴戟天 24g　带皮砂仁 9g　炮姜 9g

四诊：

症状：泄泻止而复作，腻苔已化，纳谷尚少，脉息迟大。

病理：下焦阳化，脾不约而肾不纳。

治法：再与扶阳固肾益脾为主。

处方：灵磁石 60g（先煎）　川桂木 6g　菟丝饼 18g　酸枣仁 24g（先煎）　生龙齿 30g（先煎）　生于术 18g　肉豆蔻 12g　黄厚附片 24g（打，先煎）　朱茯神 24g　益智仁 12g　破故纸 24g　仙灵脾 12g　炒泽泻 9g　炮姜 9g

五诊：

症状：泄泻止，纳醒，得寐，腻苔略化，脉息虚缓，右关略大。

病理：肾气渐固，虚阳亦潜。

治法：再与扶阳强心，兼固脾肾。

处方：灵磁石 60g（先煎）　朱茯神 24g　破故纸 24g　生龙齿 75g（先煎）　酸枣仁 24g（打先煎）　肉豆蔻 12g　黄厚附片 24g（先煎）　生于术 18g　仙灵脾 12g　巴戟天 24g　炒泽泻 9g　炮姜 9g　胡芦巴 12g

六诊：

症状：纳醒寐安，便溏，腹满痛，脉息缓大。

病理：下元不足，脾运未复。

治法：再与前法损益。

处方：灵磁石 60g（先煎）　朱茯神 24g　淡吴萸 9g　青龙齿 30g　酸枣仁 30g（先煎）　广木香 4.5g　黄厚附片 24g（先煎）　炒茅术 18g　肉豆蔻 9g　仙灵脾 12g　破故纸 24g　川桂木 9g　炮姜 9g

七诊：

症状：纳醒，便结，腹痛亦差，气少力乏，脉息沉迟。

治法：再与扶阳益气，兼固脾肾。

处方：灵磁石 60g（先煎）　破故纸 24g　巴戟天 18g　青龙齿 45g　菟丝饼 18g　仙灵脾 12g　黄厚附片 24g（先煎）　川杜仲 15g　炒茅术 15g　云茯神 24g　酸枣仁 24g（打，先煎）　大腹皮 12g　炮姜 9g

八诊：

症状：诸恙渐瘥，泄少力乏，脉息迟大。

病理：气血两虚，心肾不足。

治法：再与温养心脾，兼益肾气。

处方：灵磁石 60g（先煎）　生西芪 15g　仙灵脾 12g　青龙齿 45g（先煎）　破故纸 18g　炒茅术 15g　黄厚附片 24g（先煎）　菟丝饼 18g　云茯神 24g　酸枣仁 24g（打，先煎）　姜半夏 15g　西砂壳 9g　炮姜 9g

毕先生　卡尔登路 501 号

一诊：1 月 13 日

症状：泄泻未已，眠不安，脉细迟。

病名：泄泻失眠。

治法：再与扶阳理脾。

处方：黄附片（先煎）24g　上安桂 4.5g（后下）　酸枣仁 30g　灵磁石 60g　白术 18g（土炒）　菟丝饼 15g　破故纸 15g　云茯神 18g　带皮砂仁 9g　炮姜 12g　四神丸 12g

53. 便秘

唐先生　中年　威海卫路

五诊：

症状：3 月 27 月

症状：脉证如前。

病名：便秘。

治法：再与温导。

处方：生附子 18g（先煎二小时）　炒茅术 15g　陈薤白 12g　官桂 9g（后入）　良姜炭 9g　带皮槟榔 15g　姜夏 30g　金瓜蒌 15g（打）愈急丸五分（分三包）

阳虚便秘，用温导法。

54. 便溏

李太太　贝勒路（无一诊）

二诊：

症状：苔灰润，便溏、脉细缓。

病理：阳虚中湿。

病名：便溏。

治法：再与扶阳益脾。

处方：灵磁石 60g（先煎）　　姜半夏 24g　大腹皮 12g　生龙齿 30g（先煎）

茅术 15g　制川朴 15g　黄附片 24g（先煎）　　带皮苓 18g　槐角炭 12g

桑寄生 15g　陈艾炭 9g　带皮砂仁 9g

55. 类中

张先生

一诊：1 月 14 日

症状：耳鸣目花，肢麻言謇，口歪气逆，溲频短，苔白腻，脉沉弦。

病理：下虚上盛，血压过高，气血上并，中湿复盛，经络壅滞，心肾亦衰。

病名：阳虚感寒，类中。

治法：当与潜阳化湿，兼益心肾。

处方：磁石 60g（先煎）　　茅术 15g　　牡蛎 15g（先煎）　　朱茯神 18g　　姜半

夏 24g　枣仁 24g　附片 15g（先煎）　　菊花 6g　明天麻 9g　桑枝 15g

大腹皮 12g　黑锡丹 9g　生姜汁，半茶匙

二诊：1 月 16 日

治法：再与潜阳、淡化。

处方：灵磁石 60g（先煎）　　茅术 18g　　生牡蛎 45g（先煎）　　茯神 18g　破

故纸 15g　附片 18g（先煎）　葫芦巴 15g　酸枣仁 24g　姜汁炒川连 2.4g

仙灵脾 12g　明天麻 9g　大腹皮 12g

三诊：

症状：诸恙如前，脉仍弦细。

治法：再与前法损益。

处方：灵磁石 60g（先煎）　　茅术 18g　酒连 1.8g　生牡蛎 45g（先煎）　　云

茯神 18g　黄附片 18g（先煎）　　姜半夏 30g　上安桂 4.5g（后下）

明天麻 6g　大腹皮 12g　黑锡丹 12g（先煎）　　生姜 9g

葛先生　新闸路仁洛里

一诊：3 月 2 日

症状：类中经年，近增气逆，痰鸣自汗，苔腻神衰，脉弦大而芤。

病理：高年真阳已衰，气血上并，湿痰中阻，新为暴寒外干，阳气外越，已成脱亡之象。

病名：类中，阳脱。

治法：急于回阳，镇逆为法。

处方：灵磁石 45g（先煎）　酸枣仁 30g（先煎）　黑锡丹 18g（先煎）　生龙齿 45g（先煎）　别直参 9g（先煎）　远志 18g　朱茯神 18g　姜半夏 18g　黄附片 24g（先煎）　仙灵脾 12g　橘红 4.5g

56. 失眠

王先生　霞飞坊

一诊：

症状：苔腻中满，寐少梦多，脉息沉缓。

病理：中湿遏阻，胃气不和，阳隔于上。

病名：中湿阳浮。

治法：与温潜淡化。

处方：灵磁石 30g（先煎）　姜半夏 24g　大腹皮 12g　生龙齿 30g（先煎）　茅术 15g　带皮砂仁 9g　黄附片 15g（先煎）　藿梗 9g　淡干姜 6g　酒连 15g

胡夫人　新闸路同安坊 22 号

一诊：1 月 20 日

症状：头昏耳鸣，苔白腻，夜不成寐，便秘，肌热，微有起伏，脉息弦孔。

病理：下虚上盛，中湿隔拒阳上浮，潜藏失，上虚下盛，隔阳于上。

病名：下虚阳浮，失眠肌热。

治法：当与温潜为主。

处方：灵磁石 60g（先煎）　生牡蛎 45g（先煎）　酸枣仁 24g（先煎）　麦

　　　芽 15g　生龙齿 15g　黄附片 15g（先煎）　明天麻 6g　大腹皮 12g

　　　朱茯神 18g　姜半夏 24g　茅术 15g　酒连 4.5g（泡冲）

二诊：

症状：诸恙如前，脉转沉细

治法：再与潜阳益脾。

处方：灵磁石 60g（先煎）　酸枣仁 24g　明天麻 6g　生龙齿 45g（先煎）

　　　仙半夏 24g　苦丁茶 2.4g(泡)　朱茯神 18g　茅术 15g　白杏仁 12g(打)

　　　麦芽 15g　大腹皮 12g　半硫丸 15g（包先煎）　仙灵脾 16g

三诊：1 月 24 日

症状：寐尚未安，大便行而不畅，苔腻，脉沉缓。

病理：浮阳未敛，心肾不交。

治法：再与前法损益。

处方：灵磁石 60g（先煎）　酸枣仁 24g　茅术 15g　生龙齿 45g（先煎）

　　　朱茯神 24g　柏子霜 9g　明天麻 9　姜半夏 24g　白杏仁 12g（打）

　　　半硫丸 18g（包先煎）　远志 4.5g　黄附片 15g（先煎）　仙灵脾 12g

　　　大腹皮 12g

57. 心脾虚

曹女士静安寺路

一诊：2 月 17 日

症状：纳呆中满，苔腻，脉弦大，寐不安。

病理：心脾不足，中阳失化。

病名：心脾两虚。

治法：当与温潜淡化。

处方：生牡蛎60g（先煎）　姜夏30g　生白芍9g　云茯神18g　茅术15g（炒）

　　　大腹皮12g　酸枣仁24g　川桂枝6g　藿梗9g　磁石45g（先煎）　附

　　　片15g（先煎）　郁金9g　生姜12g

58. 鼻衄

陈先生

一诊：

症状：鼻衄气促，胸闷，舌苔滑，脉搏虚缓。

病理：肝肾不足，下虚寒而上假热，鼻衄气促，胸闷，舌苔滑、脉虚缓。

治法：当柔肝摄肾为主。

处方：生龙齿30（先煎）　菟丝饼18g　炮姜炭4.5g　活磁石30g（先煎）破

　　　故纸18g　橘红4.5g　仙半夏15g　炙苏子6g　黑锡丹18g

二诊：

症状：鼻衄止，气促微瘥，脉沉虚。

病理：肾气不足，摄纳无权。

治法：仍当温热。

处方：破故纸18g　朱茯神18g　仙半夏15g　灵磁石30g（先煎）　炒白术

　　　12g　炙苏子6g　黑锡丹15g　覆盆子12g　炒杜仲12g　炮姜4.5g

59. 咯血

韦君

一诊：

症状：血溢于上，苔白，脉弦虚。

病理：肝肾下虚，阳失潜养，湿痰中阻。

病名：咯血。

治法：当与温潜为主。

处方：仙半夏 15g　带皮苓 18g　菟丝饼 15g　朱茯神 15g　白芥子 6g　补骨
脂 15g　田三七 3g　制川朴 3g　广郁金 12g　黑锡丹 18g

二诊：

症状：脉息沉微，弦象已瘥，咳呛痰中而瘀血。

治法：再与前法损益。

处方：破故纸 18g　炙百部 4.5g　朱茯神 15g　炒杜仲 15g　仙半夏 15g　制
川朴 3g　黑锡丹 15g　覆盆子 12g　菟丝饼 24g　炙苏子 15g

三诊：

症状：瘀血咳嗽已瘥，脉转沉迟。

病理：脾肾之阳俱虚。

治法：再与温养。

处方：乌附块 9g（先煎）　破故纸 18g　炙苏子 6g　朱茯神 15g　巴戟天 18g
炮姜 6g　橘饼半个炒白术 12g　仙半夏 15g　炙百部 4.5g

四诊：

症状：脉息迟而微弦，苔腻，便秘。

病理：脾肾两虚，湿邪遏阻。

治法：再与扶正固本。

处方：乌附块 9g（先煎）　制川朴 3g　巴戟天 15g　炙苏子 6g　炒白术 12g
朱茯神 15g　仙半夏 15g　陈皮 4.5g　白芍 12g　破故纸 15g　炮姜 6g

五诊：

症状：脉转弦缓，胃纳亦增。

病理：脾肾之阳渐化。

治法：再守前法为治。

处方：乌附块 12g（先煎）　仙半夏 15g　带皮苓 15g　仙灵脾 12g　菟丝饼

18g　炮姜 9g　生谷芽 12g　巴戟天 18g　炒白术 12g　制川朴 3g

60. 咯血

徐世兄

一诊：

症状：阳络破伤，咯血盈瓶，时作时止，苔黑而润，脉象虚缓，日轻夜重。

病理：肝肾下虚，因感身热，虚阳上并，血亦随之。

病名：咯血。

治法：潜阳摄肾为主。

处方：生龙齿 30g（先煎）　覆盆子 15g　灵磁石 30g（先煎）　朱茯神 18g

炮姜 6g　破故纸 178g　仙半夏 24g　黑锡丹 9g

二诊：

症状：昨与潜阳摄肾，咯血稍瘥，脉亦略敛。

病理：下虚阳浮，血溢于上。

治法：再与前法出入为治。

处方：破故纸 18g　仙半夏 18g　生牡蛎 30g（先煎）　生龙齿 30g（先煎）

朱茯神 15g　生三七 2.1g　黑锡丹 6g　乌附块 9g（先煎）　炮姜炭 6g

菟丝饼 18g

三诊：

症状：连进潜阳摄肾，脉转陈细。血少色淡，咳时热气上腾。

病理：肝肾之阳仍未潜摄。

治法：再与柔肝摄肾，兼肃肺气。

处方：生龙齿 45g（先煎）　生牡蛎 45g（先煎）　炙苏子 6g　仙半夏 18g

炙百部 4.5g　朱茯神 18g　菟丝饼 24g　破故纸 24g　炮姜炭 6g　巴戟

天 18g　陈皮 3g　黑锡丹 9g

四诊：

症状：脉转虚缓，热渐教平，苔心黑色未尽退。

病理：肝肾虚阳，已有潜藏之势，寒热邪瘀滞，尚未尽降。

治法：再与摄阳肃肺。

处方：乌附块 12g（先煎）　仙半夏 18g　炙百部 4.5g　生龙齿 45g（先煎）
淡干姜 4.5g　玉蝴蝶 6g　田三七 3g　生牡蛎 45g（先煎）　炙苏子 3g
菟丝饼 24g

五诊：

症状：血止，浊痰犹多，黑苔已化，脉应指。

病理：中阳渐复，肝肾亦潜。

治法：再与昨法为治。

处方：乌附块 12g（先煎）　菟丝饼 24g　仙半夏 15g　淡干姜 6g　生龙齿
45g（先煎）　破故纸 24g　沙苑子 15g　炙苏子 4.5g　生牡蛎 45g（先
煎）　覆盆子 12g　朱茯神 15g

六诊：

症状：血止两日未见，脉转虚缓，苔化而唇稍红。

病理：肝肾之阳，犹少潜摄。

治法：再与温潜为主。

处方：生龙齿 45g（先煎）　淡干姜 6g　仙半夏 15g　炙苏子 4.5g　灵磁石
45g（先煎）　甘枸杞 12g　破故纸 24g　橘红 4.5g　乌附块 15g（先煎）
菟丝饼 24g　炒白薇 3g

七诊：

症状：血止三日，复感微寒，咳呛胸痛，脉虚弦。

病理：肝肾之阳稍潜。

治法：再与温潜，兼调肺肾。

处方：炙百部 4.54g　灵磁石 30g（先煎）　破故纸 18g　炙苏子 4.5g　乌附块 15g（先煎）　仙半夏 15g　橘红 4.5g　生龙齿 30g（先煎）　炮姜炭 6g　覆盆子 12g

八诊：

症状：脉息日渐缓和，胃纳亦增。

病理：肝肾潜纳，营卫不调。

治法：再与柔肝填肾。

处方：生龙齿 45g（先煎）　乌附块 15g（先煎）　炙苏子 4.5g　破故纸 16g　朱茯神 4.5g　淮山药 15g　淡干姜 4.5g　菟丝饼 18g　活磁石 30g（先煎）　熟地炭 15g　仙半夏 15g

九诊：

症状：面部红色已褪，寝食已安，痰色犹浊。

病理：肝肾潜藏，肺胃余热未清。

治法：仍宜前意。

处方：生龙骨 30g（先煎）　仙半夏 12g　熟地炭 18g　生牡蛎 30g（先煎）　云茯苓 15g　炙苏子 4.5g　陈皮 3g　乌附块 9g（先煎）　炒白术 12g　菟丝饼 18g　淡干姜 3g

61. 痔血

王女士　蒲石路

一诊：2 月 23 日

症状：胸痞而痛，头昏肢酸，苔腻，脉细缓，痔血。

病理：阳虚饮聚，心肾俱衰，阴络皮损。

病名：下虚，痔血。

治法：当与扶阳理脾，兼培心肾。

处方：灵磁石 45g（先煎） 破故纸 18g 淡吴萸 9g 云茯神 15g 覆盆子 12g 茅术 15g（炒） 酸枣仁 24g 葫芦巴 12g 姜半夏 15g 黄附片 15g（先煎） 炮姜 9g 桑寄生 15g 槐角炭 12g

62. 便血

曹先生　霞飞路 16 号

一诊：1 月 20 日

症状：肌热一周已过，神昏便黑，舌干有糜且现呃逆，脉息虚缓。

病理：寒邪外干，营卫不和，表邪内陷，肠膜出血，高年正气久衰，终属险候。

病名：少阴伤寒（便血）。

治法：当与潜阳强心，和中达表。

处方：灵磁石 60g 川桂枝 6g 姜半夏 18g 黄附片 15g（先煎） 生龙齿 30g 水炙麻黄 3g 白术 15g 赤石脂 24g 粉葛根 9g 酸枣仁 24g 朱茯神 18g 炮姜炭 6g 大腹皮 12g

二、妇科疾病

63. 带下

盛小姐

一诊：

症状：带下，脉息濡细。

病理：阳虚中寒，脾湿下陷。

病名：带下。

治法：当与温中理脾。

处方：黄厚附 9g（先煎） 大腹皮 9g 带皮苓 15g 生白术 9g 大黄炭 12g

葫芦巴 6g　白鸡冠炭 9g　漂苍术 9g　炮姜炭 6g　桑寄生 12g

二诊：

症状：带下瘥，腹泻，脉细迟。

治法：再与温中理脾。

处方：黄厚附 12g（先煎）　破故纸 12g　大黄炭 6g　生白术 15g　炮姜 6g

生谷芽 12g　川桂枝 4.5g　西砂仁 6g　带皮苓 15g　益智仁 9g

64. 子宫癌

任女士　东新桥

一诊：

症状：少腹胀满而坠，溲秘，带下恶臭，纳呆，脉弦大。

病理：子宫癌肿胀，尿道压迫，心脾俱衰。

病名：子宫癌。

治法：与温养三阴为主。

处方：生西芪 15g　酸枣仁 24g　荜澄茄 4.5g　白术 15g（炒）　姜半夏 12g

黄附片 15g（先煎）　朱茯神 18g　仙灵脾 12g　安桂 4.5g（磨冲）

砂仁 9g

65. 月经不调

黄太太　福煦路

三诊：1 月 15 日

症状：月事已至，头晕寐少，气短力乏纳呆，苔白，脉息弦大。

病理：心肾不足，营卫失调。

病名：月事不调。

治法：再与温养心肾兼调冲任。

处方：灵磁石 45g（先煎）　茜草根 4.5g　炒白术 15g　生牡蛎 30g（先煎）

朱茯神 15g　黄附片 12g（先煎）　乌贼骨 15g　酸枣仁 18g　仙半夏 15g　桑寄生 15g　续断 12g　带皮砂仁 9g

66. 痛经

施女士

一诊：1941 年 3 月 1 日

症状：经至腹痛，带下，盗汗，苔厚腻，脉虚细。

病理：阳浮中湿，冲任不调，卫外失固。

病名：痛经。

治法：当与温潜淡化。

处方：黄附片 18g（先煎）　生牡蛎 45g（先煎）　葫芦巴 12g　桑寄生 15g 生白芍 15g　淡干姜 6g　炒茅术 15g　大腹皮 12g　姜半夏 24g　带皮 苓 18g　陈艾叶 9g　白鸡冠花 12g

二诊：3 月 4 号

症状：盗汗，腹痛较瘥，口苦，苔腻，脉仍虚细。

治法：再予温潜淡化。

处方：上方去艾叶、鸡冠花，加酸枣仁 24g　仙灵脾 12g　焦续断 9g　小茴 香 4.5g。

孙女士

一诊：1941 年 3 月 10 日

症状：痛经，月事将至，矢气，肢酸，脉息沉缓。

病理：阳虚，冲任寒阻。

病名：痛经。

治法：当与扶阳温经。

处方：黄附片 18g（先煎）　酒炒当归 15g　上安桂 4.5g（后入）　葫芦巴

15g 制香附 9g 煨姜 12g 灵磁石 45g（先煎） 酸枣仁 24g 萱草

根 15g 大腹皮 12g 破故纸 15g 小茴香 4.5g 陈艾叶 9g

二诊：3 月 15 日

症状：月事已至，腹痛稍瘥，乏力，肢酸，脉息沉细而缓。

治法：再予温经扶阳。

处方：上方去葫芦巴、破故纸、香附、小茴香，加桑寄生 15g 仙灵脾 12g

云茯神 15g。

姚女士 白尔路

一诊：3 月 5 日

症状：经至腹痛，纳呆，泛呕，脉息细缓。

病理：中阳不足，冲任寒阻。

病名：痛经。

治法：当与温调。

处方：川桂枝 6g 藿梗 6g 制香附 9g 仙半夏 15g 大腹皮 12g 乌贼骨

12g 炒茅术 15g 带皮砂仁 9g 茜草根 4.5g 淡干姜 6g

67. 崩漏

丁女士

一诊：1941 年 7 月 1 日

症状：崩复发，淋漓不已，用力即甚，头昏腰酸，脉息虚数。

病理：失血过多，气虚失御，瘀瘀未尽，冲任不调。头昏腰酸，为肝肾亏损，

冲任不调。

病名：崩漏。

治法：当与温固。

处方：别直参 9g 菟丝饼 15g 破故纸 15g 炒杜仲 15g 桑寄生 15g 焦续

断 12g　云茯神 18g　生三七 4.5g　乌贼骨 15g　酸枣仁 24g　茜草根

　4.5g　大腹皮 12g

二诊：7月3日

症状：崩漏较差，头昏腰酸已除，脉息虚数。

治法：再予前法。

处方：上方去杜仲、续断、大腹皮，加生西芪 12g　覆盆子 12g　茅术 15g

　　炮姜 9g

黄女士　福煦路

五诊：1月2日

症状：月事至而复见，较前尤多，脉见弦大。

病理：冲任不固，肝肾亦衰。

病名：月事过多。

治法：再与柔肝益肾，兼调冲任。

处方：紫贝齿 30g（先煎）　菟丝饼 18g　酸枣仁 24g（先煎）　黄附片 12g（先

　　煎）破故纸 24g　白术 15g　生西芪 12g　朱茯神 18g　乌贼骨 12g　茜

　　草根 3g　覆盆子 12g　陈皮炭 3g　大腹皮 9g

三、眼科疾病

68. 内障

赵先生　静安寺路

一诊：3月25日

症状：目睛内障，苔白腻，脉弦劲。

病理：中温阳浮，血盛于上。

病名：白内障。

治法：当与潜阳化湿。

处方：灵磁石 60g（先煎）　干菊花 6g　带皮苓 18g　石决明 60g　黄附片 15g（先煎）　炒茅术 12g　明天麻 9g　仙半夏 18g　陈枳壳 6g　谷精草 15g

四、外科疾病

69. 淋病

谢先生

一诊：

症状：淋病后，尿道狭小，会阴胀痛，脉息细紧。

病理：肾虚失化。

病名：淋病。

治法：当与温化为治。

处方：金铃子 9g　制川乌 12g　（先煎）仙灵脾 12g 黑大豆 30g　藿梗 9g　葫芦巴 12g　川桂枝 6g　炒橘核 15g　煨姜 9g

二诊：

症状：昨服前方后痛胀减，脉息转缓。

处方：再与前方增损。

处方：金铃子 9g　制川乌 15g　炒车前子 9g　川桂枝 9g　炒橘核 6g　小茴香 9g（盐水炒）　煨姜 6g　黑大豆 30g　仙灵脾 12g　藿梗 9g

徐先生　北山西路

一诊：3 月 15 日

症状：湿疮未已，下肢酸楚，脉息沉缓。

病理：淋毒未清，经络壅滞。

病名：淋。

治法：当与和络渗湿。

处方：赤苓皮 15g　桑寄生 15g　川独活 9g　生苡仁 18g　荜澄茄 9g　炒荆芥

　　　6g　木防己 15g　川桂枝 9g　炒防风 9g　漂仓术 15g

　　　另服化脓片

70. 肠澼，痔漏

姚女士 40 岁　白尔路太和里

一诊：

症状：滞下经年不已，成漏症，目花力乏，脉息沉缓。

病理：久痢脾肾俱伤，消化不良，脏器俱失营养。

病名：肠澼，痔漏。

治法：当与温固脾肾为主。

处方：云茯神 18g　菟丝饼 18g　肉豆蔻 9g　酸枣仁 24g　巴戟天 18g　诃子

　　　肉 12g　破故纸 18g　赤石脂 24g　炒白术 15g　炮姜炭 9g　姜半夏

　　　12g　另服卡白松（Karbarsone）每服 5 天停 1 天。

二诊：

症状：前恙较差，脉息虚缓。

治法：再与前法损益。

处方：云茯神 18g　破故纸 18g　赤石脂 24g　酸枣仁 24g（先煎）　　菟丝饼

　　　18g　肉豆蔻 9g　灵磁石 45g（先煎）　　仙灵脾 12g　炒白术 15g　诃

　　　子肉 12g　煨益智 12g　姜半夏 12g　带皮砂仁 9g

三诊：

症状：便血止，腹膨，纳呆，寒热日作，汗出即罢，脉息虚数。

病理：寒邪外来，营卫不和。

治法：再与标本兼理。

处方：云茯神 18g　川桂枝 9g　炒茅术 15g　酸枣仁 24g（打，先煎）　北
　　　柴胡 9g　赤石脂 24g　生牡蛎 30g　姜半夏 18g　益智仁 12g　破故纸
　　　18g　肉豆蔻 9g　淡干姜 9g　大腹皮 9g

四诊：

症状：寒热已无，泄泻，腹膨稍差，脉息转缓。

病理：表邪解。

治法：再与益气理脾，兼培心肾。

处方：生西芪 15g　灵磁石 30g（先煎）　破故纸 18g　云茯神 18g　生白术
　　　15g　肉豆蔻 12g　酸枣仁 24g（打先煎）　姜半夏 15g　益智仁 12g
　　　赤石脂 24g　炮姜 9g　带皮砂仁 9g　北柴胡 4.5g

71. 湿疮

李女　幼

一诊：5 月 20 日

症状：湿疮痒甚，见于上部，脉细缓。

病理：湿邪郁蒸，三焦气化不调。

病名：湿疮。

治法：当与辛温淡渗。

处方：炒荆芥 3g　赤苓皮 12g　北茵陈 9g　炒防风 3g　大腹皮 9g　川桂木 4.5g
　　　漂苍术 9g　夏枯草 9g　蝉衣 3g　生牡蛎 18g（先煎）　黄附片（先煎）
　　　12g　生姜片 4.5g

　　　外用粉末，锌养粉 10，硼酸粉 10，柳皮酸 1，米炒而和 200 倍水洗。

72. 寒疝

徐先生　同孚路

一诊：

症状：腹胀绕脐，脉见弦细。

病理：阳虚中寒，复为邪侵。

病名：寒疝。

治法：当与温化。

处方：制川乌 15g（先煎）　黑豆 30g　仙半夏 15g　葫芦巴 12g　川桂木 6g

　　　大腹皮 6g　橘核 15g　台乌药 9g　茅术 12g　煨姜 9g

朱先生　愚园路

一诊：2月19日

症状：睾丸偏坠，少腹胀痛，苔腻，脉息细迟。

病理：阳虚中湿，肾气不固。

病名：偏坠（膜破裂）。

治法：当与温化。

处方：制川乌 15g（先煎）　仙半夏 24g　橘核 15g（炒）　生牡蛎 60g（先煎）

　　　黑豆 30g（炒）　小茴香（盐炒）6g　灵磁石 45g　葫芦巴 12g　大腹

　　　皮 12g　川羌活 6g　煨姜 9g

五、丸散膏方

73. 益三阴调冲任案

膏方

张某　气血虚寒，经络不得温解，心脾肾三阴俱衰，消化不良，冲任失调，宗《内经》"损者益之"为法。

别直参 30g　生于术 120g　破故纸 60g　朱茯神 60g　当归身 60g　酒炒白芍 60g　大熟地 120g　仙灵脾 30g　巴戟天 60g　川杜仲 60g　葫芦巴 60g　制香附 60g　西砂仁 60g　黄附片 60g　肉桂 9g　小川芎 24g　桑寄生 120g　大

腹皮 60g　广陈皮 30g　仙半夏 90g

上药浸渍一昼夜，浓煎取汁，加入东阿胶 120g、白蜜 250g 收膏，每服一汤匙，开水冲服。

74. 温养下元案

丸方

陈某　高年体丰湿盛，真阳下虚，肝木素旺，秋间病肝风，挟痰饮上导，舌强手摇，几成风痱。后进平肝祛痰，继以温下潜阳而安。兹当冬令，阴寒用事，即宜温养下元，以助蛰藏。

破故纸 90g　淫羊藿 90g（酒炒）　巴戟天 180g　厚附片 120g　炙韭子 45g

枸杞子 60g　葫芦巴 60g　小茴香 60g　白茯苓 90g　川杜仲 90g　益智仁 45g

生于术 90g　仙半夏 60g　橘红 6g　沉香 9g　菖蒲 9g　远志 27g　川续断 45g

桑寄生膏 120g　鹿角胶 120g　磁朱丸 180g　牛骨髓 120g

上药如法加炼蜜为丸，如梧子大，每服 9 ~ 12g，白汤加姜汁送下。

75. 补脾肾治咳喘案

丸方

黄某　脾肾两虚，命火不足，消化不良，咳呛痰喘，前进汤剂，诸恙俱瘥。现当冬令收藏，再与药丸以善其后。

乌附块、破故纸、巴戟天、葫芦巴、仙灵脾、菟丝饼、生于术、云茯苓、姜半夏、炙苏子、炙百部、炙远志、川杜仲、小茴香、淮山药、款冬花、广陈皮、胡桃肉、川朴、玉蝴蝶（原稿均缺用量）。上药如法，炼蜜为丸如梧子大，饭前每服 9g，淡姜汤下。感冒停服。

76. 益阳理脾案

散方

孟某　命门火衰，脾运不良，水谷之湿聚而为饮，当与益阳理脾，以培生气。

生于术 60g　肉桂 6g　黄厚附片 30g　葫芦巴 15g　巴戟天 30g　硫黄 15g

远志 9g　炒茅术 60g　云茯苓 60g　仙半夏 60g　川朴 15g　砂仁 9g　化橘红 9g　益智仁 9g　小茴香 9g　川杜仲 30g　白芥子 6g　广木香 6g　九香虫 15g　虎肚 15g

上药共研细末，每服一茶匙，日三服，淡姜汤送下。

77. 补气血温元阳案

丸方

梁先生　少壮形神憔悴，脑力衰薄，气血两虚，元阳衰惫。经曰：“人之血气精神者，所以奉生而周于性命者也”。若不及早维护，势必成为损怯，宗《内经》“损者益之”、“劳者温之”立法。

潞党参 90g　生西芪 90g　生于术 90g　朱茯神 90g　制首乌 120g　生白芍 45g　厚附片 90g　破故纸 60g　菟丝饼 60g　枸杞子 60g　远志 24g　仙灵脾 30g　柏子霜 30g　酸枣仁 60g　仙半夏 30g　陈皮 24g　益智仁 30g　鹿角胶 120g　羊肉胶 120g

上药如法加炼蜜为丸如梧子大，每服 9g，米汤送下。

78. 填补下元案

膏方

陈某　精气内夺，肾失潜藏，夏令病咳逆失血，与益阴固肾而瘥。现当蛰藏之际，应填补下元以栽培生气，宗“元气有伤，当与甘药”之例。

潞党参 90g　老熟地 240g　朱茯神 90g　生龙齿 90g　生于术 120g　生黄芪 90g　淮山药 120g　酸枣仁 60g　炙远志 24g　巴戟天 90g　沙苑子 60g　枸杞子 60g　菟丝子 60g　金樱子 60g　白莲须、芯各 30g

上药浸渍一宿，浓煎取汁，加东阿胶 120g，白蜜 250g 收膏，每服一汤匙，开水冲服。